Beate Berg · Prof. Dr. Jan I. Lelley
Kompendium der Mykotherapie

nv

Impressum und Bildnachweis

4 3 2 1 | 2016 2015 2014 2013

© 2013 naturaviva Verlags GmbH, Weil der Stadt, www.naturaviva.de.

Alle Rechte vorbehalten, insbesondere die der Übersetzung, der Übertragung durch Bild- und Tonträger, des Vortrags, der fotomechanischen Wiedergabe, der Speicherung und Verbreitung in Datensystemen und der Fotokopie. Nachdruck, auch auszugsweise, nur mit Genehmigung des Verlages.

ISBN 978-3-935407-16-8 (Sonderausgabe)

Farbfotos auf den Seiten: I, II, III oben links und unten, IV – VII, VIII oben links, IX, X unten, XII oben, XIV unten © Prof. Jan I. Lelley, Krefeld; III oben rechts, VIII oben rechts und unten rechts, X oben, XI, XII unten, XIII, XIV oben, XV, XVI © iStock (thinkstockphotos); VIII, unten links © Josef Heister, Krefeld.

Schwarz-Weiß-Abbildungen: Seite 7, 8, 10, 50, 66, 80 © iStock (thinkstockphotos); Seite 14, 16, 18, 19 © Prof. Jan I. Lelley, Krefeld; Seite 23, 36 © TongRo Images (thinkstockphotos); Seite 54 © Hemera (thinkstockphotos); Seite 89 oben © NEUROtiber (Wikimedia Commons); Seite 89 unten © Dschanz (Wikimedia Commons); Seite 104 © Brand X Pictures (thinkstockphotos).

Lektorat: Simone Graff

Bildbearbeitung der Schwarz-Weiß-Abbildungen: Michael Brem, Leonberg

Umschlagentwurf: Jutta Schaudig, Krefeld

Satz: Erich Schuhmacher, Magstadt

Printed in Germany 2013

Hinweis

Die Studien und Erkenntnisse über die Anwendungen in diesem Buch wurden sorgfältig recherchiert und nach bestem Wissen und Gewissen wiedergegeben. Die Hinweise in diesem Buch ersetzen keinesfalls den Rat eines erfahrenen Therapeuten oder Arztes!

Der Verlag und die Autoren können nicht für eine positive Wirkung garantieren. Sie übernehmen auch keine Haftung für Schäden, die sich durch unsachgemäße Anwendung der dargestellten Behandlungsmethoden oder Therapievorschläge ergeben, und übernehmen keinerlei Verantwortung für medizinische Forderungen. Die Einnahme oder der Genuss der dargestellten Produkte geschieht auf eigene Verantwortung.

Bei den Produkten wurde aus Platzgründen auf den Hinweis ® verzichtet. Alle in diesem Buch genannten Produkte können nach deutschem und internationalem Recht besonders geschützt sein. Die Nennung dieser Bezeichnungen ohne den Hinweis auf ein eingetragenes und/oder geschütztes Waren-/Markenzeichen o. ä. (z. B. ®) ist daher nicht als Verletzung der Schutzrechte dieser Bezeichnungen und nicht als Schädigung der Firmen, die diese Rechte besitzen, zu verstehen.

Beate Berg · Prof. Dr. Jan I. Lelley

Kompendium der Mykotherapie

Einsatz von Vitalpilzen in Prävention und Therapie

natura**v**iva

Inhalt

Einführung 6

Teil I – Die Welt der Pilze 9

Wichtige Pilze zur Prävention und Therapie von Gesundheitsstörungen 12

Austernpilz 12 · Brasil Egerling 13 · Chinesischer Raupenpilz 15 · Eichhase 17 · Igelstachelbart 18 · Judasohr 19 · Maitake 20 · Kulturchampignon 21 · Reishi 22 · Schmetterlingsporling 24 · Schopftintling 25 · Shiitake 26

Die Kultivierung von Pilzen mit Heilkraft 27

Kultivierung von Pilzen, die in der Natur auf Holz wachsen 28
Kultivierung von Pilzen, die in der Natur auf dem Boden wachsen 30
Myzelanzucht im Bioreaktor und auf festem Nährboden 34

Mykotherapie in der TCM und ostasiatischen Medizin 37

Pilze in der traditionellen europäischen Medizin 43

Verwendung von Pilzen in Religion, Schamanismus und Psychoanalyse 51

Entstehung und Grundlagen der modernen Mykotherapie 54

Krankheitsvorbeugende und therapeutische Wirkungen von Pilzen 57

Pilze für die Prävention 57: Pilze unter dem Gesichtspunkt der Gewichtsreduktion 58 · Hauptnährstoffe der Speisepilze 60 · Vitamingehalt von Pilzen 67 · Mineralstoffgehalt von Pilzen 78 · Geschmack von Pilzen 83 · Pilze für die Ernährung nur als Frischware 83 · Die richtige Lagerung von Pilzen und Pilzgerichten 85 · Zubereitung von Pilzen 86
Pilze für die Therapie 88: Polysaccharide der Pilze 88 · Die immunmodulierende Wirkung der Pilzpolysaccharide 92 · Terpene in Pilzen 96 Weitere sekundäre, therapeutisch wirksame Pilzinhaltsstoffe 98

Pilzpulver oder Pilzextrakt? 101
    Definition 101 · Wirkung und Effizienz 101 · Dosierung 102 · Verwendung 102 · Sonderstellung Cordyceps 103 · Produktionsausnahmen 103

Teil II – Die Praxis der Mykotherapie 105
Hinweise 105
Übersicht der Krankheiten und Gesundheitsstörungen A–Z 108

Anhang 192
Häufig gestellte Fragen: FAQ 192
Quellenverzeichnis 202
Stichwortverzeichnis 203

Einführung

Der Ausdruck *Mykotherapie* kam 1997 zum ersten Mal durch den Mitautor dieses Buches, Professor Jan I. Lelley, in Umlauf. Sie steht für die Verwendung von Pilzen und pilzlichen Substanzen, die der Vorbeugung und Therapie von Gesundheitsstörungen bei Menschen und Tieren dienen können.

In den zurückliegenden 16 Jahren hat dieses Naturheilverfahren, das tief in der traditionellen europäischen und asiatischen Medizin verwurzelt ist und seit etwa 50 Jahren zunehmend durch moderne Forschung wissenschaftlich bestätigt wird, erheblich an Bedeutung gewonnen. Zubereitungen aus mehr als einem Duzend Großpilzen (Makromyceten) werden bei uns von zahlreichen Unternehmen zur Selbstmedikation angeboten, aber auch von Therapeuten empfohlen und verschrieben. Die Produkte gelten als Nahrungsergänzungsmittel.

Aufgrund der steigenden Bedeutung ist eine fast unüberschaubare Fülle von mehr oder weniger sachlichen Informationen im Umlauf, sodass sowohl Laien wie auch in Mykologie (Pilzwissenschaften) unerfahrene Therapeuten kaum noch durchblicken und verunsichert sind. Die Entwicklung der Mykotherapie blieb auch den Medien nicht verborgen. Sie befassen sich oft und gerne mit Pilzen und bieten Informationen über deren Heilkraft an. Nicht alle schaffen es dabei, korrekt und sachlich zu bleiben, was die Orientierung für das Publikum erschwert. Hin und wieder wird der Eindruck erweckt, man könne mit Vitalpilzen nahezu alles heilen.

Aus diesem Grund möchten wir hier nun eine kurze Zusammenfassung der wichtigsten Informationen über Vitalpilze und deren Einsatzmöglichkeiten in der Therapie bieten. Dieses Kompendium der Mykotherapie wurde auf Grundlage anerkannter wissenschaftlicher Informationen und jahrelanger praktischer Erfahrungen zusammengestellt. Es erhebt jedoch keinen Anspruch auf Vollständigkeit, sondern ist erweiterungsfähig. Wir fordern deshalb ausdrücklich alle Beteiligten an diesem Sachgebiet auf, uns ihre Anmerkungen und Ergänzungsvorschläge zu übermitteln.

Danken möchten wir dem Verlag NaturaViva für das Interesse an diesem Thema und die gute Zusammenarbeit während der Entstehung dieses Werkes.

Die Autoren   Krefeld/Witten im Sommer 2013

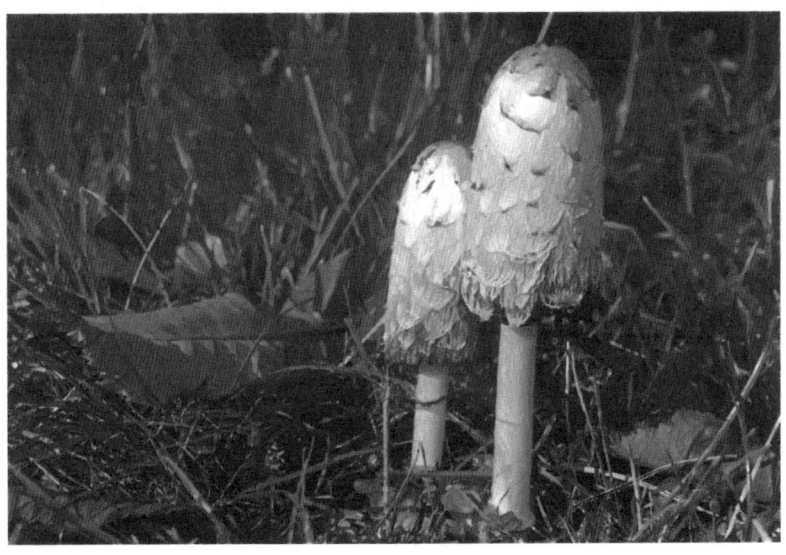

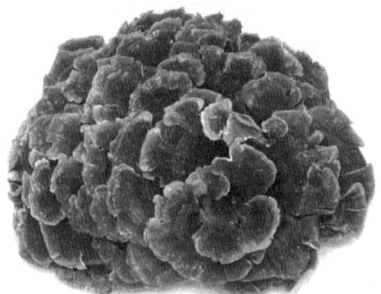
Maitake

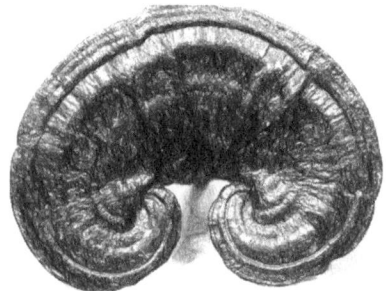
Reishi

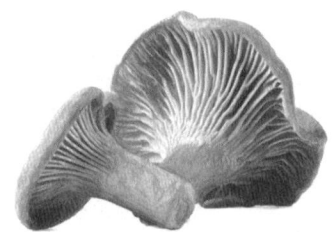
Pfifferling

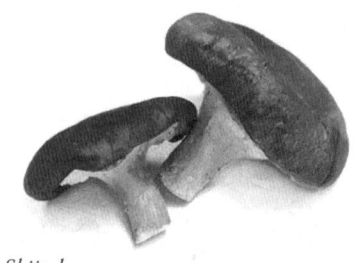
Shiitake

Die Welt der Pilze

Von den Bäckerhefen, Bierhefen, Weinhefen bis zum Champignon und Pfifferling, von den Schimmelpilzen, Rostpilzen, vom Mehltau an Rosen bis zum köstlichen Trüffel, von den lästigen Darm- und Hautpilzen bis zum Riesenhallimasch bilden Pilze nach den Insekten die zweitgrößte Gruppe von Lebewesen auf Erden.

Die Zahl der weltweit bekannten und vermuteten Pilzarten wird auf 1,5 Mio. geschätzt. Tatsächlich bekannt sind bisher erst etwa 120.000 Arten, ca. 10 % davon sind sogenannte *Großpilze*.

PROFESSOR S. T. CHANG, weltweit anerkannter und geschätzter Mykologe, hat die Großpilze nach folgenden Merkmalen definiert: Großpilze *(Makromycetes)* sind, unabhängig von ihrer biologischen Einordnung und Hierarchie, solche Pilze, die einen typischen, eindeutig differenzierten Fruchtkörper besitzen, der so groß ist, dass man ihn mit bloßem Auge sehen und mit der Hand pflücken kann.

> Das heute bekannte, weltweit größte Lebewesen ist ein Pilz, ein Hallimasch *(Armillaria mellea),* der in den USA im Bundesstaat Oregon entdeckt wurde. Das unterirdische Geflecht (Myzel) dieses Hallimaschs hat den Untersuchungen zufolge ein Gebiet von ca. 9 km² besiedelt. Berechnungen haben ergeben, dass die gesamte Pilzbiomasse etwa 600 Tonnen wiegt und rund 2.000 Jahre alt sein muss. Eine weitere gewaltige Hallimasch-Kolonie hat man 2004 beim Ofenpass in der Schweiz entdeckt. Sie ist im Durchmesser 600–800 m groß, bedeckt eine Fläche von rund 35 ha und ihr Alter wird auf 1.000 Jahre geschätzt.

Weitere wichtige Merkmale der Großpilze laut Chang:
- *viele von ihnen bilden den Fruchtkörper oberirdisch (Hallimasch, Steinpilz, Pfifferling u. a.)*
- *es gibt aber auch zahlreiche unterirdische (alle Trüffelarten u. a.)*
- *der Fruchtkörper von manchen ist fleischig (Braunkappe, Riesenschirmpilz, Kräuterseitling u. a.)*
- *manche besitzen einen dünnen und zarten Fruchtkörper (Judasohr, Becherpilze, Düngerlinge u. a.)*
- *viele von ihnen sind essbar (Champignon, Austernpilz, Morchel u. a.)*
- *andere zäh, lederartig und ungenießbar (Porlinge)*
- *und einige mehr oder weniger stark giftig (Frühjahrslorchel, Knollenblätterpilze, Pantherpilz u. a.)*

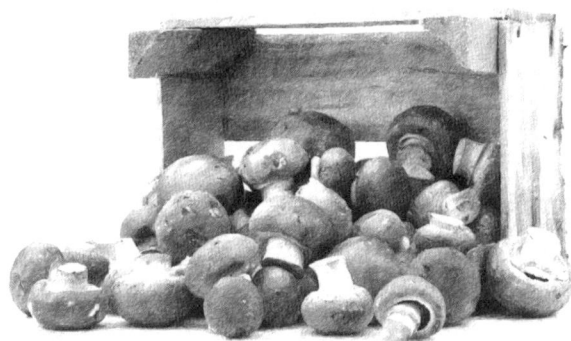

Auch nach ihren Verwendungsmöglichkeiten hat Chang die Großpilze eingeteilt und dabei folgende Gruppen gebildet:
- *für den Konsum geeignete Pilze: die Speisepilze*
- *für therapeutische Zwecke geeignete Pilze: die Heil-, Vital- oder Medizinalpilze*
- *Großpilze, deren Eigenschaften und Verwendungsmöglichkeiten noch ganz oder teilweise unerforscht sind*

Die Einteilung der Großpilze nach den von CHANG gebildeten Maßstäben lässt jedoch einen wichtigen Aspekt vermissen: ihre wirtschaftliche Bedeutung. Deshalb führen wir für Großpilze mit wirtschaftlicher Bedeutung eine neue, allumfassende Bezeichnung ein: **Nutzpilz**.

Als Nutzpilz bezeichnen wir jeden Großpilz, dessen Fruchtkörper oder Myzel oder beide Teile für wirtschaftliche und/oder gesellschaftliche Zwecke verwendet werden können. Nutzpilz ist jeder kultivierte Großpilz (Champignons, Austernpilze, Shiitake, Glänzender Lackporling u. a.), aber auch jeder Wildpilz von wirtschaftlicher Bedeutung (z. B. Pfifferling oder Steinpilz).

Gegenwärtig können wir für Großpilze folgende wirtschaftlich relevanten Nutzungsmöglichkeiten definieren:
- *natürliche Umwandlung (Biokonversion) land- und forstwirtschaftlicher Rest- und Abfallstoffe in menschliche Nahrung und Viehfutter*
- *gezielte Etablierung einer Lebensgemeinschaft mit Bäumen zur Förderung des Baumwachstums und der Revitalisierung geschwächter Forstbestände und Solitärbäume*
- *Verwendung in der Krankheitsvorbeugung und Therapie von Gesundheitsstörungen*
- *Einsatz in der Umwelttechnik zur Sanierung von belasteten Böden und Gewässern sowie von kontaminierter Luft*

Von diesen vier wirtschaftlich relevanten Nutzungsmöglichkeiten der Großpilze wird nachfolgend ihre Verwendung in der Krankheitsvorbeugung und Therapie von Gesundheitsstörungen beschrieben. Die anderen sind der Vollständigkeit halber hier genannt, aber so umfangreich, dass sie eigene Publikationen erfordern.

Wichtige Pilze zur Prävention und Therapie von Gesundheitsstörungen

Die im Folgenden aufgeführten Pilze werden derzeit am häufigsten in der Mykotherapie verwendet. Sie stellen unsere Auswahl der dafür momentan wichtigsten Arten vor und erheben keinen Anspruch auf Vollständigkeit.

Austernpilz

Abbildungen Seiten III und V

Die Gruppe der Austernpilze ist groß und unübersichtlich. Sie bezeichnet verschiedene Seitlingsarten, die kultiviert und vermarktet werden.

Vorkommen

Die von uns als Austernpilze (Seitlinge) bezeichneten sind hell oder dunkel gefärbte, muschelförmige Pilze, die in der Natur meist büschelweise, konsolenförmig auf totem Holz gedeihen. Austernpilze sind sogenannte Weißfäulepilze, weil sie im Holz das Lignin (Stützmolekül des Holzes) stark abbauen und die Holzfarbe aufhellen.

Austernpilze sind in erster Linie als **Speisepilze** bekannt. Weltweit werden jährlich mehrere Millionen Tonnen erzeugt, das Hauptanbauland ist die Volksrepublik China. Austernpilze gehören weltweit zu den wichtigsten Kulturspeisepilzen.

Kultivierung

In Deutschland legte der Forstmykologe Walter Luthardt unmittelbar nach dem Zweiten Weltkrieg in Thüringen größere Freilandkulturen mit Austernpilzen auf Holzabschnitten an. Als sich die Ernährungssituation in der folgenden Zeit verbesserte, geriet dieser Austernpilzanbau in Vergessenheit. In den 1960er-Jahren entwickelten ungarische Experten Methoden für den großtechnischen Austernpilzanbau auf Strohgrundlage. Der erste Austernpilz-Anbaubetrieb öffnete in Deutschland 1972 seine Tore. Seitdem sind einige dazugekommen und die Austernpilzproduktion hat sich in Deutschland bei etwa 1.000 t jährlich eingependelt. Sie nimmt damit den zweiten Platz hinter dem Champignon ein.

Mehrere Arten der Austernpilze erlangten wirtschaftliche Bedeutung, aber für Therapiemaßnahmen kommt im Wesentlichen nur der Austernseitling *(Pleurotus ostreatus)* in Frage. Er hat einen grau bis schwarz oder violettbraun gefärbten Hut, dessen Durchmesser 5–15 cm beträgt. Sein Stiel ist kurz, die Lamellen weiß und dicht stehend. Er tritt in der Natur im Herbst und Frühling in Laub- und Mischwäldern, Parkanlagen und Gärten an den Stümpfen und toten Stämmen von Buchen, Pappeln, Erlen, Weiden und Rosskastanien auf. Seine therapeutischen Einsatzgebiete sind ab Seite 37 ausführlicher vorgestellt.

Verwendung

Brasil Egerling, auch: Mandelpilz
(Agaricus blazei Murill und Agaricus brasiliensis)

Zum ersten Mal wurde dieser Pilz 1945 durch den amerikanischen Mykologen William Alphonso Murill beschrieben. Als Endecker hängte er – wie durchaus üblich – seinen Namen der Pilzbezeichnung an. Die heute verwendete Bezeichnung **ABM-Pilz** ist ein Kürzel für *Agaricus blazei Murill.* In Kreisen von Mykologen wird die Bezeichnung *Agaricus blazei* kontrovers diskutiert, ist der Pilz neueren taxonomischen Erkenntnissen zufolge mit *Agaricus brasiliensis* passender benannt.

Abbildung Seite III

Auch die gebräuchliche Bezeichnung Mandelpilz ist irreführend. Der ihm zugeschriebene intensive Mandelgeruch und -geschmack konnte in umfangreichen Kulturversuchen, auch einer größeren Anzahl von Kulturstämmen, nicht bestätigt werden. Es ist aber nicht ausgeschlossen, dass Pilze im Freilandanbau in Brasilien auch nach Mandel duften und schmecken; gängig sind diese Merkmale jedenfalls nicht. Deshalb nennen wir im Folgenden den *Agaricus brasiliensis* nicht Mandelpilz, sondern Brasil Egerling, wodurch wir auch dem Land, von wo dieser Egerling seinen Siegeszug antrat, unsere Reverenz erweisen.

Vorkommen Der Brasil Egerling ist, wie Egerlinge im Allgemeinen, ein sogenannter Folge- oder Sekundärzersetzer. Er benötigt einen Nährboden, der mikrobiologisch und biochemisch bereits aufgeschlossen ist (ähnlich dem Kulturchampignon oder Schopftintling).

Er hat eine klassische Pilzform, die Hüte können 12–14 cm breit werden. Sie sind hell- oder dunkelbraun, manchmal gräulich. Der Stiel ist 10–14 cm lang, 1,5–5 cm dick, weiß und teilweise innen hohl. Die Lamellen sind zunächst weiß, verändern sich aber in den heranreifenden Fruchtkörpern bis ins Dunkelbraune. Auch das Myzel des Brasil Egerlings ist weiß. Für seine Entwicklung – ob Myzel oder Fruchtkörper – benötigt er Temperaturen von über 23 °C und Licht für die Fruchtbildung.

Kultivierung Der heute verbreitete, kultivierte Brasil Egerling stammt ursprünglich aus Südbrasilien, aus der Bergregion des Bundesstaates Paraná. Dort wurde der Japaner TAKATOSHI FURUMOTO auf ihn aufmerksam und schickte eine Reinkultur nach Japan. 1978 begann dort die Erforschung der Kultivierungsmöglichkeiten des Brasil Egerlings und ab 1980 auch die eingehende Untersuchung seiner biochemischen und pharmakologischen Eigenschaften.

Verwendung Es fiel auf, dass die Landbevölkerung im Ursprungsgebiet dieses Pilzes in Brasilien außergewöhnlich gesund war und Krankheiten wie Krebs kaum kannte. Besonderes Verdienst um die Wirkungen des Brasil Egerlings erwarb sich der japanische Forscher TETSURO IKEGAWA am Nationalen Krebszentrum der Universität von Tokio.

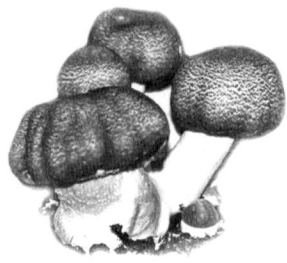

Chinesischer Raupenpilz, auch: Chinesische Kernkeule (*Cordyceps sinensis*)

Die Gattung Cordyceps ist groß, mehr als 680 Arten gehören dazu. Die bekannteste unter ihnen dürfte der Chinesische Raupenpilz sein.

Abbildungen Seiten VII und XIV

Der Chinesische Raupenpilz kommt in den alpinen Graslandschaften Südwestchinas, in der Provinz Yunnan, in Mittel- und Nordchina und in Tibet in Höhenlagen von bis zu 5.000 m vor. Dort befällt er die Larven bestimmter Schmetterlingsarten (*Hepialus spp.* und *Hepialus armori-canus*). Die Weibchen dieser einfach gebauten Schmetterlinge streuen ihre zahlreichen kleinen Eier nach der Paarung in die Nähe von Löwenzahn, Hopfen, Nesseln, Knöterich und anderen Kräutern. Aus den Eiern schlüpfen Raupen, die wenige Zentimeter unter der Erdoberfläche leben und sich von den Wurzeln dieser Pflanzen ernähren.

Vorkommen

Sobald der Pilz eine Raupe befallen und durchwuchert hat, verdaut er ihren Körper, bis nur die mumifizierte äußere Schale und der Verdauungskanal übrig bleiben, wobei Letzterer vom Pilz zum Schluss auch noch verwertet wird. Im Spätherbst und Winter werden vom Kopfende der Raupenhülle, die inzwischen vom Pilzgeflecht gefüllt ist, die Fruchtkörper gebildet, die wenige Zentimeter aus dem Boden ragen. Aus der Nähe sehen sie wie kleine Keulen aus, deren unterer, schmaler Teil nur 1–4 mm dick ist. Am oberen Ende können sie einen Durchmesser von bis zu 6 mm erreichen. Diese Fruchtkörper werden auf dem Bauch liegend, in mühseliger Handarbeit gesammelt und verwertet.

Massenhaft kommt der Chinesische Raupenpilz in der Natur nicht mehr vor. Schon gar nicht, seit professionelle Suchtrupps hinter ihm her sind, um wirkungsvolle Medizin oder stärkende Mittel aus ihm herzustellen. So ist es kaum verwunderlich, dass gute Qualitäten einen Kilopreis von bis zu 6.000 US-$ und mehr erreichen können.

Kultivierung

Daher haben sich Wissenschaftler und Biotechnologen in jüngster Zeit intensiv mit den Möglichkeiten einer Kultivierung von *Cordyceps sinensis* und, ebenfalls hinsichtlich seiner Heilwirkungen interessant, *Cordyceps militaris* beschäftigt. Eine Kultivierung der Raupenpilze unter natürlichen Bedingungen kam nicht in Frage. Aber es gelang, jeweils das Myzel im Bioreaktor (siehe Seite 34) in geeigneten Nährlösungen und auch auf festen Substraten – z. B. Sägemehl, geschälter Reis, Weizenkörner – zu kultivieren. Besonders erfreulich ist, dass der Myzelextrakt genauso wirksam, bei manchen Indikationen sogar noch erheblich wirksamer ist als der aus den Fruchtkörpern.

Verwendung

Die Heilkräfte sind nicht auf *Cordyceps sinensis* beschränkt. Die Orangegelbe Puppenkernkeule *(Cordyceps militaris)*, deutscher Pilz des Jahres 2007, ist ebenso wertvoll. Auch dieser befällt unterirdisch lebende Insektenlarven. Seine Fruchtkörper sind 2–6 cm lang, an der oberen Hälfte leuchtend orangegelb und erscheinen zwischen August und November.

Seine therapeutischen Einsatzgebiete sind ab Seite 37 ausführlicher vorgestellt.

Koreanische Wissenschaftler berichteten zudem von einem weiteren aus heilkundlicher Sicht interessanten Raupenpilz: *Cordyceps nutans*. Sie geben jedoch zu bedenken, dass er noch kaum erforscht ist. Deshalb beschränken wir uns hier auf den Chinesischen Raupenpilz.

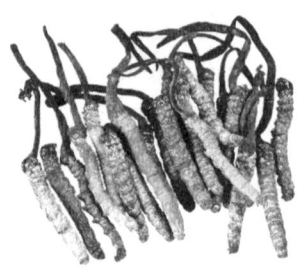

Eichhase *(Polyporus umbellatus)*

Der Eichhase wird mehrere Jahre alt und bringt alljährlich reichlich neue Fruchtkörper hervor. Die einzelnen Hüte sind klein, rundlich, 2–5 cm breit und von hellbrauner Farbe.

Abbildung Seite II

Der Eichhase kommt in unseren Breitengraden zwar vor, ist aber nicht sehr häufig. Er wächst in dichten Büscheln von Juni bis Oktober auf dem Boden von Eichen- und Buchenwäldern, meistens jedoch in der Nähe von Baumstämmen oder -stümpfen. Oft enthält ein Büschel mehrere Hundert Fruchtkörper, die alle einem gemeinsamen Fuß entstammen und zusammen bis zu 20 kg schwer werden können. Der Pilz entspringt einem sogenannten Sklerotium. Diese feste, verflochtene Myzelmasse befindet sich in geringer Tiefe im Boden. Das Sklerotium ist oft von dünnen Wurzeln lebender Bäume durchzogen. Der Eichhase gilt gleichermaßen als Parasit und Folgezersetzer (Saprobiont).

Vorkommen

Der Eichhase gehört zu jenen Heilpilzen, die man gar nicht oder derzeit nur mit geringen Erfolgsaussichten kultivieren kann. Die Erzeugung der Myzel-Biomasse ist dabei weniger das Problem. Eher stellt sich die Frage, wie erfolgversprechend die Fruchtkörper des Eichhasens zu gewinnen sind.

Kultivierung

Der Pilz riecht leicht mehlartig und schmeckt süßlich, ein wohlschmeckender, guter Speisepilz, der jedoch leicht verdirbt. Allein schon wegen des üblen Geruchs, der sich beim Fäulnisprozess entwickelt, ist er dann nicht mehr genießbar. Es empfiehlt sich, den Eichhasen nach dem Sammeln umgehend zuzubereiten oder zu trocknen und zu pulverisieren.

Verwendung

Seine therapeutischen Einsatzgebiete sind ab Seite 39 ausführlicher vorgestellt.

Igelstachelbart *(Hericium erinaceus)*

Abbildungen Seite I

Jung sind die Fruchtkörper des Igelstachelbarts weiß, später gelblich-braun gefärbt und 5–30 cm groß. Er ist rundlich, oval oder auch herzförmig und hat einen kurzen Stiel. Im Kern ist er wie eine Knolle, die von außen von vielen dicht stehenden, 2–3 cm langen Stacheln bedeckt ist. Die Chinesen fanden eine treffende Bezeichnung für den Igelstachelbart: Er wird dort Affenkopfpilz genannt, da der Fruchtkörper an einen behaarten Affenkopf erinnert.

Vorkommen

Im Herbst, meist von September bis November, fruchtet in Spalten und Höhlen alter Laubbäume der Igelstachelbart. Seine bevorzugten Wirte sind Buche und Eiche, doch man trifft ihn manchmal auch an Nuss- und Apfelbäumen an. Er gilt als Wundparasit, das heißt, er setzt sich in den Wunden lebender Bäume fest. Doch auch im totem Holz kann er einige Jahre als Folgezersetzer (Saprobiont) weiterleben und verursacht dort eine Weißfäule (siehe Seite 12). In unseren Breitengraden ist der Igelstachelbart zwar heimisch, kommt aber nur selten vor.

Verwendung

Der Igelstachelbart gilt als vorzüglicher **Speisepilz.** Dennoch ist er relativ unbekannt, da er bei uns im Handel nur sehr selten erhältlich ist.

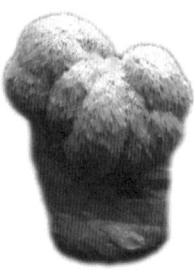

Judasohr (Auricularia auricula-judae und Auricularia polytricha)

Das Judasohr hat einen becher-, ohren- oder muschelförmigen, 3–10 cm großen, äußerst dünnfleischigen Fruchtkörper mit sehr kurzem, knorpeligen Stiel. Der Fruchtkörper ist rötlich, olivgrau oder rotbraun. Das Fruchtfleisch ist gelatinös, getrocknet schrumpft es stark. Der getrocknete Pilz quillt jedoch in Wasser gelegt nach kurzer Zeit auf und nimmt seine ursprüngliche Form wieder an.

Abbildung Seite III

Bevorzugte Nährgrundlage des Judasohrs sind alte, absterbende Sträucher des Schwarzen Holunders. Es kommt oft auch an Buchen, Robinien und Weiden vor. Das Judasohr ist ganzjährig anzutreffen, frische Fruchtkörper werden jedoch hauptsächlich im Frühling gebildet. Es ist sowohl Schwächeparasit als auch Folgezersetzer (Saprobiont).

Vorkommen

In Europa kam das Judasohr als **Speisepilz** bisher kaum vor, es galt als unergiebig und geschmacklich fade. In Ostasien dagegen war dieser Pilz schon immer als besonderer Leckerbissen bekannt. Noch heute darf er in zahlreichen Gerichten der chinesischen Küche nicht fehlen und fand somit auch in unseren Küchen Einzug. Heute zählt das Judasohr zu den bedeutendsten Kulturspeisepilzen, wurden doch von ihm statistischen Angaben zufolge 2003 weltweit (hauptsächlich jedoch in China) mehr als 1,7 Mio. t angebaut.

Verwendung

Seine therapeutischen Einsatzgebiete sind ab Seite 39 ausführlicher vorgestellt.

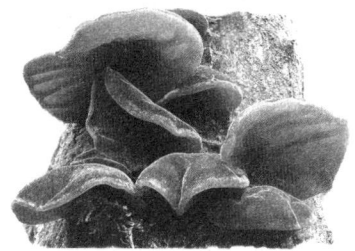

Maitake, auch: Klapperschwamm *(Grifola frondosa)*

Abbildungen Seiten V und IX

Der Fruchtkörper des Maitakes gleicht einem kleinen, belaubten Busch und besteht aus zahlreichen, einander überlappenden Einzelhüten, die rußfarben oder braungrau und ziemlich zerklüftet sind. Er kann 40–50 cm hoch werden und erreicht ein Gewicht von bis zu 15 kg.

Vorkommen

Der mehrere Jahrzehnte lebende Maitake fruchtet von August bis Oktober. Man findet ihn neben Eichen an Edelkastanien und gelegentlich auch an Rot- und Weißbuchen. Der Pilz wird hauptsächlich als Baumparasit definiert, obwohl er auch an den Stümpfen gefällter Bäume noch jahrelang regelmäßig auftritt. Über das Wurzelsystem des Wirtsbaums treibt er sein Myzel voran und befällt auch die Wurzeln benachbarter Bäume. So findet man seine Fruchtkörper manchmal weit vom Stamm entfernt.

Kultivierung

Obwohl der Maitake in Europa, Nordamerika und Ostasien gleichermaßen vorkommt, deckt das natürliche Pilzaufkommen den Bedarf bei Weitem nicht mehr ab. Dies gilt primär für Ostasien, insbesondere für Japan, wo er seit einiger Zeit kultiviert wird.

Es ist schwer, über die Weltproduktion des Maitakes zuverlässige Daten zu erhalten. Sie wird jährlich auf mehr als 135.000 t geschätzt, Tendenz steigend. Ostasien ist nach wie vor die Hochburg der Maitake-Kultivierung, während im Westen bisher nur minimale Mengen erzeugt werden. Diese Situation könnte sich aber ändern, nachdem Kultivierungsversuche in den USA, Deutschland und Ungarn durchaus erfolgreich waren.

Verwendung

Die dünnen, nur 2–5 mm dicken Hüte gelten jung zwar als essbar, aber zunächst waren es nur seine Einsatzmöglichkeiten in der Heilkunde, die den Maitake so wertvoll machten. Seitdem der Maitake in den letzten beiden Jahrzehnten zunehmend kultiviert wird und frische, junge Fruchtkörper auf den Markt kommen, gilt er in Japan als einer der beliebtesten **Speisepilze.**

Selbst im Westen gibt es bereits zahlreiche Fans von Maitake-Gerichten. Den Pilz zeichnen seine feste Struktur, sein guter Geschmack und sein exzellentes Aroma aus.

Kulturchampignon *(Agaricus bisporus)*

Der Hut des Kulturchampignons ist bis zu 10 cm breit, dickfleischig, fest, blassbraun, im Jungstadium glockig, später flach und leicht schuppig. Seine Lamellen sind anfangs fleischrosa, später dunkellila. Der Stiel ist weiß, glatt, kahl, gleichmäßig dick und 3–6 cm lang. Am Stiel befindet sich zunächst ein dicker, später schmaler Ring. Das Fleisch des Kulturchampignons ist weiß, saftig und hat einen angenehmen, aromatischen Geschmack. *Abbildung Seite VI*

Der Kulturchampignon ist einer der weltweit wichtigsten Kulturspeisepilze, auch wenn es dazu keine verlässlichen Statistiken gibt, da die verfügbaren Angaben lückenhaft sind und zum Teil nur auf Schätzungen beruhen. Demnach werden weltweit annähernd 3 Mio. t Champignons angebaut. Mit ca. 60.000 t/Jahr deckt die deutsche Produktion nicht einmal ein Viertel des jährlichen Verbrauchs von rund 260.000 t im Land ab. *Kultivierung*

Trotz der geringen heimischen Produktion gelten die Deutschen mit einem jährlichen Pro-Kopf-Verbrauch von etwa 3,2 kg als Weltmeister im Champignonkonsum. Der Champignon ist der Inbegriff des Speisepilzes. Schade allerdings, dass ein beachtlicher Teil dieses wohlschmeckenden Edelpilzes nur als Konservenware verzehrt wird. Nur frische Champignons können aber den vollen Nährstoffgehalt garantieren und nur solche kommen für eine gesundheitsfördernde und krankheitsvorbeugende Ernährung in Frage. Auch eine Extraktherstellung für therapeutische Zwecke ist nur aus frisch getrockneten Fruchtkörpern sinnvoll, ganz zu schweigen vom hervorragenden Geschmack, der die Ware aus Dose und Glas blass und gummiartig aussehen lässt. *Verwendung*

Reishi, auch: Glänzender Lackporling
(Ganoderma lucidum)

Abbildungen Seiten VI, VII und VIII

Die Chinesen nennen ihn „ling zhi" oder „ling chih" (Pflanze der Unsterblichkeit/magische Pflanze). Das Wort „zhi" wird auch als „göttliches Heilkraut" interpretiert. Genauso vielversprechend ist sein japanischer Name Reishi, unter dem dieser Pilz auch in der westlichen Welt am meisten bekannt sein dürfte.

Vorkommen

Trotz seines geheimnisumwobenen Ursprungs und ostasiatischen Flairs ist der Reishi auch bei uns heimisch. Er kommt hierzulande, wenn auch nicht sehr oft, in Auenwäldern, Eichen-Hainbuchen-Wäldern, in trockenwarmen Eichenwäldern, auch in Parks und Gärten sowie an abgestorbenen Stümpfen und am Fuß lebender Bäume vor. Er ist ein echter Holzbewohner und bevorzugt das abgestorbene Holz verschiedener Baumarten wie Erle, Birke, Buche, Kirsche und Eiche. Manchmal findet man ihn auch an toten Lärchen und Kiefern.

Kultivierung

Im Jungstadium sieht der Glänzende Lackporling wie ein rötlicher Finger aus, der aus dem Substrat ragt, immer länger wird, sich manchmal verzweigt und am Ende schließlich einen mehr oder weniger großen, tellerförmigen Hut bildet. Die Ausbildung und Gestalt der Fruchtkörper wird von mehreren Faktoren beeinflusst, einer von ihnen ist der Standort. Glänzende Lackporlinge aus unterschiedlichen Teilen Deutschlands bringen bei identischen Kulturbedingungen unterschiedlich große und geformte Fruchtkörper hervor, auch der Ertrag schwankt. Temperatur und Licht sind weitere Faktoren, die auf den Lackporlings-Fruchtkörper Einfluss haben. Bei Kälte entstehen hirschgeweihförmige, verästelte Pilze ohne den charakteristischen Hut. Dieser bildet sich, sobald die Temperatur auf 22–24 °C steigt. Seine Fruchtkörper wachsen – ähnlich wie die meisten Pflanzen – dem Licht entgegen (positiver Phototropismus).

Verwendung

Das Fleisch des Glänzenden Lackporlings ist holzig-hart, daher ist er als Speisepilz ungeeignet. Man verzehrt ihn deshalb getrocknet, geraspelt oder pulverisiert, zudem als Extrakt, der aus einem Heißwasserauszug des pulverisierten Pilzes hergestellt wird.

Der Glänzende Lackporling gilt weltweit mit Abstand als bedeutendster Heilpilz. Ein Großteil der verfügbaren wissenschaftlichen und populärwissenschaftlichen Literatur beschäftigt sich mit ihm. Seine Kultivierung und Vermarktung in Form verschiedener Produkte und Zubereitungen hat sich in Ostasien inzwischen zum beachtlichen Wirtschaftsfaktor entwickelt, doch auch die westliche Welt zieht nach. In Europa und den USA gilt der Reishi als die Nummer 1 unter den Heilpilzen.

Seine therapeutischen Einsatzgebiete sind ab Seite 40 ausführlicher vorgestellt.

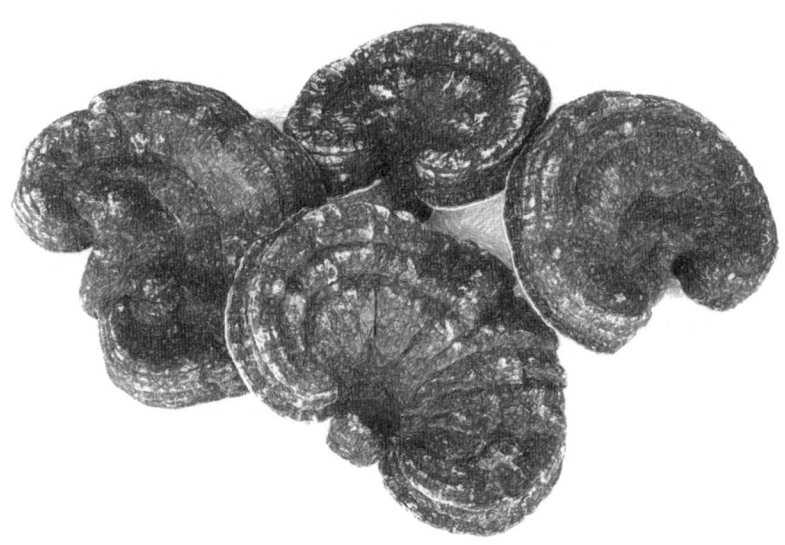

*Abbildung
Seite II und V*

Schmetterlingsporling
(Coriolus oder Trametes versicolor)

Vorkommen

Der Schmetterlingsporling wächst an Stümpfen und toten Stämmen von vielerlei Laubhölzern, teilweise auch an Nadelhölzern, und bildet dort dachziegelartig übereinanderstehende oder rosettenförmig angeordnete, mehrfarbige, manchmal seidig glänzende Fruchtkörper.

Der Schmetterlingsporling ist in unseren Breitengraden weit verbreitet, wächst ganzjährig und gilt als einer der wichtigsten Holzzersetzer. Wegen seiner großen Anpassungsfähigkeit an klimatische Verhältnisse kommt er auch in den Tropen, ebenso in subtropischen Gegenden und in gemäßigten Klimazonen vor. Bei seiner Nährgrundlage ist er nicht wählerisch und besiedelt ein breites Spektrum toten Holzes. Einerseits sorgt er dafür, dass gefällte Stämme und vergessene Stümpfe im Forst allmählich verwesen. Andererseits ist er auch in Obstgärten zu finden, wo er die Bäume über ihre Astschnittwunden befällt. Der Schmetterlingsporling sucht sich seine Grundlage auch auf Holzlagerplätzen, an feuchtem Rundholz, an Gartenpfählen und Eisenbahnschwellen; er kommt selbst an den Stützbalken in Bergwerken vor. Als diese noch aus Holz hergestellt wurden, verursachte der Schmetterlingsporling durch seine Zersetzungstätigkeit beträchtliche Schäden. Daher wird er auch unter den Bauholzschädlingen aufgeführt.

Verwendung

Während in Europa bisher keine Spur einer medizinischen Anwendung des Schmetterlingsporlings zu finden ist, hat ihn die chinesische und japanische Volksheilkunde schon seit Langem entdeckt. Auch aus Mexiko gibt es Hinweise auf eine derartige Nutzung.

Seine therapeutischen Einsatzgebiete sind ab Seite 42 ausführlicher vorgestellt.

Schopftintling *(Coprinus comatus)*

Der Hut des Schopftintlings ist im Jungstadium zylindrisch, eiförmig bis kugelig, 4–14 cm hoch und 3–6 cm breit. Anfangs ist er weiß und filzig-schuppig. Im späteren Entwicklungsstadium rollt sich der Hut vom Rand her glockig auf, wird schwarz und zerfließt. Es handelt sich um einen Selbstauflösungsprozess (Autolyse), bei dem eine von den reifen Sporen schwarz gefärbte, tintenähnliche Flüssigkeit entsteht. Der Selbstauflösungsprozess ist temperaturabhängig, in der warmen Jahreszeit geht er sehr schnell vonstatten. *Abbildung Seite I*

Die Lamellen des Schopftintlings sind anfangs weiß, später vom Hutrand her purpurrosa, dann braun und schließlich schwarz zerfließend. Der weiße Stiel ist hohl, schlank, 10–20 cm und mehr hoch. Er besitzt nahe der Basis einen schmalen beweglichen Ring. Das Fleisch des Schopftintlings ist weiß und fest.

Der Schopftintling wächst auf fettem, gedüngtem Boden, auf Gartenland, Weiden und Wiesen, am Wegesrand und im Wald. Er ist von Mai bis November zu finden. Vorkommen

Bereits kurz nach Ende des Zweiten Weltkrieges zog man in Deutschland in Erwägung, den Schopftintling in Kultur zu nehmen. Die ersten Anbauversuche wurden aber erst Mitte der 1970er-Jahre durchgeführt. Der Stellenwert des Schopftintlings als Kulturpilz ist kaum geringer als der des Kulturchampignons, jedoch steht seiner kommerziellen Kultivierung die oben erwähnte Autolyse der Fruchtkörper entgegen. Kultivierung

Der Schopftintling ist ein vorzüglicher **Speisepilz.** Verwendung

Shiitake, auch: Shii-take (*Lentinula edodes*)

Abbildungen Seiten IV und VIII

Der Shiitake besitzt einen hell- oder dunkelbraunen Hut von 5–12 cm Durchmesser. Seine Lamellen sind weiß oder zartgelb. Oft findet man Schuppen oder tiefe Risse an der Hutoberfläche des Shiitake. Die Schuppen gelten als kulturstammspezifische Eigenschaft. Die Rissbildung wird auf Klimaeinflüsse zurückgeführt. Sein Fleisch ist weiß und fest.

Vorkommen

Der Shiitake ist ein in Ostasien beheimateter Holzbewohner. Er lebt ausschließlich auf abgestorbenem Holz, bevorzugt auf Eichen, Kastanien und Buchen.

Kultivierung

Der Shiitake gilt, zusammen mit dem Kulturchampignon und dem Austernpilz, weltweit als einer der wichtigsten Kulturspeisepilze. Welcher der drei am meisten kultiviert wird, lässt sich anhand der verfügbaren statistischen Daten kaum zuverlässig ermitteln. Soweit bekannt, wurden 1997 weltweit 1,32 Mio. t Shiitake erzeugt, davon allein 85,1 % (1,12 Mio. t) in der Volksrepublik China. Dort aber hat sich die Produktion binnen sechs Jahren bis 2003 fast verdoppelt und erreichte 2,23 Mio. t. Es ist anzunehmen, dass auch die weltweite Shiitake-Produktion gestiegen ist.

Schon früh versuchte man den Shiitake-Anbau auch im Westen zu etablieren. Den ersten Experimenten, die 1909 in Deutschland durchgeführt wurden, schenkte man noch keine besondere Aufmerksamkeit. Anfang der 1970er-Jahre erlebte der Shiitake in Europa und Nordamerika eine Renaissance. Der heute bekannte und beliebte Pilz wird in Deutschland in der Größenordnung von einigen hundert Tonnen/Jahr kultiviert, mehr wird importiert. Frische Shiitake sind in vielen Supermärkten erhältlich.

Verwendung

Der Shiitake ist ein hervorragender, gut haltbarer **Speisepilz** mit einem typischen, unverwechselbaren Geschmack, sein Geruch erinnert an Knoblauch. Zudem sind seine bemerkenswerten, vielgerühmten und vielfach auch wissenschaftlich bestätigten Heilkräfte ein wichtiger Aspekt für den verstärkten Konsum.

Die Kultivierung von Pilzen mit Heilkraft

Der wichtigste Grund dafür, dass die breite Verwendung der Großpilze für die Krankheitsvorbeugung und die Therapie von Gesundheitsstörungen weltweit – selbst in den ostasiatischen Ländern – erst vor wenigen Jahrzehnten begonnen hat, ist der Tatsache geschuldet, dass man sie nicht kultivieren konnte. Nur über Sammlung in der freien Natur war an eine kontinuierliche Produktion von Pilzextrakten sowie von getrockneten, gemahlenen Pilzen in bedarfsdeckendem Umfang nicht zu denken. Pilze kommen in der Natur nicht in solchen Mengen und so zuverlässig standortgebunden vor wie Pflanzen.

Die Biotechnologie hat die Grundlage für eine fundamentale Änderung auf diesem Gebiet und für die enorme Aufwertung dieser Großpilze mit Heilkraft geschaffen. Sie bietet weltweit Verfahren für die Kultivierung dieser Pilze, die es heute ermöglichen, in großem Maßstab Pilzfruchtkörper und Pilzmyzel zu erzeugen. Somit wurde die Basis für deren Weiterverarbeitung zu Nahrungsergänzungsmitteln geschaffen.

> Für die Erzeugung von Heilpilzen werden im Wesentlichen drei Verfahren verwendet:
> - Verfahren für die Kultivierung von Pilzen, die in der Natur auf Holz wachsen: Austernpilz, Judasohr, Shiitake, Reishi, Maitake, Igelstachelbart u. a.
> - Verfahren für die Kultivierung von Pilzen, die auf dem Boden wachsen: Kulturchampignon, Brasil Egerling, Schopftintling
> - Verfahren für die Myzelanzucht in Nährlösung oder auf festem Nährboden: Raupenpilze, Eichhase

Diese drei Verfahrenskonzepte sind hinsichtlich der konkreten Verfahrensgestaltung im Detail unterschiedlich. Die einzelnen Pilzarten haben spezifische Ansprüche, denen in der Verfahrensgestaltung Rechnung getragen werden muss.

Kultivierung von Pilzen, die in der Natur auf Holz wachsen

Herstellung des Nährbodens

Für den großtechnischen Anbau von Pilzen, die auf Holz wachsen, werden Mischungen aus Grundstoffen, Zuschlagstoffen und Ergänzungsstoffen verwendet. Als Grundstoffe dienen Sägemehle verschiedener Holzarten. In Deutschland wird Buchensägemehl bevorzugt. Üblich ist auch die Mischung verschiedener Sägemehle von Laubhölzern bis hin zum Einsatz von Nadelholzsägemehl. In subtropischen Ländern wird auch das Sägemehl von Eukalyptus genutzt. Ebenfalls üblich ist es, Sägemehle verschiedener Sortierung (Sägemehl und Hackschnitzel) miteinander zu mischen, um eine luftdurchlässigere Struktur des Nährbodens – fachsprachlich: **Substrat** – zu erreichen.

Zuschlagstoffe dienen der Anreicherung des Substrats mit leicht mobilisierbarem Stickstoff, mit Kohlenstoff, Vitamin- und Mineralstoffquellen. Sie beschleunigen das Pilzwachstum und steigern den Fruchtkörperertrag. Auch **Ergänzungsstoffe** (Vitamine, Spurenelemente, organische Säuren) werden dem Substrat hinzugefügt, um dessen Struktur, Wasserhaltefähigkeit und pH-Wert zu regulieren und um den Nährstoffbedarf für den Pilz fein abgestimmt zu decken.

Das Substrat wird nach dem Mischen der Bestandteile auf etwa 65 % Wassergehalt gebracht, in den meisten Fällen in 2,5–3 kg schwere Portionen aufgeteilt und in hitzeresistente Polypropylenbeutel, die mit einem Filter für den Gasaustausch versehen sind, gefüllt. Es gibt auch andere Arten der Substratportionierung, sie sind in Europa aber eher untypisch. Das Substrat wird nach dem

Mischen und Portionieren mit überhitztem Dampf, meist bei 121 °C, sterilisiert.

Nachdem die sterilisierten Substratblöcke abgekühlt sind, wird eine Reinkultur des gewünschten Pilzes, die sogenannte **Brut**, dem Substrat hinzugefügt und der Substratbeutel verschlossen, meist zugeschweißt. Die **Reinkulturen der Heilpilze** werden in Speziallaboren gehalten und vermehrt. Dort kümmert man sich um die Sauberkeit, Sortenreinheit und die Qualitätseigenschaften der unterschiedlichen Pilzarten. Pilzanbauer kaufen die Brut von diesen Speziallaboratorien zu.

Kulturtechnologie

Der Substratblock soll von der eingebrachten Reinkultur ausgehend so schnell wie möglich vom **Myzel** des Kulturpilzes besiedelt werden. Die Menge der verwendeten Brut ist von verschiedenen Faktoren abhängig und wird mit 1–10 % (bezogen auf das Substratgewicht) angegeben. Die Beimpfung des sterilen Substrats mit der Brut ist eine Maßnahme, bei der Hygiene und steriles Arbeiten von entscheidender Bedeutung sind. Eine Kontamination des Substrats muss unbedingt vermieden werden. Besondere Gefahr droht durch den Befall von Schimmelpilzen, die das Substrat schnell besiedeln und den Kulturpilz verdrängen oder auch abtöten können. Die Besiedelungsphase läuft bei Substrattemperaturen zwischen 22 °C und 27 °C ab. Sie dauert je nach Pilzart bis zu vier Monate.

Danach wird die Kunststoffverpackung vom Substratblock entfernt und der Prozess der Fruchtkörperbildung eingeleitet. Die ersten Fruchtkörper erscheinen spontan binnen weniger Tage auf der Substratoberfläche. Sie wachsen jedoch, je nach Pilzart, unterschiedlich schnell zur Erntereife heran. Beim *Shiitake* z. B. dauert es nur wenige Tage, beim *Reishi* hingegen mehrere Monate. Die Optimierung der Fruchtkörperbildung erfolgt durch eine entsprechende Regulierung von Temperatur, relativer Luftfeuchtigkeit, Luftzirkulation und Beleuchtung in der unmittelbaren

Umgebung der Pilzkultur. Die Fruchtkörperbildung kann sich auf demselben Substratblock mehrmals wiederholen. Der zeitliche Abstand und die Häufigkeit der Wiederholung sind bei den einzelnen Pilzarten sehr unterschiedlich.

Die Pilzfruchtkörper werden von Hand vom Substrat abgetrennt und bis zur Weiterverarbeitung kühl gelagert.

> *Auf einen Blick:*
> - Nährboden aus Sägemehl und Hackschnitzeln
> - Anreicherung des Substrats mit Zuschlag- und Ergänzungsstoffen
> - Portionen à 2,5–3 kg im Polypropylenbeutel
> - Sterilisation bei 121 °C
> - Impfung des Substrats mit den Reinkulturen (1–10 %)
> - Temperaturen 22–27 °C
> - je nach Pilzart bis zu vier Monate Besiedelungsphase
> - Fruchtkörperbildung mehrmals möglich, je nach Pilz zwischen wenigen Tagen und mehreren Monaten

Kultivierung von Pilzen, die in der Natur auf dem Boden wachsen

Herstellung des Nährbodens

Der klassische Nährboden (auch Kompost genannt) der natürlicherweise am Boden wachsenden Pilze besteht hauptsächlich aus **Pferdedung einschließlich der Einstreu,** die meist Getreidestroh ist. Pferdedung setzt sich aus Kot und Urin zusammen. Bei Engpässen von Pferdedung wird der Strohanteil im Substrat erhöht. Bei Verwendung geeigneter **Nährstoffsubstitute** kann auf Pferdedung ggf. komplett verzichtet werden.

Neben den pflanzlichen Bestandteilen des Nährbodens dient die in ihm vorhandene mikrobielle Biomasse als wesentliche Nährstoffquelle. Die **mikrobielle Biomasse** kann insgesamt bis zu 5 % der Trockenmasse des Nährbodens ausmachen. Auch die mikrobielle Biomasse, insbesondere Zellwände, Zytoplasma und Zellmembranen der Mikroorganismen, werden verwertet. So gelangt der Kulturpilz zu wichtigen Stickstoffquellen aus Proteinen und Nukleinsäuren. Auch seinen Vitamin- und Mineralstoffbedarf deckt er größtenteils aus der mikrobiellen Biomasse.

Ein typisches Kulturmedium für Pilze, die in der Natur auf dem Boden wachsen, besteht aus 1000 kg Pferdedung, 220 kg Hähnchendung, 55 kg Gips und 175 kg Trockenstroh. Die gut miteinander vermischten Bestandteile werden einem etwa 14-tägigen Fermentationsprozess unterzogen, mit dem Ziel, eine homogene Struktur und hohe Selektivität zu erreichen und das Nährstoffangebot zu optimieren.

In der ersten Hälfte des Fermentationsprozesses, **Phase I** genannt, finden mikrobiologische Vorgänge und chemische Reaktionen statt, die zu einer gravierenden Veränderung der Stoffzusammensetzung im Nährboden führen. Es kommt hier darauf an, mithilfe der Mikroorganismenpopulation einen intensiven Kohlenstoff- und Stickstoffumsatz zu erreichen. Bis zum Ende von Phase I soll sich durch die vielfältigen, miteinander verflochtenen mikrobiologischen Prozesse und chemischen Reaktionen sowie infolge der Pufferwirkung des Gipses ein pH-Wert im Substrat von etwa 7,0 einstellen.

Anschließend folgt **Phase II** des Fermentationsprozesses, die in speziell konstruierten, computergesteuerten großen Klimakammern abläuft. Sie startet mit einer wenige Stunden andauernden Pasteurisierung (Hygienisierung) des Nährbodens bei 57–58 °C. Es ist eine Gratwanderung, denn einerseits sollen möglichst viele Schaderreger und Schädlinge im Substrat vernichtet werden, andererseits darf die nützliche Mikroflora, auf deren Aktivität es nachfolgend ankommt, nicht gravierend geschädigt werden.

Die fermentativen Prozesse im Nährboden sind prinzipiell die gleichen wie in Phase I, sie laufen aber bei einer konstanten Temperatur von 43–45 °C ab. Der Kohlenstoffabbau wird in erster Linie mithilfe von **Aktinomyceten** (*Streptomyceten*) fortgesetzt, welche die Kulturpilze auch mit Vitaminen des B-Komplexes versorgen. Das Ammoniak im Nährboden wird durch die Mikroorganismen verstoffwechselt und steht dann den Kulturpilzen als Mikrobeneiweiß zur Verfügung. Neben diesem und dem Stickstoff aus dem Lignin, das auch im Stroh enthalten ist, dienen die übrigen Bestandteile der mikrobiellen Biomasse – mikrobielle Metabolite, Zellwandpolymere und andere Bestandteile der stark verrotteten Pflanzenreste – ebenfalls als Nährstoff für die Kulturpilze. Der Nährboden riecht am Ende von Phase II süßlich nach frischem Brot.

Dem Nährboden wird nach Phase II eine Reinkultur der Kulturpilze, die **Brut,** beigemengt. Es kommen je 0,5–1 % Brut (bezogen auf das Gewicht des eingesetzten Nährbodens) dazu. Jetzt beginnt die Besiedelungs- oder Durchwachsphase. Dafür kann der Nährboden in Behältern unterschiedlichster Art aufbewahrt werden (Kisten, Kunststoffsäcke, Stellagen u. a.).

Die Besiedlungsphase dauert bei Temperaturen zwischen 22 und 26 °C 14–21 Tage. Danach wird der Nährboden in flachen Lagen (16–18 cm dick) in großen Kisten oder auf Stellagen platziert und etwa 5 cm hoch mit einer Schicht hochtorfhaltiger Erde **(Deckerde)** abgedeckt. Diese Maßnahme trägt wesentlich zum Kulturerfolg bei. Qualität der Deckerde, Wasserhaltekapazität, pH-Wert, Krümelstruktur und hygienischer Zustand beeinflussen entscheidend den Fruchtkörperertrag. Die physiologische Bedeutung der Deckerde liegt in einem Bündel von Stressfaktoren, die den Kulturpilz zum Wechsel aus der vegetativen in die generative Phase anregen. Der **Wasserbedarf** der Kulturpilze ist groß. Beim Kulturchampignon gilt die Grundregel, dass je

Kilogramm erwarteter Fruchtkörperertrag zwei Liter Wasser eingesetzt werden müssen. Dieses sogenannte Gießwasser wird zum überwiegenden Teil auf die Deckerde gegeben, die es gut speichern können soll. Die gesamte Wassermenge, die einer Champignonkultur bei drei Ernteschüben gegeben wird, erreicht bis zu 50 l/m² Beetfläche. Es dauert je nach Pilzart weitere drei bis vier Wochen, bis die Fruchtkörper der Kulturpilze erscheinen und reif sind für die Ernte.

Die Fruchtkörperbildung wiederholt sich, in abnehmender Intensität, in Abständen von ein bis drei Wochen (Ernteschübe oder Erntewellen). Während dieser Zeit werden Umgebungstemperatur, Luftfeuchtigkeit und CO_2-Gehalt der Luft permanent reguliert und dem aktuellen Entwicklungsstand der Kultur angepasst. Auch die wiederholte Bewässerung der Deckerde ist dabei wichtig.

Die Ernte der Fruchtkörper erfolgt in Handarbeit. Das Erntegut wird einer Qualitätskontrolle unterzogen (Farbe, Verschmutzung, Beschädigung, Gewicht) und unverzüglich auf 1–3 °C abgekühlt.

Auf einen Blick:
- Nährboden aus mikrobieller Biomasse (Kompost)
- zweiphasiger Fermentationsprozesses des Nährbodens
- Pasteurisierung des Substrats bei 57–58 °C
- Impfung des Substrats mit den Reinkulturen (0,5–1 %)
- Portionierung in unterschiedlichen Behältern möglich
- Deckerde auf geimpftes Substrat
- Temperaturen 22–26 °C
- je nach Pilzart 14- bis 21-tägige Besiedelungsphase
- Fruchtkörperbildung mehrmals in abnehmender Intensität möglich, je nach Pilz drei bis vier Wochen

Myzelanzucht im Bioreaktor und auf festem Nährboden

Eine Kultivierung der Raupenpilze unter natürlichen Bedingungen ist nicht durchführbar. Aber es ist gelungen, das Myzel von *Cordyceps sinensis* und *C. militaris* im Bioreaktor in geeigneten Nährlösungen zu kultivieren. Ein Bioreaktor ist eine Art großer, geschlossener Behälter, der mitunter mehrere hundert Liter Inhalt beherbergen kann.

Herstellung der Nährlösung

In den Behälter wird eine Nährlösung gefüllt, deren Rezeptur davon abhängt, ob man *Cordyceps sinensis* oder *C. militaris* kultivieren möchte. In Experimenten zeigte sich, das *C. militaris* am besten in einer **Nährlösung** wächst, die 40 g Saccharose und 5 g Maismehl je Liter enthält und einen pH-Wert von 8,0 hat. *C. sinensis* dagegen bevorzugt eine Nährlösung, die 20 g Saccharose, 25 g Maismehl sowie geringe Mengen Calciumcarbonat und Magnesiumsulfat je Liter enthält und einen pH-Wert von 4,0 aufweist. Auch hinsichtlich der Temperatur haben die beiden Raupenpilzarten unterschiedliche Ansprüche: *C. militaris* bevorzugt 30 °C für das Myzelwachstum, *C. sinensis* 20 °C.

In anderen Experimenten zeigte sich, dass die Ausbeute von Cordycepin, einer Adenosinverbindung im bioaktiven Bestandteil der Raupenpilze, wesentlich davon abhängt, wie sauer das Milieu der Nährlösung ist. Die höchste Ausbeute dieses Nukleosid-Derivats haben Wissenschaftler an der East China University in Shanghai bei einem konstant sauren pH-Wert von 3,0 erreicht (212,2 mg/l). Bei höheren oder schwankenden pH-Werten der Nährlösung betrug die **Cordycepin-Ausbeute** nur ein Zehntel bis maximal die Hälfte.

Kulturtechnologie

Die Nährlösung in dem Behälter wird mit einer Reinkultur der Raupenpilze beimpft. Es sind Myzelkolonien, die im Labor unter sterilen Bedingungen herangezogen werden. Generell muss diese Art der Herstellung unter sterilen Bedingungen erfolgen, da die

Gefahr groß ist, dass Schimmelpilze oder Bakterien in den Behälter gelangen und die Raupenpilzkulturen vernichten.

Die Nährlösung im Bioreaktor wird permanent belüftet und gerührt. Nach etwa einer Woche wird die Nährlösung mit der gebildeten **Myzelbiomasse** abgelassen und zentrifugiert, um die überschüssige Feuchtigkeit zu entfernen. Die zurückgebliebene Raupenpilz-Myzelmasse wird danach noch mehrmals gewaschen, um letzte Reste der Nährlösung zu entfernen. Die so gereinigte Myzelbiomasse der Raupenpilze wird abschließend getrocknet und extrahiert oder so verwendet. Nachteil dieses Verfahrens ist, dass die extrazellulären Komponenten des Raupenpilz-Myzels, die in der Nährlösung enthalten sind, verlorengehen. Aus diesem Grund wurde auch ein weiteres Verfahren für die Myzelerzeugung der Raupenpilze entwickelt: Die Raupenpilze werden auf einem festen Nährboden, in der Regel sterilisierte Getreidekörner, in sterilem Milieu kultiviert. Dazu verwendet man, wie bei Pilzen die auf Holz wachsen, hitzeresistente Beutel mit einem Filter für den Luftaustausch (siehe Seite 28). Die Besiedelung des festen Nährbodens durch das Myzel dauert zwar erheblich länger als die Kultur in Bioreaktor. Doch bei dieser Produktionsmethode wird der gesamte Beutelinhalt – Myzel und Nährboden – getrocknet, gemahlen und weiterverwendet. Mit diesem Verfahren gelingt es, den Nachschub des Ausgangsmaterials für verschiedene Raupenpilz-Zubereitungen zu gewährleisten. Besonders erfreulich und zunächst gar nicht erwartet ist die Tatsache, dass der Myzelextrakt genauso wirksam, bei manchen Indikationen sogar erheblich wirksamer ist als jener aus den Fruchtkörpern.

Die Ausführungen über Myzelkultivierung in Nährlösung oder auf Nährboden gelten auch für den **Eichhasen.** Jedoch befinden sich diese Methoden noch in den Kinderschuhen. Die am Markt angebotenen Eichhasenprodukte werden immer noch überwiegend aus im Freiland gesammelten Fruchtkörpern hergestellt.

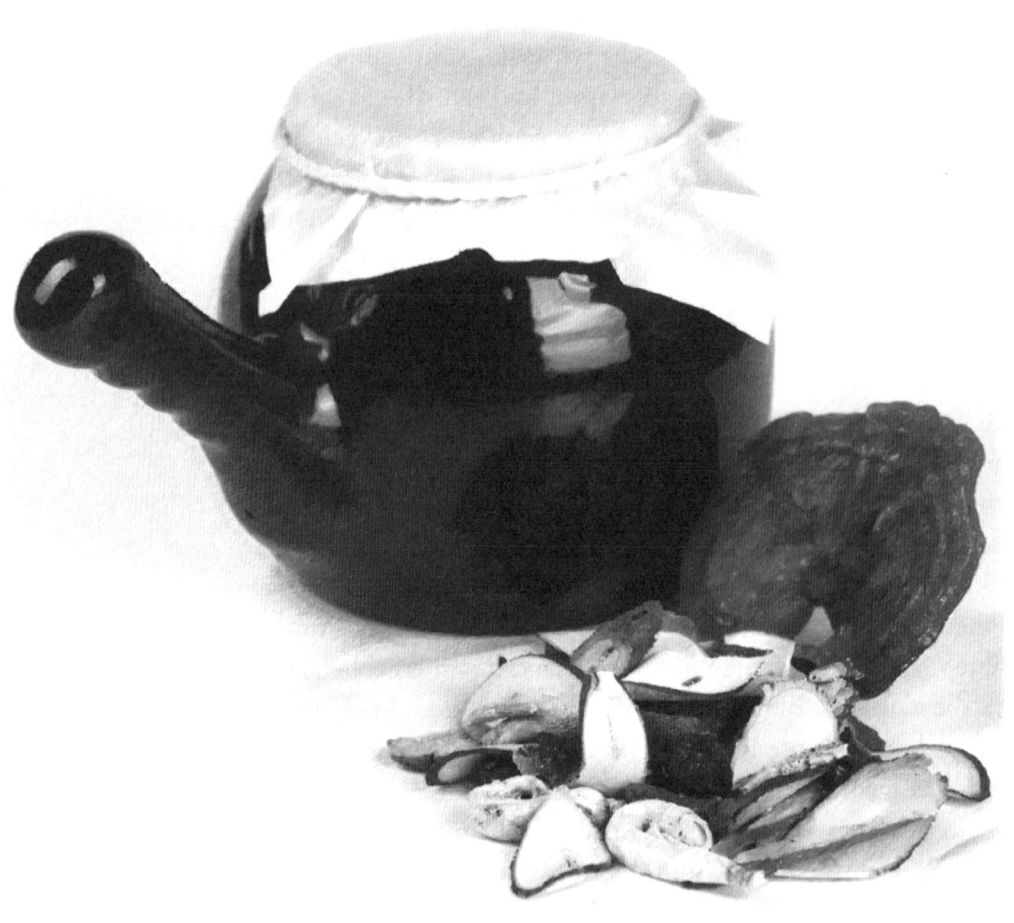

Mykotherapie in der TCM und ostasiatischen Medizin

Das Werk *An Enumeration of Chinese Materia Medica* (2. Ausgabe von 1999) ist eine Sammlung von Arzneien der Traditionellen Chinesischen Medizin (TCM). Sie enthält neben Pflanzen, Tieren, Mineralien und sonstigen uns seltsam anmutenden Stoffen wie Kaninchendung und menschliche Urinablagerung auch 29 Pilzarten. Davon sind sieben verschiedene Schlauchpilze, fünfzehn sind Ständerpilze und weitere sieben sind Bauchpilze. Die Palette ist klein im Vergleich mit der für Heilzwecke verwandten Pflanzen (Abgrenzung zu Pilzen siehe Seite 9 ff), Tiere und Mineralien. Sie ist dennoch bemerkenswert, da Pilze in der Natur gesammelt werden und dort seltener und in geringerer Zahl auftreten als z. B. Pflanzen. Dass Pilze in der TCM schon immer eine bedeutende Rolle gespielt haben, ist ein Beleg für ihren großen Nutzen und ihre vielseitige Verwendbarkeit.

Austernpilze werden wegen ihrer Heilkraft in der Volksheilkunde vieler Länder hoch geschätzt. In der TCM verabreicht man sie getrocknet zur Stärkung der Venen und Entspannung der Sehnen (Abbildungen auf Seiten III und V).

Chinesische Raupenpilze

Diese Pilze tauchen in den Legenden bereits um 620 n. Chr. auf. Erste konkrete Hinweise auf sie liefert der tibetische Gelehrte und Arzt NYAMNYI ZURKHAR DORJE (1439–1475). Er beschreibt den Raupenpilz in seiner *Tibetischen Arzneimittellehre* und ordnet ihn der Kategorie medizinischer Essenzen zu. Wie er weiter berichtet, waren im alten Tibet ursprünglich Yakhirten auf den Raupenpilz aufmerksam geworden. Ihnen fiel das ungewöhnlich feurige Benehmen ihrer Tiere auf, nachdem sie im Frühjahr auf die Almwiesen des Himalajas, über 3.000 m hoch, getrieben worden waren. Die Beobachtung der Hirten deutete klar auf eine aphrodisische Wirkung hin, deren Ursache ihnen zunächst unerklärlich war. Sie suchten und fanden schließlich den Grund für die Aufregung ihrer Yaks: Es handelte sich um einen winzigen, ungewöhnlichen Pilz, den Raupenpilz, den die Tiere ausgruben und fraßen. Deshalb ist der älteste Effekt, der dem Raupenpilz zugeschrieben werden kann, ein aphrodisierender.

Abbildungen auf den Seiten VII und XIV

Im Jahr 1757 erschien vom Chinesischen Gelehrten WU YILUO in seinem Werk *Ben Cao Cong Xin* (Neue Arzneimittellehre) die erste objektive, wissenschaftlich abgesicherte Beschreibung des Raupenpilzes. Als einer der ersten außerhalb Chinas berichtete der französische Jesuitenmönch und Historiker JEAN-BAPTISTE DU HALDE Anfang des 18. Jahrhunderts über den Raupenpilz und seine Wirkung. Seine Informationen bezog er während eines Aufenthalts als Gast des Kaiserlichen Hofes in China. DU HALDE selbst hatte den Raupenpilz jedoch nie gesehen. Er kannte nur seine Wirkung als Tonikum. So hatte sich der Pilz in seiner Phantasie als sagenhafte Heilpflanze mit Blättern und Blüten dargestellt, die in der Sommerzeit ein Heilkraut ist, sich aber bald nach Wintereinbruch in eine Raupe verwandelt.

In der TCM gibt es zahlreiche Indikationen für den Raupenpilz: gegen Husten und Asthma, bei Tuberkulose und allgemein zum Schutz der Lunge. Er gilt als hilfreich bei Krebs, Gelbsucht und allergischen Erkrankungen. Auch zur Unterstützung und Stärkung der Nebennieren und der Eierstöcke soll der Raupenpilz gut geeignet sein. Weitere Anwendungen werden bei Blutarmut und Hexenschuss empfohlen, bei Lenden- und Knieschmerzen, als Nierentonikum sowie bei Kraftlosigkeit nach schwerer Erkrankung und zur Steigerung der Vitalität.

Eichhase

Eichhase wird im *Shen Nong Ben Cao Jin* (Kompendium der Arzneimittel des frommen Bauern) bereits vor fast 2.000 Jahren erwähnt. Der Pilz hat in China bis zum heutigen Tage seine Bedeutung als Heilmittel behalten. Er wirkt harntreibend und entwässert durch gesteigerten Harnfluss. In der altchinesischen Beschreibung wird er als Heilmittel bezeichnet, das die Struktur der Haut, des Muskelgewebes und der Schweißdrüsenporen öffnet und auflockert, Beriberi (Vitamin-B$_1$-Mangelkrankheit), Leukorrhö (weißlicher Ausfluss) und durch Gonorrhö (Tripper) verursachte Schwellungen heilt und das Wasserlassen während der Schwangerschaft erleichtert. Am häufigsten wird er als Harntreibmittel bei Ödemen (Wassereinlagerungen) und spärlichem Harnvolumen verwendet.

Abbildung Seite II

Judasohr

Das Judasohr wird Berichten zufolge in China seit etwa 1.500 Jahren angebaut und ist einer der ältesten Kulturspeisepilze. Aber die Chinesen kennen diesen Pilz in freier Natur schon länger und er ist dort auch heute noch unter dem Namen **Mu Err** oder **Hei Mu Er** (Waldohr oder Baumohr) bekannt. Die älteste Erwähnung findet sich in der Schrift *Pen King* aus der Zeit zwischen 300 und 200 v. Chr. Es gibt jedoch keine Hinweise darauf, dass die Chinesen das Judasohr zur damaligen Zeit auch in ihrer traditionellen Medizin verwendet hätten; sie haben es einfach nur gegessen. Einschlägige Informationen über einen medizinischen Einsatz tauchen erst in späteren Schriften aus der Zeit der Tang-Dynastie im 7. Jahrhundert auf. Man verwendete das Judasohr schon damals für die Behandlung von Hämorrhoiden.

Abbildung Seite III

Eines der umfangreichsten Werke über die chinesische Arzneimittellehre ist zweifellos das *Pen Tsao Kang Mu*, in 26-jähriger Arbeit von Li Shih-Chen verfasst. Es erschien im Jahr 1578 und enthält 1.892 verschiedene Arzneimittel aus Pflanzen, Tieren und Mineralien sowie über 8.000 Rezepturen. In diesem Werk, von dem es zwei auszugsweise Übersetzungen auf Englisch gibt, ist auch das Judasohr beschrieben.

Die Einsatzfelder dieses Pilzes werden in der TCM davon abhängig gemacht, von welcher Unterlage die Fruchtkörper stammen. Es wird dort angenommen, dass der Pilz auch die Eigenschaften des Baumes, auf dem er wächst, übernimmt. Er wird zur Steigerung der physischen und psychischen Kräfte verabreicht sowie zur Heilung einer Uterusblutung, bei blutenden Hämorrhoiden, Bauchschmerzen und Zahnschmerzen.

Maitake liefert im Gegensatz zum Judasohr über seine Nutzung in der Volksheilkunde nur wenige Informationen. Er besitzt mehrere volkstümliche Namen und wurde als Geheimnis gehütet. Daher haben wir nur von wenigen Verwendungsmöglichkeiten Kenntnis: bei Bluthochdruck und Diabetes, gegen Fettleibigkeit, bei Erschöpfung, Kraftlosigkeit und Immunschwäche (Abbildungen auf den Seite V und IX).

Glänzender Lackporling wurde in China schon vor Jahrtausenden in nahezu unüberschaubarer Zahl in medizinischen Nutzanwendungen genannt. Er ist auch unter den Namen Ling zhi und Reishi bekannt.
Etwa im 3. Jahrhundert v. Chr. hat sich in China der Kult entwickelt, ein Elixier für die Unsterblichkeit oder für die Verlängerung des Lebens einzunehmen. Ein Pilz namens **Chih,** den man als Bestandteil des Elixiers rühmte, kam bereits in den frühesten Aufzeichnungen der chinesischen Alchemie vor; es handelte sich um den Glänzenden Lackporling.

Der Alchemist GE HONG beschrieb in seinem *Buch der Unsterblichen,* dass Chih auch kultiviert werden kann. KAISER QIN SHIHUANGDI (259–210 v. Chr.), bekannt durch die Errichtung der Großen Mauer, scheute keine Mühe, um das Elixier der Unsterblichkeit zu bekommen. Er entsandte eine Flotte mit 3.000 Mann

Besatzung an Bord und Hsu Fu, einem Taopriester als Admiral, um auf den Inseln der östlichen Meere danach zu suchen. Es gibt widersprüchliche Überlieferungen über das Ergebnis der Expedition. Manche besagen, dass die Flotte niemals heimgekommen sei. Andere behaupten, dass Hsu Fu mit leeren Händen zurückgekehrt sei. Mehr als 100 Jahre später hat auch Kaiser Wu Schiffe in den Osten entsandt, um nach den Inseln der Unsterblichen und ihrer Chih-Pflanze zu suchen. Auch er scheiterte zunächst. Doch 109 v. Chr. tauchten im kaiserlichen Palast Abbildungen des Glänzenden Lackporlings auf, ein Zeichen dafür, dass die Suche schließlich erfolgreich gewesen war. Im Jahr 1004 n. Chr. ordnete Kaiser Zhenzong an, alle Glänzenden Lackporlinge, die im Reich gefunden würden, zu ihm zu bringen. Man hatte ihm innerhalb von drei Jahren 10.000 Pilze ausgehändigt. So blieb der Pilz mit seiner wohltuenden Wirkung nur der kaiserlichen Familie und den wichtigsten Hofbeamten vorbehalten.

Abbildungen auf den Seiten VI, VII und VIII

Man verwendet ihn vornehmlich für die Behandlung der chronischen Gelbsucht, von Nierenentzündungen, Bluthochdruck, Gelenkentzündungen, Schlaflosigkeit, Bronchitis, Asthma und Magengeschwüren. Im bereits erwähnten *Pen Tsao Kang Mu* aus dem Jahr 1578 von Li Shih-Chen steht, dass der regelmäßige Verzehr von Ling zhi zur Gewichtsreduktion führe und die Lebenserwartung erhöhe. So avancierte der Glänzende Lackporling zum weltweit ersten, von Experten empfohlenen Schlankheitsmittel. Weiter schrieb Li Shih-Chen: *„Verzehrt man Ling zhi über eine längere Periode, erhöht sich die Intelligenz und verschwindet die Vergesslichkeit. Die Flinkheit des Körpers wird nicht enden und die Jahre verlängern sich zu solchen von unsterblichen Feen."*

In der TCM ist Reishi noch immer eines der wirksamsten Stärkungsmittel. Er wird Menschen empfhohlen, die an Tumoren leiden. Im Orient wird er zudem als Talisman verwendet, der die Menschen und ihre Häuser vor Unglück schützen soll.

Schmetter- ist ein altes Mittel der TCM. Er wird zur Stärkung der Konstitu-
lingsporling tion, Steigerung der Energie und zur Behandlung von Menschen mit chronischen Krankheiten, insbesondere mit Lungenerkrankungen, verwendet. In Japan – wo er Kawaratake genannt wird – ist seine Nutzung ebenfalls weit verbreitet (Abbildungen Seite II und V).

Shiitake gilt in der fernöstlichen Volksmedizin vereinfacht ausgedrückt als Blutaktivator. Tatsache ist, dass der Shiitake *(Lentinula edodes,* Abbildung Seite IV und VIII) bei einer Reihe von Gesundheitsproblemen eingesetzt wird, darunter Erkältung, Masern im Kindesalter, Lungenentzündung, Magenschmerzen, Kopfschmerzen, Schwächezustände, Wassersucht, Pocken und gegen Pilzvergiftung. In der Ming-Dynastie (1368–1644) wurde deshalb der auch als **Xiang Gu** bezeichnete Pilz von dem berühmten Arzt Wu Shui als Lebenselixier gelobt.

Aus der japanischen Volksheilkunde wird von weiteren Anwendungsgebieten berichtet: Magengeschwüre, Gicht, Verstopfung, Kurzsichtigkeit, Allergien, Hämorrhoiden, Eiterfluss, Neuralgien und Sexualstörungen. Für die Normalisierung hohen Blutdrucks empfahl man im alten Japan, über mehrere Wochen täglich acht Shiitake-Fruchtkörper zu verzehren.

In China reiht man den Shiitake in jene Gruppe der Heilkräuter ein, von der behauptet wird, dass sie besonders gut gegen Alterungsprozesse wirkt. So hat die Chinesische Akademie der Medizinischen Wissenschaften den Shiitake unlängst auf die Liste der Forschungsprojekte gesetzt, welche die Entwicklung von gesundheitsfördernden Maßnahmen für die ältere Bevölkerung zum Ziel haben. Diese Altersgruppe der ab 60-Jährigen wird in China Schätzungen zufolge bis zum Jahre 2025 auf über 200 Millionen Menschen anwachsen.

Pilze in der traditionellen europäischen Medizin

Birkenporling

Möglicherweise blickt die Verwendung von Pilzen in der Heilkunde in Europa auf eine ältere Vergangenheit zurück als jene in Ostasien. Hat man doch bei der im Hauslabjoch gefundenen Mumie, allgemein bekannt als Ötzi, Pilze entdeckt. Ötzi, der in der Neusteinzeit vor ca. 5.300 Jahren lebte, führte den **Birkenporling** (Abbildung Seite XIV) mit sich. Der Birkenporling ist zwar jung essbar, wird aber im Allgemeinen nicht als Speisepilz bezeichnet. Ihm wird dafür eine antibiotische Wirkung zugeschrieben. Einigen Empfehlungen zufolge soll Birkenporling, in Scheiben geschnitten, ca. 30 Minuten abgekocht werden. Der so hergestellte Sud wird in geringen Mengen getrunken, um Magenbeschwerden zu lindern. In Scheiben geschnittene Birkenporlinge waren auch eine nützliche Wundauflage. Zahlreiche Experten vertreten die Auffassung, dass Ötzi den Birkenporling wegen seiner Heilwirkung bei sich trug. Andere wiederum meinen, dass es eher einen rituellen Grund gehabt haben dürfte, da diesem Pilz eine leichte halluzinogene Wirkung nachgesagt wird. Eine gezielte Nutzung des Birkenporlings in grauer Vorzeit ist damit jedoch einwandfrei belegt.

Lärchenporling

Konkrete Informationen haben wir aus der Antike, wo die Heilwirkung einiger Pilze den Menschen nicht verborgen blieb. Besonders PLINIUS DER ÄLTERE (GAIUS PLINIUS SECUNDUS, 23–79 n. Chr.) widmete sich in seiner Naturgeschichte *Historia mundi naturalis* diesem Thema ausführlich. PLINIUS hatte sein Hauptaugenmerk auf das **Agaricum** gerichtet, was heute als **Lärchenporling** identifiziert werden kann. Neben PLINIUS haben auch bedeutende Ärzte des Altertums wie DIOSKURIDES (1. Jhd. n. Chr.), GALEN (CLAUDIUS GALENUS, 130–199 n. Chr.) und SCRIBONIUS LARGUS (1. Jhd. n. Chr.) über die Heilwirkung des

43

Lärchenporlings berichtet. GALEN hebt seine abführende Wirkung hervor. SCRIBONIUS LARGUS schlägt die Verwendung als Gegengift sowie als Mittel gegen Darm- und Hautkrankheiten vor. Die umfangreichsten Empfehlungen gibt jedoch PLINIUS: Sie erwecken den Eindruck, dass der Lärchenporling in der Antike ein Allheilmittel gewesen sein muss. Der Pilz, jeweils mit etwas Wein eingenommen, soll geholfen haben:

- *gegen Spinnen- und Skorpionbisse*
- *als leichtes Abführmittel*
- *gegen Störungen der Milz*
- *in der Behandlung von Harnzwang*
- *gegen Tuberkulose*
- *gegen Magenverstimmung*
- *gegen Wassersucht*
- *gegen Gelbsucht*
- *bei der Heilung von Quetschungen und Blutergüssen*

Auch aus der Zeit der mittelalterlichen Mönchs- und Klostermedizin sind uns einige Zubereitungen bekannt, die unter anderen Agaricum enthalten. So sind z. B. im Lorschen Arzneibuch, dem *Codex manuscriptus medicinalis,* das im Frühmittelalter um 795 angelegt wurde, solche Rezepturen beschrieben.

Bekannt ist die Zusammensetzung eines milden Pulvers gegen Rotz und schwarze Galle, das im Magen alles auf schonende Weise lösen soll, was immer darin geronnen ist, und das auch vom Stockschnupfen befreien kann. Das Rezept enthält neben keltischem Speik, Quendelseide, Anis, schwarzem Nieswurz, Salbeisamen, Zimt und Ammoniakgummi auch einen Solidus (entspricht 4,5 g) Agaricum. Die zu Pulver gemahlene Mischung der Bestandteile wird in süßen Wein gegeben und vor dem Schlafengehen getrunken. Auch das Heilmittel „Gottesgeschenk", das bei Ohnmachts- und Schwindelanfällen, bei Kopfschmerzen und bei vielen anderen Leiden eingesetzt wurde und das insgesamt aus über 15 verschiedenen Zutaten besteht, enthält 24 Drachmen (eine Drachme entspricht 3,4 g) Agaricum.

Im späten Mittelalter berichtete die Benediktiner-Äbtissin, HILDEGARD VON BINGEN (1098–1179) in ihrem Werk *Physica* über Wirkung und Verwendungsmöglichkeiten von Pilzen. Einen Pilz, der auf Buche wächst, empfiehlt sie schwangeren Frauen, die schwer an der Last der Geburt zu tragen haben. Sie sollten den Pilz von der Buche nehmen und ihn so lange in Wasser kochen, bis er ganz zerfalle. Dann sollten sie ihn durch ein Tuch sieben und aus dem Saft, unter Zugabe von Fett, eine Suppe bereiten. Wenn sie zweimal am Tag von dieser Suppe äßen, würden sie *„vom Schmerz ihrer Geburt leichter gelöst werden"*.

Einen anderen Pilz, der auf Weiden entsteht, empfiehlt sie Kranken, denen es an der Lunge schmerzt und die daher in der Brust *„dämpfig"* seien. Man *„koche den Pilz in Wein und füge etwas Kümmel und Fett bei und so schlürfe er diese Suppe und auch den Pilz esse er so. Aber auch derselbe Pilz, so gegessen, mildert den Schmerz des Herzens und den Schmerz der Milz, weil das Herz bisweilen davon schmerzt, dass Magen und Lunge und Milz durch üble Säfte es schwächen"*.

In späteren Jahrhunderten waren die Kenntnisse über die Heilwirkung der Pilze in den berühmten Kräuterbüchern wie dem von HIERONYMUS BOCK, PETER MELIUS, ADAM LONITZER (ADAMUS LONICERUS) u. a. dokumentiert. Um einen Eindruck von dem damaligen Wissensstand zu vermitteln, zitieren wir nachfolgend aus dem im Jahre 1679 erschienen *Kreuterbuch* von ADAMUS LONICERUS einige Passagen.

Judasohr Zum **Judasohr** (*Auricularia auricula judae*, Abbildung S. III), volkstümlich Holunderschwamm genannt, steht geschrieben: *„Hollunderschwämme löschen und trucken nieder allerlei Hiz und Geschwulst, zuvor in Rosenwasser oder Wein gewicht und übergelegt."*

Lärchenporling Es ist nicht verwunderlich, dass dem Lärchenporling (*Laricifomes officinalis*) dort ebenfalls breiter Raum gegeben wird: *„Die Apoteker haben auch ihren Schwamm, welche sie Agaricum nennen mit dem Dioscoride, und heist Thannenschwamm, wächst an Thannenbäumen. Dieses Geschlechts sind zweierlei, nemlich der weiß, welchen man in der Arznei braucht, und der schwarze, so untauglich ist."* Und weiter weiß der Autor zu berichten: *„Der weisse leichte, lüke und mürbe Holzschwamm, Agaricus, wird allein gelobt, und zu der Arznei erwehlet. Ist einer warmen zusammenziehender Qualitet, treiben – in Leib genommen – alle zähe Schleim und Feuchtigkeiten auß. Ist den nahezu allen innerlichen Gliedern, so mit böser Feuchtigkeit beladen, nüzlich und heilsam, einen jeden nach seiner Stärk, Alter und Vermögen, wenig oder viel gereicht, in Wein, Honigwasser, oder sonst nach dem der Gebrechen ist, und der Mensch erleiden kann."* ADAMUS LONICERUS weist außerdem darauf hin: *„Pilulen von Agarico, führen im Stulgang die Ursach, von der die faulen Febres aufkommen auß. Dienen wol dem Haupt, der Leber, Lungen und Miizsüchtigen, den Wasser- und Geelsüchtigen, auch dem Darmgrimmen und schwerlich harnen. Item den bleichfärbigen Weibern und denen ihre Blum verstanden ist. Auch allen Podagrischen. Zu allen Würmen, und was der Mensch für Unrath gessen, oder getrunken hat, darzu ist dieses Gewächs Agaricum nüzlich und gut."*

Dass aber Kräuterbuchautoren der damaligen Zeit nicht alle Volksweisheiten und mündlichen Überlieferungen kritiklos übernommen haben, zeigt ADAMUS LONICERUS am Beispiel der **Hirschtrüffeln** *(Elaphomyces granulatus)*: *„Zu lezt zeigen die Apoteker noch einen Schwamm, welche sie Boletum, und Cervinum fungum und Cerviboletum, das ist, Hirschwamm, nennen, welche sie sagen, daß sie in den Wäldern aus dem Samen deß Hirschen wachsen, und ein Natur haben die eheliche Werke und Wollust zu reizen, welches beides falsch erfunden wird, dann sie auch an den Orten gefunden werden, da kein Hirsch hinkommt. Darzu so ist ihr Natur kalt und feucht, welche die natürliche Wollust mehr außlöschet."*

Über die Hirschtrüffeln und deren medizinische Verwendungsmöglichkeiten gibt es darüber hinaus noch zahlreiche weitere Empfehlungen. Sogar der große schwedische Naturforscher CARL VON LINNÉ gibt 1749 in seiner *Materia Medica* an, dass Hirschtrüffeln gegen Sterilität gegeben werden und empfiehlt sie kinderlosen Ehepaaren.

Hirschtrüffel

Ebenfalls umfangreich sind die volksmedizinischen Einsatzbereiche der Stäublinge, zu denen der **Riesenbovist** *(Langermannia gigantea,* Abbildung Seite XII) gehört. Vom Lappland bis zu den Indianerstämmen in Nordamerika wurde der Sporenstaub als blutstillendes Mittel, als Abortivum (Schwangerschaftsabbruch auslösendes Mittel), als Aphrodisiakum und auch gegen chronische Durchfälle verwendet.

Riesenbovist

Auch das **Mutterkorn** *(Claviceps purpurea,* Abbildung Seite X), ein Pilz, der an Gräsern und besonders gerne an Roggen parasitiert, ist ein vertrauter Bekannter. Im Mittelalter wie die Pest gefürchtet, raffte es durch die Vergiftung des Roggenmehls seit dem 9. Jahrhundert und besonders in den Jahren 1596, 1649 und 1736 in Frankreich und Russland Zehntausende dahin. Zugleich

Mutterkorn

war das Mutterkorn in der Geburtshilfe als krampflösendes Mittel unersetzbar und wurde sowohl im Abendland als auch im alten China verwendet.

Weitere Pilze in der Heilkunde

Verstreut in alten Arzneibüchern gibt es noch weitere Hinweise für die Verwendung von Pilzen in der europäischen Volksheilkunde. **Stinkmorchel** (*Phallus impudicus*) half gegen Gicht, **Anistramete** (*Trametes suaveolens*) gegen Lungenschwindsucht. **Echter Zunderschwamm** (*Fomes fomentarius*) wurde zur Blutstillung und **Hirschtrüffel** (*Elaphomyces granulatus*) – trotz des Widerspruchs von Lonicerus – zur Potenzsteigerung verwendet. Manche Pilze wurden für die Regulierung der Verdauung herangezogen. Der **Schuppige Schwarzfußporling** (*Polyporus melanopus*) und der **Schwefelporling** (*Laetiporus sulphureus*) wirkten leicht stopfend. Man hat ihren Verzehr im Jungstadium bei chronischen Durchfällen empfohlen. Der **Hallimasch** (*Armillaria mellea*) stand dagegen im Ruf, ein Abführmittel zu sein. Auf diesen Effekt weist auch sein Name hin, der ethymologisch aus Österreich stammen soll und volkstümlich-drastisch von „*Hell im Arsch*" komme. Der **Fliegenpilz** (*Amanita muscaria*) wurde bei bösartigen Geschwüren und Nervenleiden eingesetzt, während der **Satansröhrling** (*Boletus satanas*) bei Leber- und Gallenleiden als probates Mittel galt.

Den umfangreichen ethnomykologischen Studien des an der Bukarester Universität lehrenden ungarisch-stämmigen Mykologen Prof. Gyözö Zsigmond verdanken wir eine Fülle volksmedizinischer Anwendungsempfehlungen zahlreicher Pilze, die er aus Ungarn, der Slowakei, Rumänien, der Ukraine und Moldawien zusammengetragen hat. Die von ihm zitierten Aufzeichnungen und Überlieferungen gehen bis ins 16. Jahrhundert zurück. Eine der ältesten Empfehlungen ist gegen Trunkenheit: Dazu wird ein am Rebstock wachsender Pilz (der Name ist leider unbekannt) getrocknet, zerkleinert und in den Wein gegeben. Auf diese Empfehlung wurde auch während eines Hexenprozesses im Jahr 1654 Bezug genommen.

Während die Kenntnisse über Heilkräuter weit verbreitet sind und ihre Verwendung in Arztpraxen, bei Heilpraktikern und in der Selbstmedikation heute geradezu eine Renaissance erlebt haben, geriet das Wissen über die Heilwirkung der Großpilze im Abendland im Laufe der Jahrhunderte weitgehend in Vergessenheit. Von diesem Wissen ist im Gegensatz zu den ostasiatischen Ländern in Europa kaum etwas übriggeblieben. Als im Laufe des 19. Jahrhunderts hierzulande die ersten Arzneimittelfabriken entstanden, die auch Heilkräuter verarbeiteten, standen Pilze als Rohstoff nicht mehr zur Verfügung. Man konnte sie im Gegensatz zu Heilkräutern, die schon im Mittelalter in klösterlichen Kräutergärten kultiviert wurden, nicht anbauen. Selbst das Sammeln von Pilzen ist weniger ergiebig als das von Kräutern, denn sie kommen nicht so zuverlässig alljährlich am gleichen Standort wie Kräuter vor. So entzogen sich Pilze, im Gegensatz zu den Heilkräutern, einer industriellen Verwertung und folglich einer verbreiteten Nutzung als Arznei.

Eine Ausnahme bildet die **Homöopathie,** in der bis heute auch Großpilze eingesetzt werden, im Laufe der Zeit jedoch immer weniger: Waren im *Homöopathischen Arzneibuch* des Jahres 1958 noch neben dem **Mutterkorn** auch der **Riesenbovist** (*Langermannia gigantea*), **Lärchenporling** (*Laricifomes officinalis*), **Fliegenpilz** (*Amanita muscaria*) und **Speitäubling** (*Russula emetica*) beschrieben, fanden in das *Repetitorium der Deutschen Homöopathischen Union* (DHU) 2006 neben dem Mutterkorn nur noch der Fliegenpilz und der Riesenbovist Eingang. Etwas umfangreicher ist die Liste der Pilze im ebenfalls von der DHU herausgegebenen *Verzeichnis homöopathischer Arzneimittel (Remedia Homoeopathica)* aus dem Jahr 2010.

Abildungen auf den Seiten X und XII

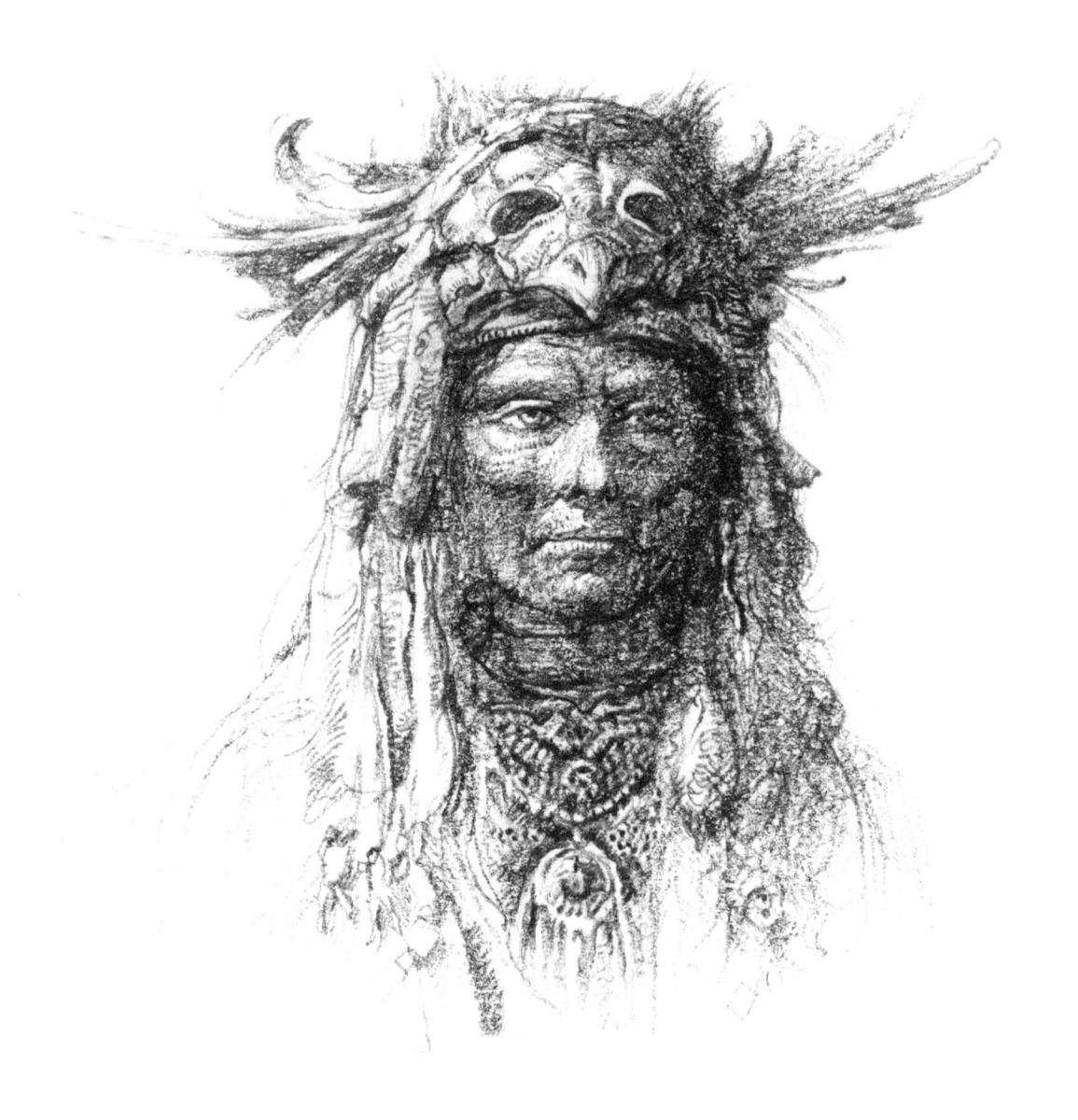

Verwendung von Pilzen in Religion, Schamanismus und Psychoanalyse

Am meisten geheimnisumwittert und in bestimmten Kreisen besonders begehrt waren und sind **halluzinogene Pilze.** Man nennt sie halluzinogen, weil sie Substanzen enthalten, die auf die Psyche des Menschen wirken. Sie können bereits in geringen Mengen verzehrt eine Bewusstseinserweiterung, ein verändertes Erleben der äußeren und inneren Welt und den zeitweisen Verlust der Selbstkontrolle hervorrufen. Ihr Besitz und Genuss fällt deshalb in Deutschland unter das Betäubungsmittelgesetz (BtMG) und wird entsprechend geahndet. Auch in Österreich und der Schweiz werden sie als Drogen eingestuft.

Dabei galten halluzinogene Pilze bei vielen Naturvölkern weltweit seit Jahrtausenden als wichtiges Heilmittel, auch im Geheimkult der alten Griechen setzte man sie ein. Das Wissen um diese Pilze und die Methoden ihrer Verwendung blieben den hohen Priestern und den Schamanen vorbehalten.

Um zu heilen, versetzen sich Schamanen in Trance und geben an, so Kontakt mit der Geisterwelt oder anderen Welten aufzunehmen. Das religiös-magische Phänomen des Schamanismus existiert seit vielen Jahrtausenden. Bei den Ureinwohnern Sibiriens zuerst beschrieben, gibt es Schamanen aber auch noch heute. Patienten in manchen mexikanischen Krankenhäusern haben die Möglichkeit, sich von Schamanen behandeln zu lassen. Dies geschieht ganz offiziell und in Zusammenarbeit mit Schulmedizinern. Diese **interkulturelle Medizin** soll alle Errungenschaften der modernen Schulmedizin und die ganzheitliche Behandlung der Schamanen miteinander verknüpfen, um den Patienten bestmögliche Heilungschancen zu gewähren.

Um in **Trancezustand** zu geraten, benutzen Schamanen verschiedene Techniken. Zu diesen gehört auch der Verzehr von

Schamanen sind Medizinmänner oder -frauen, die über einen starken geistigen Willen und emotionale Kräfte verfügen.

Abildung auf Seite X

psychedelischen Pilzen wie dem Fliegenpilz und anderen. Der **Fliegenpilz** ist wohl das älteste Rauschmittel der Menschheit. Bereits im *Gilgamesch-Epos* soll es Hinweise auf ihn gegeben haben. Das Rauschgetränk „Soma", das in der altindischen *Rigveda*, der ältesten der vier vedischen Schriften, beschrieben ist, dürfte nach Meinung von Ethnomykologen ebenfalls eine Zubereitung aus Fliegenpilz gewesen sein. Das Getränk wurde auch „Amrita" (Unsterblichkeitstrank) genannt. Es wurde bei **Opferritualen** den Göttern, vor allem Indra, dargebracht und von den Brahmanenpriestern getrunken. JOHN MARCO ALLEGRO, ein britischer Linguist, fand Hinweise für den Gebrauch des Fliegenpilzes sogar in der Bibel. Die Ergebnisse seiner Studien publizierte er 1970 in *The Sacred Mushroom and the Cross (Der heilige Pilz und das Kreuz)*.

Im alten Germanien galt der Fliegenpilz als „Wotans Fleisch". Bei den Korjaken, einem altsibirischen Volksstamm auf Kamtschatka, kauten die Frauen die Fliegenpilze vor und gaben danach den Pilzbrei ihren Männern, die ihn herunterschluckten. Von den Schamanen der Urbewohner Sibiriens bis zu den Mayapriestern war der Fliegenpilz der Schlüssel, um zu überirdischen, göttlichen Visionen zu gelangen. Die stärkste Rauschwirkung im Fliegenpilz besitzt das Muscimol, das mit dem Urin weitgehend unverändert ausgeschieden wird. Aus diesem Grund pflegte das Volk, den Schamanenurin zu trinken, um sich auf diese Weise in kollektive Rauschzustände zu versetzen.

In Mittelamerika hat sich die rituelle Verwendung **psilocybinhaltiger Pilze** verbreitet. Die Darstellung der heiligen Pilze in Form von sogenannten Pilzsteinen blickt auf eine Vergangenheit von gut 3.000 Jahren zurück. Manche, wie *Psilocybe mexicana* oder *Psilocybe cubensis,* die auch mexikanische Zauberpilze genannt werden, sollen in entlegenen dörflichen Gemeinschaften heute noch zur Wahrheitsfindung dienen, z. B. um herauszufinden, wer die Kuh des Nachbarn geklaut hat.

Die Erforschung der psilocybinhaltigen Pilze hat erst vor etwa 55 Jahren begonnen. Der US-amerikanische Privatgelehrte und Ethnomykologe R. Gordon Wasson und der Schweizer Chemiker Albert Hofmann widmeten sich herausragend der Kulturgeschichte, den Wirkungsweisen und Wirkstoffen dieser Pilze. Hofmann hatte Psilocybin auch synthetisch hergestellt und zusammen mit Meskalin und LSD für psychoanalytische Experimente zur Verfügung gestellt. In der **Psychoanalyse** kann die Erschütterung des gewöhnlichen Weltbildes durch eine solche Substanz helfen, Patienten aus einem sogenannten „ichbezogenen Problemkreis" ausbrechen zu lassen und sich aus der Isolierung zu befreien.

Bis zu Beginn der 1970er-Jahre des vergangenen Jahrhunderts hatten sich Psychoanalyse und -therapie sehr erfolgreich der halluzinogenen Pilze bzw. des Wirkstoffs Psilocybin bedient. Bei neurotischen Erkrankungen, bei denen herkömmliche Behandlungsmethoden nur bei bis zu 30 % der Fälle eine Verbesserung bewirken, führte der Einsatz von Pilzdrogen zu einer Verdopplung der Erfolgsquote. Trotz der medizinischen Erfolge mit halluzinogenen Pilzen lief ab den 1960er-Jahren eine weltweite Kampagne gegen sie an. Es wurden dabei Argumente hinsichtlich ihrer Wirkung angeführt, die völlig aus der Luft gegriffen waren. Die Gegenargumente der Psychotherapeuten liefen damals ins Leere. Man verbot die halluzinogenen Pilze 1966 zunächst in den USA und bis zur Mitte der 1970er-Jahre auch überall in Europa. Diese Entwicklung wird heute von fachkundigen Wissenschaftlern nicht nur bedauert, sondern als ein beispielloser Rückschritt in der Medizingeschichte bezeichnet.

> Psychoanalyse und -therapie bedienten sich eine zeitlang erfolgreich dieser Substanzen.

Entstehung und Grundlagen der modernen Mykotherapie

Pharmakologische Wirkung von Großpilzen

Die Geburtsstunde der modernen Mykotherapie ist das Jahr 1968, Geburtsort ist Japan. Der heute 80-jährige PROFESSOR TETSURO IKEKAWA, in den 1960er-Jahren am National Cancer Center Research Institute von Japan tätig, publizierte zusammen mit seinen Mitarbeitern die Ergebnisse einer Studie, in der über eine antitumorale Wirkung von wässrigen Extrakten verschiedener Speisepilze berichtet wurde. Diese Wirkung stellten die Forscher an Mäusen fest, die an dem Bindegewebstumor Sarcoma 180 erkrankt waren. Ein Jahr später erschien von IKEKAWA und seiner Arbeitsgruppe eine weitere Publikation. Darin wurde berichtet, dass ein wässriger Extrakt aus dem Shiitake das Tumorwachstum der Versuchstiere um 72–92 % gehemmt hatte. Kurze Zeit später wurde von IKEKAWA und PROFESSOR GORO CHIHARA ein Glucan (Polysaccharid, siehe Seite 88) aus dem Shiitake isoliert; eine Substanz, die unter dem Namen **Lentinan** bekannt wurde. Inzwischen konnte bei mehr als 700 Großpilzarten eine pharmakologische Wirkung nachgewiesen werden.

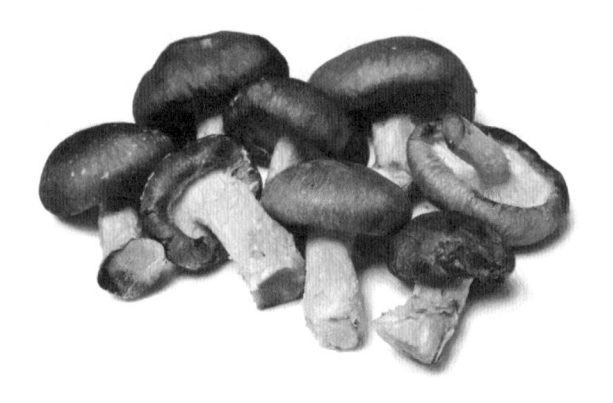

Es stellte sich in der Folge heraus, dass Pilze neben Nährstoffen wie Eiweiß, Vitaminen und Mineralien auch zahlreiche bioaktive sekundäre Inhaltsstoffe enthalten, die in erhöhter Konzentration zur Prävention und Therapie von Gesundheitsstörungen geeignet sind und sich äußerst positiv auf das körperliche Wohlbefinden auswirken können. Diese Inhaltsstoffe verleihen einigen Pilzen Heilkraft. Die gezielte Verwendung dieser sekundären Pilzinhaltsstoffe in Zubereitungen wie Konzentraten und Extrakten gibt Ärzten und Therapeuten neue Möglichkeiten an die Hand, ihren Patienten zu helfen.

Heute erforschen weltweit, wenn auch überwiegend in Ostasien, viele Wissenschaftler die Inhaltsstoffe der Großpilze und prüfen sie auf mögliche positive Effekte für Mensch und Tier. Die Ergebnisse werden in einer Fülle von wissenschaftlichen Publikationen und in der Sekundärliteratur veröffentlicht. Alle zwei Jahre findet eine internationale Konferenz statt, die sich mit der Heilkraft der Großpilze und begleitenden Themen beschäftigt. Aber auch auf allen übrigen wissenschaftlichen Kongressen und Tagungen über Nutzpilze spielt der Aspekt „medizinische Wirkung" eine wichtige Rolle.

Die Zeit scheint deshalb reif zu sein, der Mykotherapie als eigenständigem Bereich der Naturheilkunde Raum zu geben. Dies ist schon allein wegen der großen Zahl an Pilzen gerechtfertigt, die inzwischen wissenschaftlich auf ihre das Immunsystem modulierende und heilende Wirkung untersucht wurden und mittlerweile auch in der Praxis eingesetzt werden.

Mykotherapie als eigenständiger Bereich der Naturheilkunde

Man spricht heute weltweit von sogenannten *mushroom nutriceuticals*. Es sind veredelte und zum Teil definierte Extrakte aus Pilzmyzel und Pilzfruchtkörpern, die in Form von Kapseln oder Tabletten angeboten werden, als Nahrungsergänzungsmittel (engl.: dietary supplement) gelten und gesundheitsförderndes oder heilendes Potenzial besitzen. Seit Anfang der 1990er-Jahre expandiert der Weltmarkt derartiger Produkte überdurchschnittlich. Im Jahr 1994 schätzte man den Umsatz weltweit auf etwa 3,8 Milliarden US-$, bis 2000 stieg er auf 14 Milliarden US-$ an. Inzwischen sollen weltweit für mehr als 18 Milliarden Dollar „mushroom nutriceuticals" umgesetzt werden. In den USA steigt der Bedarf an Produkten aus Pilzen mit Heilkraft jährlich durchschnittlich um 20–40 %. Ähnliches kann auch bei uns beobachtet werden. Neben zahlreichen, teils fragwürdigen Anbietern im Internet bringen neuerdings auch etablierte Pharmaunternehmen neue Produkte auf den Markt, die als Nahrungsergänzungsmittel angeboten werden und – zusammen mit anderen Komponenten – auch den Extrakt oder das Konzentrat von heilkräftigen Pilzen enthalten.

Der Anspruch, die Mykotherapie als Teil der Naturheilkunde anzuerkennen, besteht auch aus traditionellen Gründen. Hat man doch Pilze im Abendland bereits seit der Antike als Heilmittel verwendet. In Ostasien, insbesondere in China, reichen die Nachrichten über ihre Verwendung in der traditionellen Medizin sogar bis hin zu den fernsten Grenzen unserer historischen Zeitrechnung.

Wissenschaft im Grenzbereich zwischen Mykologie und Medizin

Heute ist die Mykotherapie eine moderne Wissenschaft, die im Grenzbereich zwischen Mykologie und Medizin angesiedelt ist. Wichtigstes Ziel ist die Anregung, Modulierung, Unterstützung und Aktivierung des körpereigenen Abwehrsystems. Sie ist in engem Kontext mit der orthomolekularen Medizin zu sehen. Man spricht auch von der orthomolekularen Mykotherapie oder der mykomolekularen Therapie.

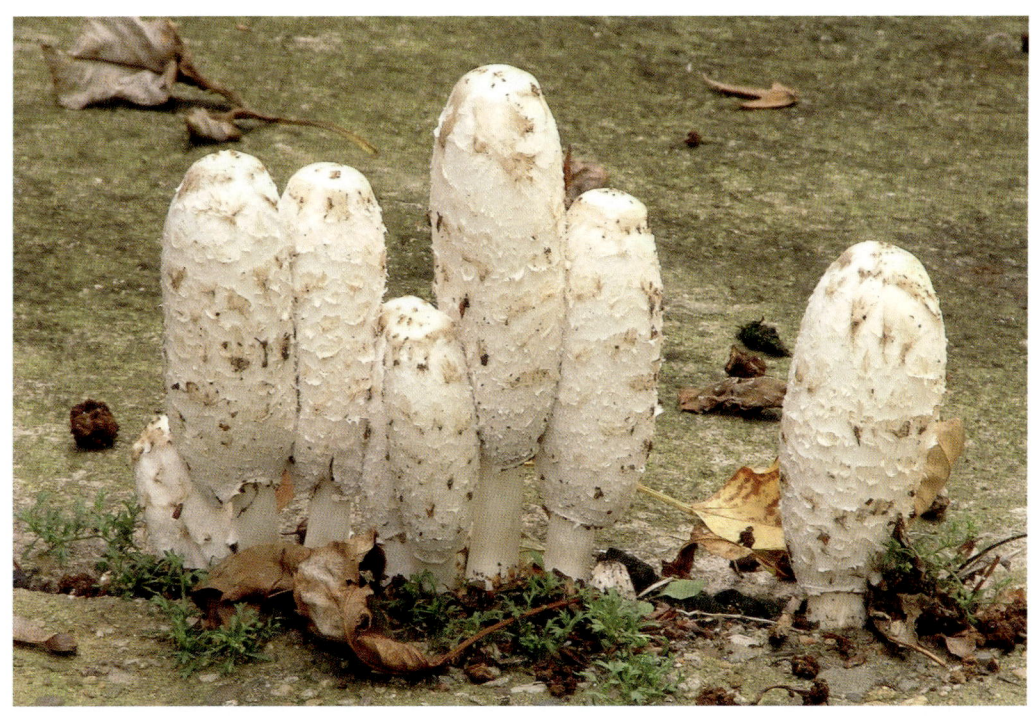

Schopftintlinge (Coprinus comatus) in freier Natur, siehe auch Seite 25.

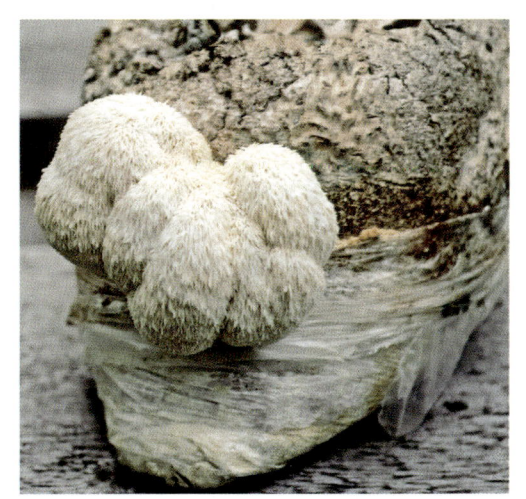

Igelstachelbart (Hericium erinaceus) auf Substrat, siehe auch Seite 18.

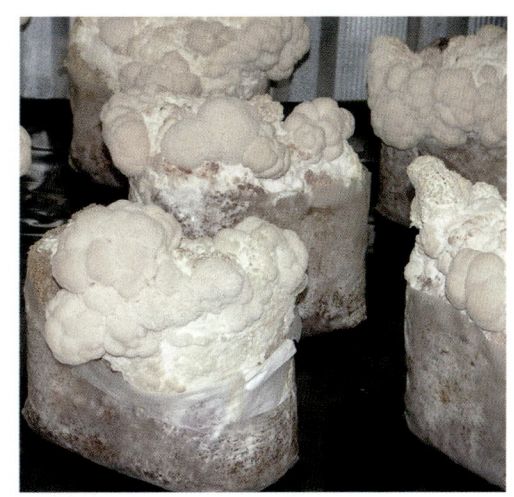

Igelstachelbartkultur auf Substrat, siehe auch Seite 18.

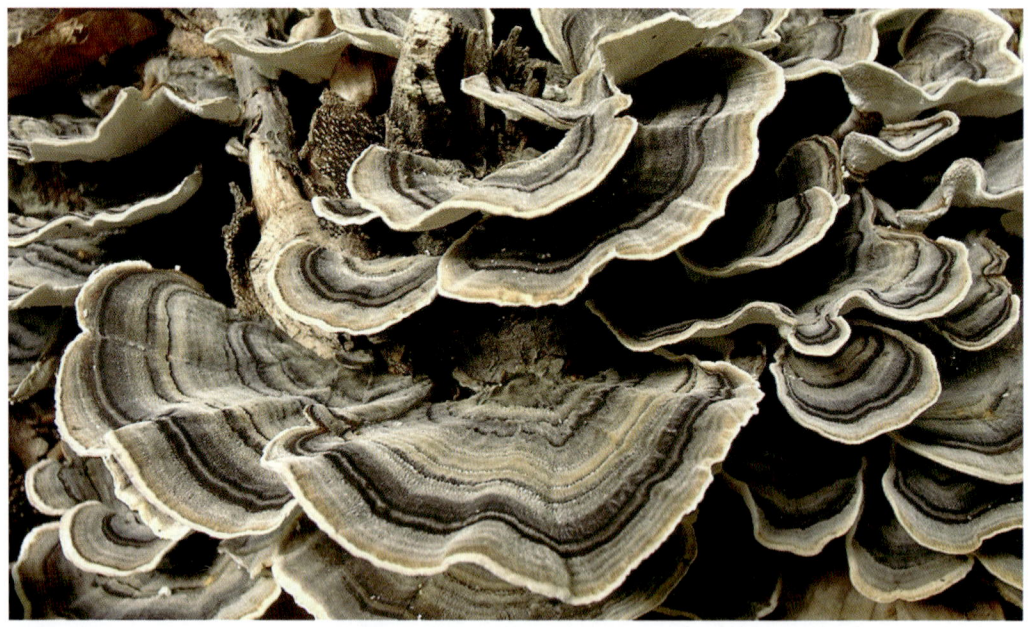

Schmetterlingsporling (Trametes versicolor) in freier Natur, siehe auch Seite 24.

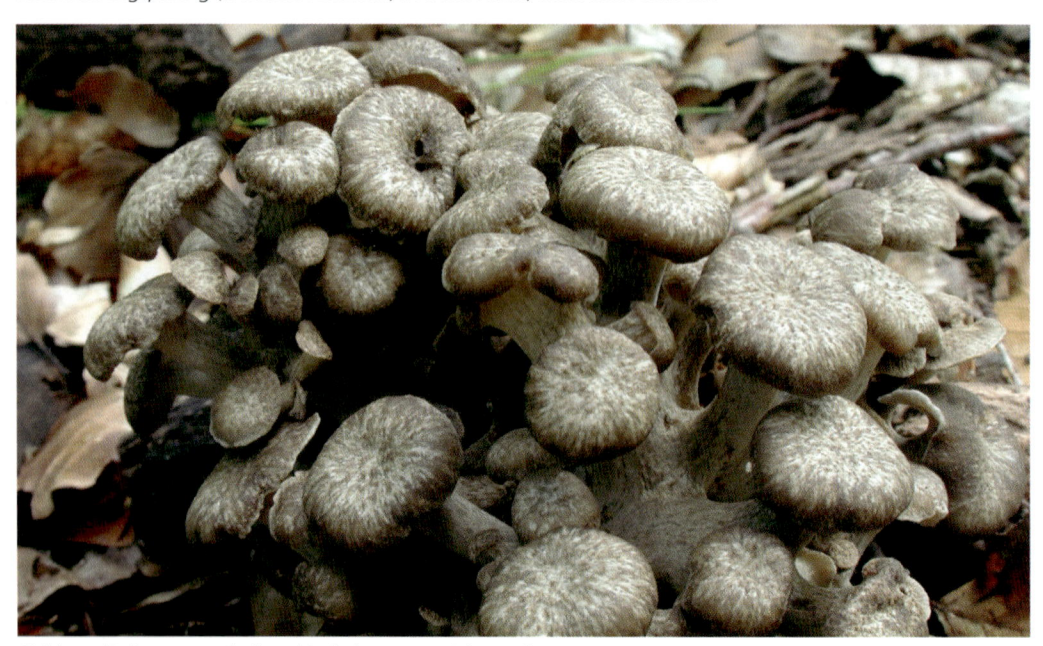

Eichhase (Polyporus umbellatus) in freier Natur, siehe auch Seite 17.

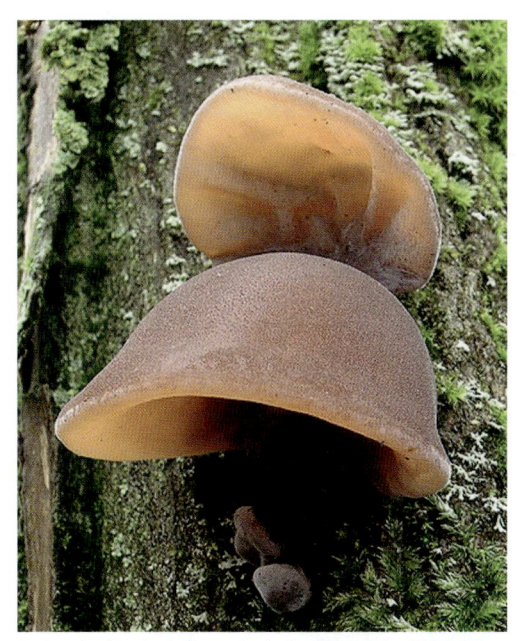

Judasohr (Auricularia auricula-judae), siehe Seite 19. *Austernpilz (Pleurotus sp.), siehe auch Seite 12 f.*

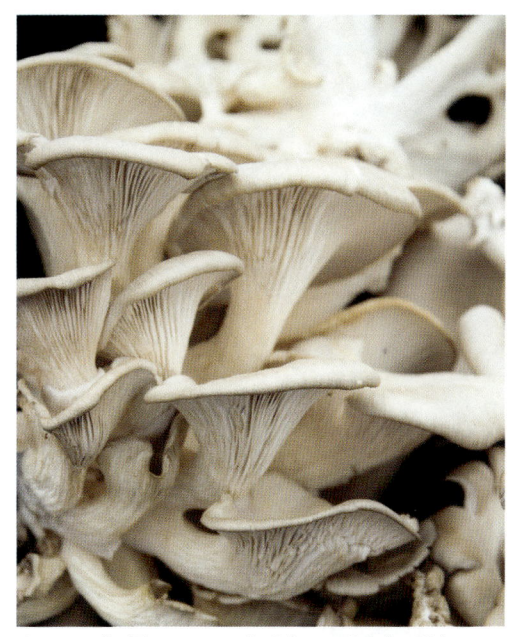

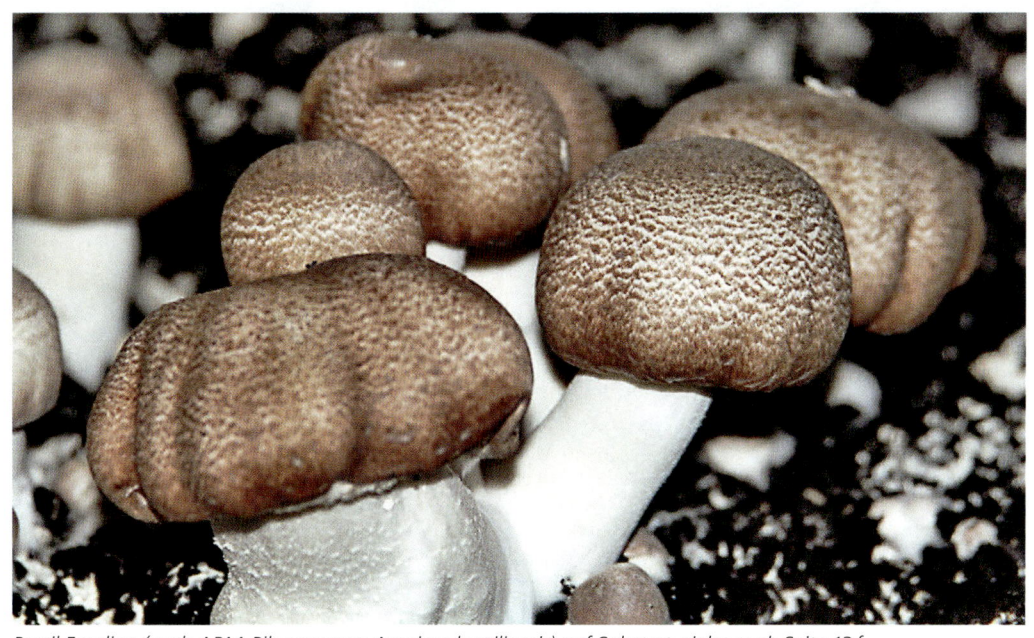

Brasil Egerling (auch ABM-Pilz genannt; Agaricus brasiliensis) auf Substrat, siehe auch Seite 13 f.

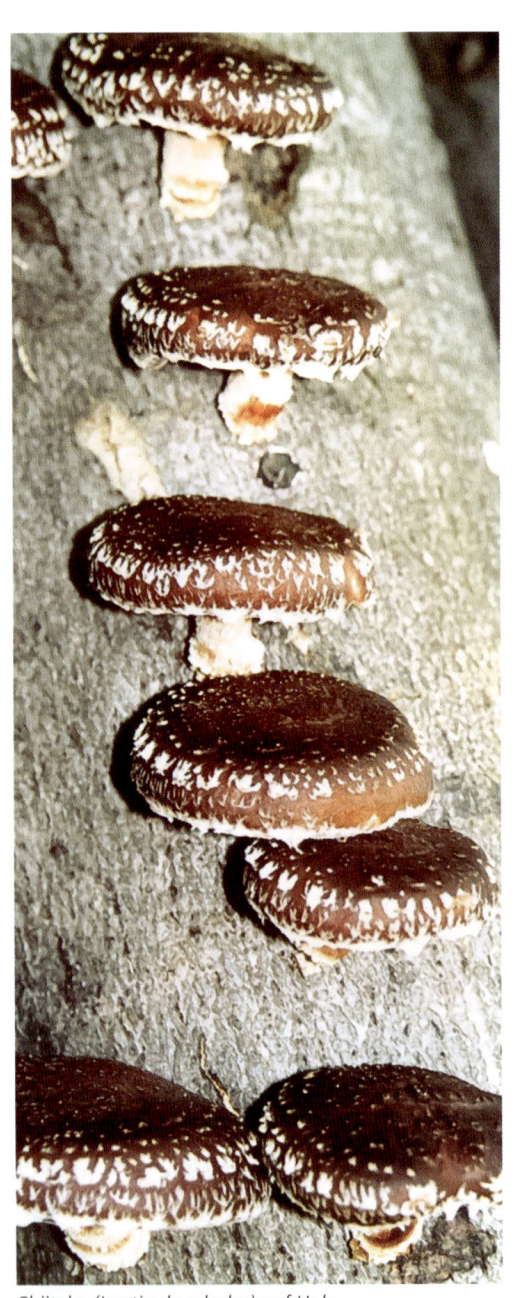

Shiitake (Lentinula edodes) auf Holz, siehe auch Seite 26.

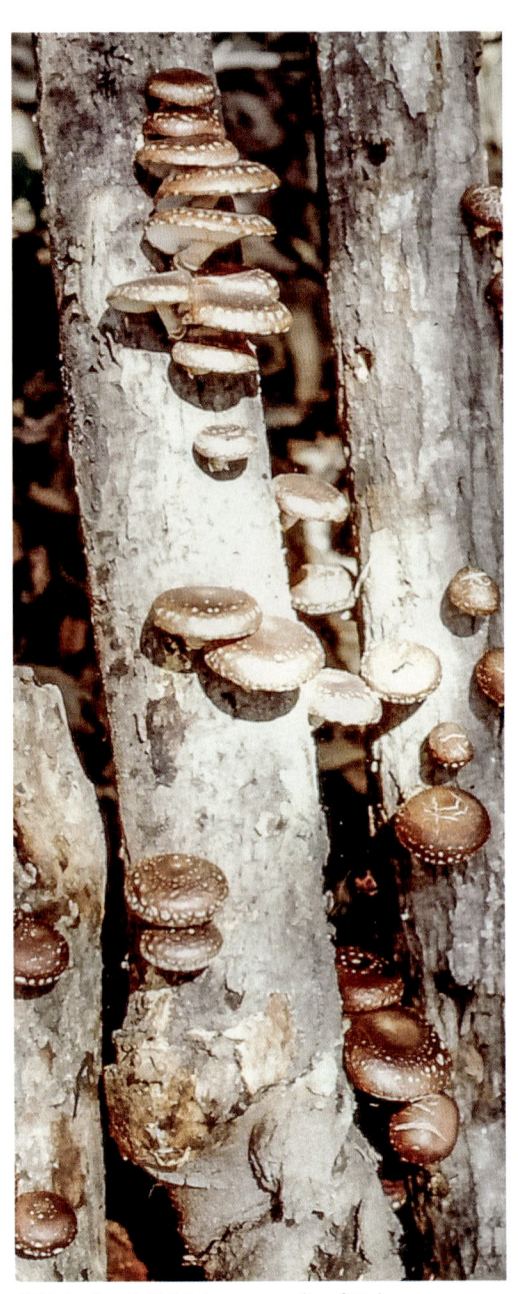

Shiitake (auch Shii-take genannt) auf Holz, siehe auch Seite 26.

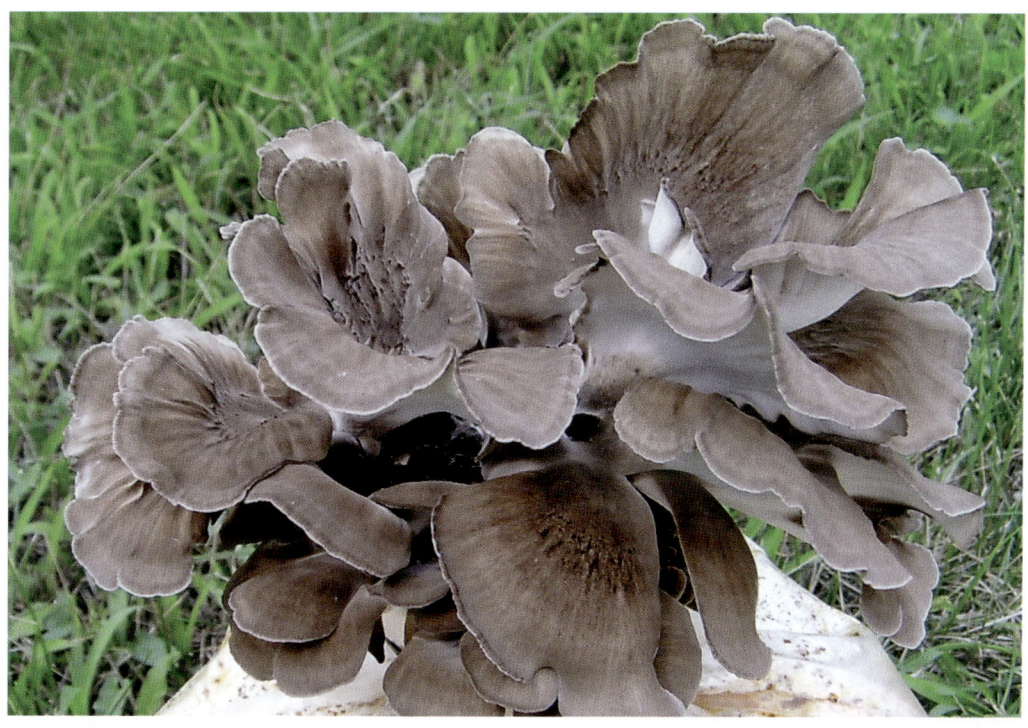

Maitake (Grifola frondosa) auf Substrat, siehe auch Seite 20.

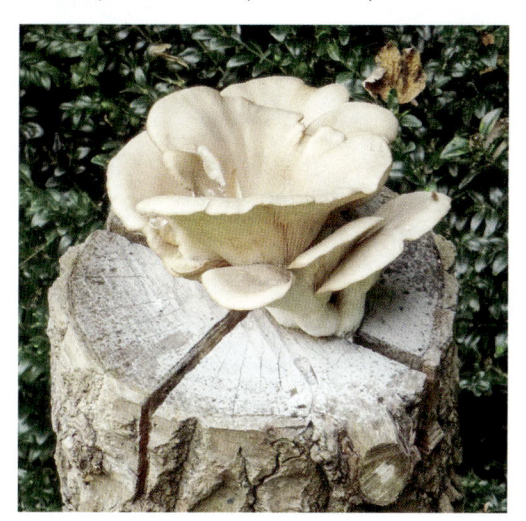

Austernpilz (Pleurotus sp.) auf Holz, siehe auch Seite 12 f.

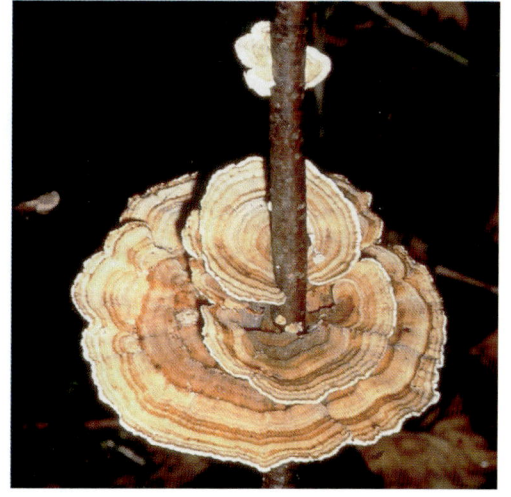

Schmetterlingsporling (Trametes versicolor) auf Holz, siehe auch Seite 24.

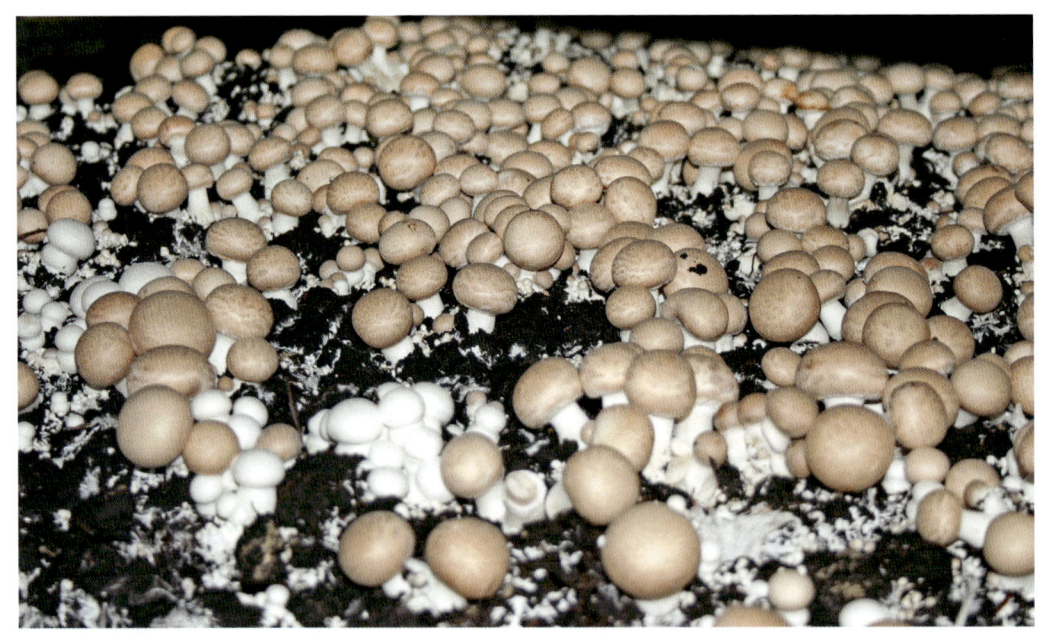

Kultur von braunen Champignons (Agaricus bisporus), siehe auch Seite 21.

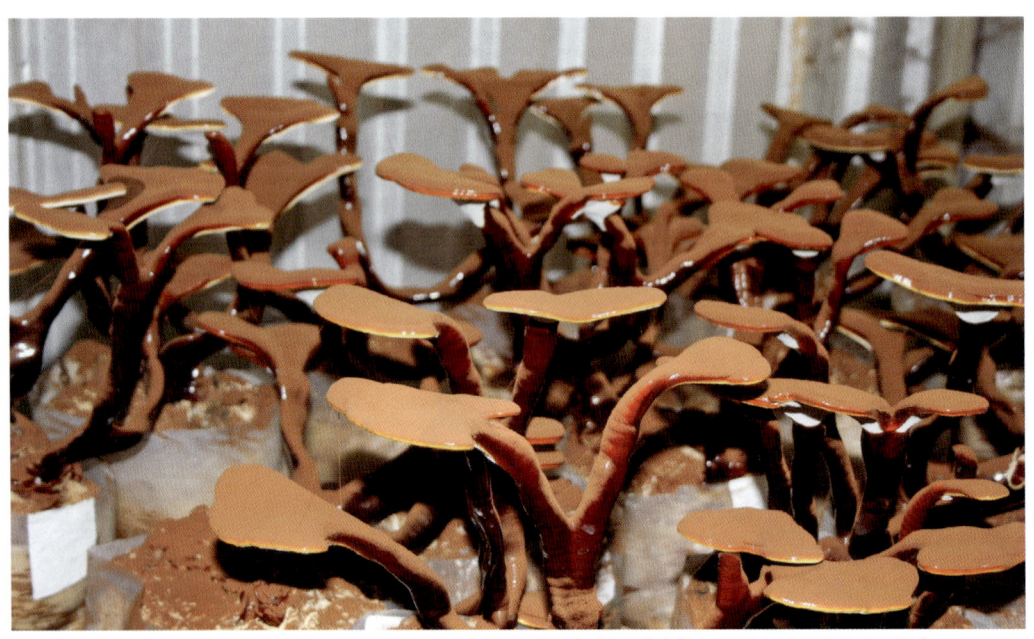

Reishi (auch Glänzender Lackporling genannt; Ganoderma lucidum) auf Substrat, siehe auch Seite 22 f.

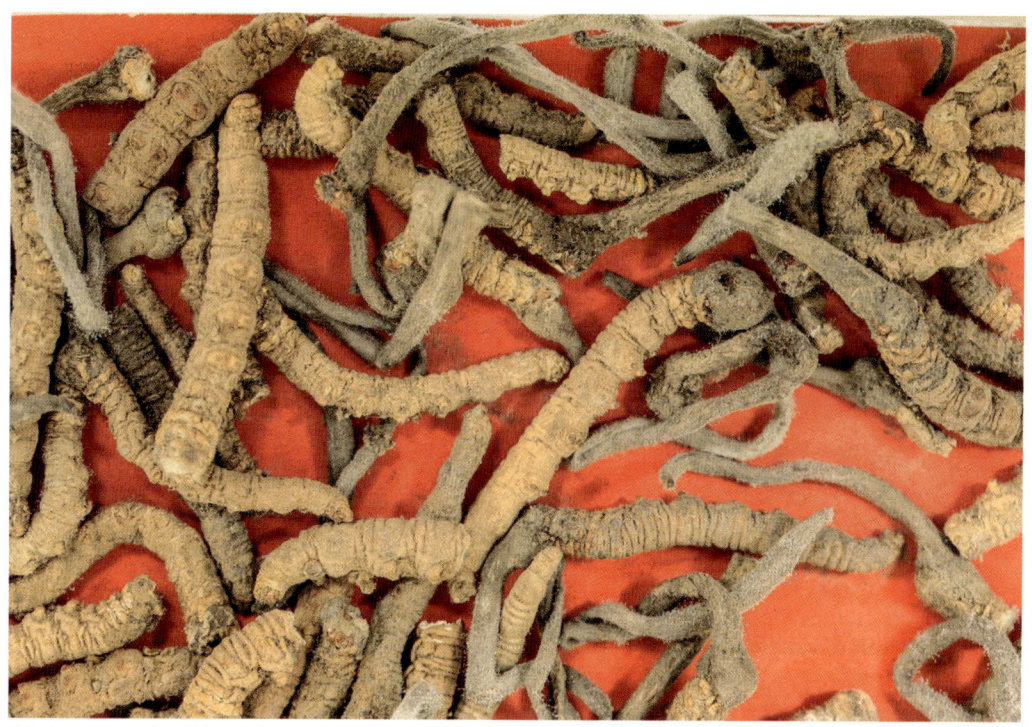

Frisch gesammelte Chinesische Raupenpilze (Cordyceps sinensis), siehe auch Seite 15 f.

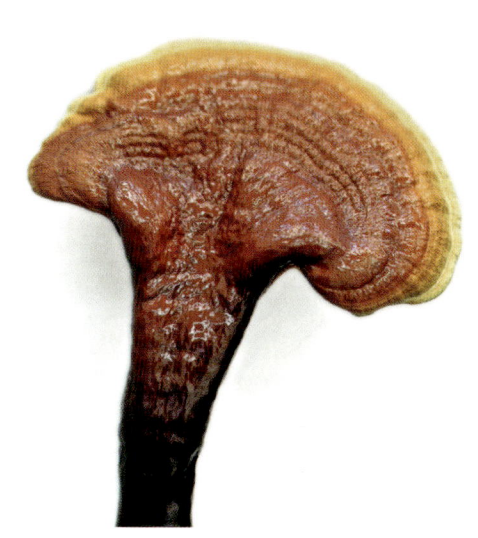

Reishi (Ganoderma lucidum), siehe auch Seite 22 f.

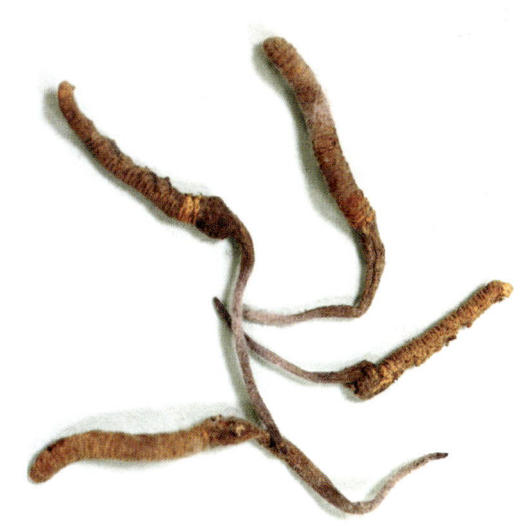

Chinesische Raupenpilze (Chinesische Kernkeule).

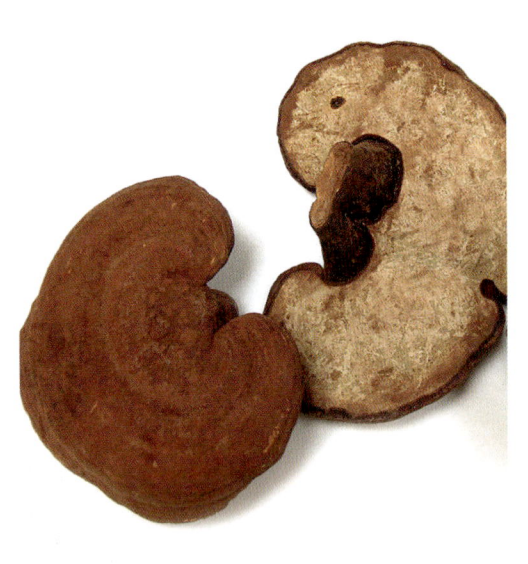

Getrockneter Reishi (Ganoderma lucidum), siehe auch Seite 22 f.

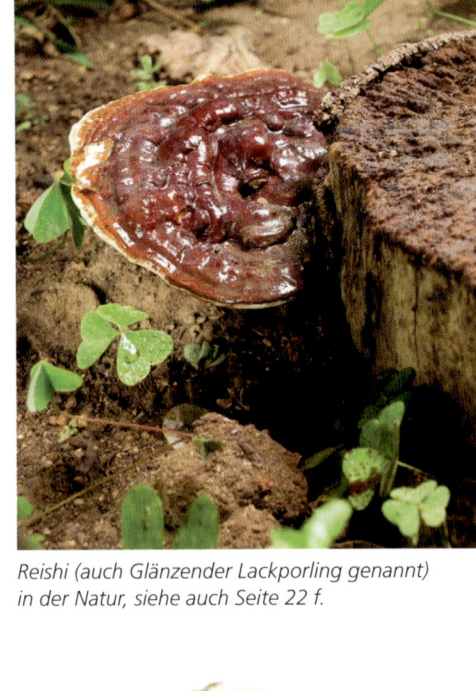

Reishi (auch Glänzender Lackporling genannt) in der Natur, siehe auch Seite 22 f.

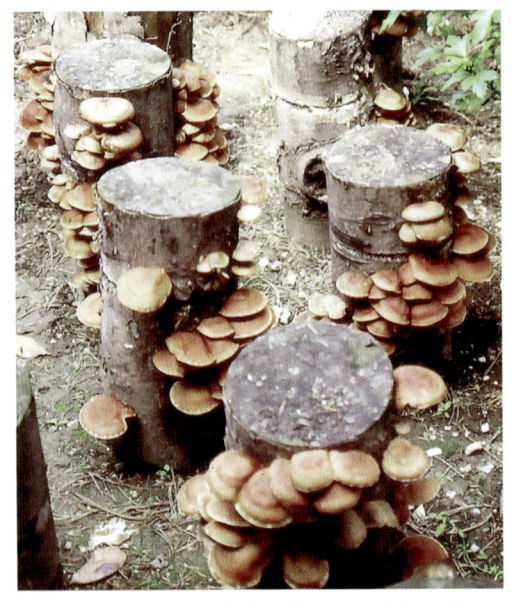

Shiitake (Lentinula edodes) in der Natur, siehe Seite 26.

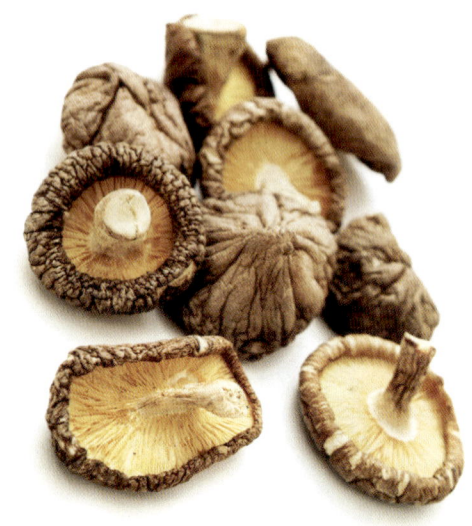

Getrocknete Shiitake, siehe auch Seite 26.

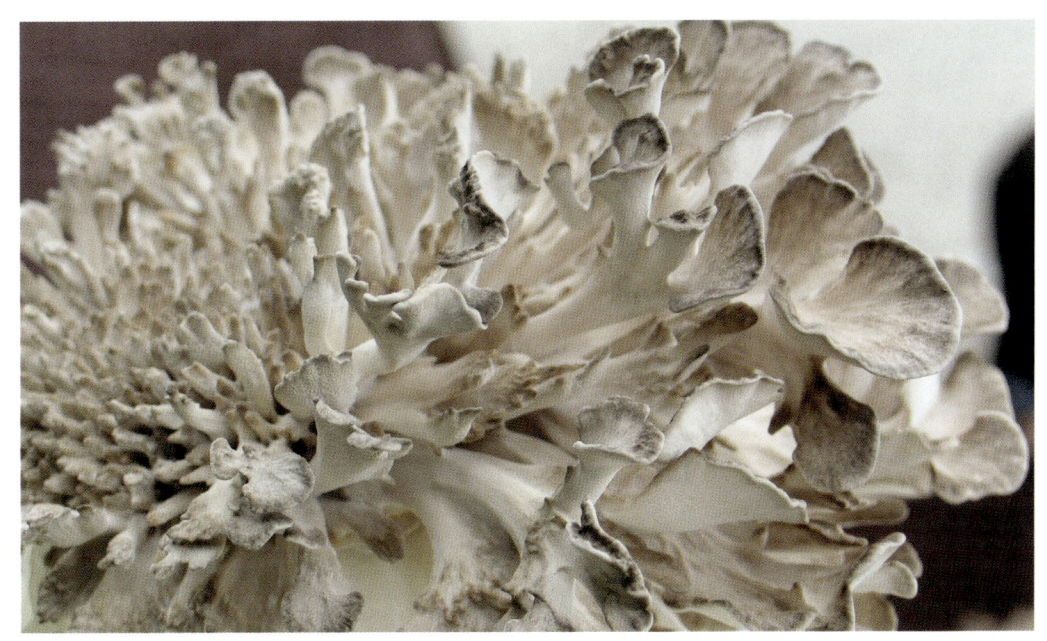

Maitake (Grifola frondosa) auf Substrat, siehe auch Seite 20.

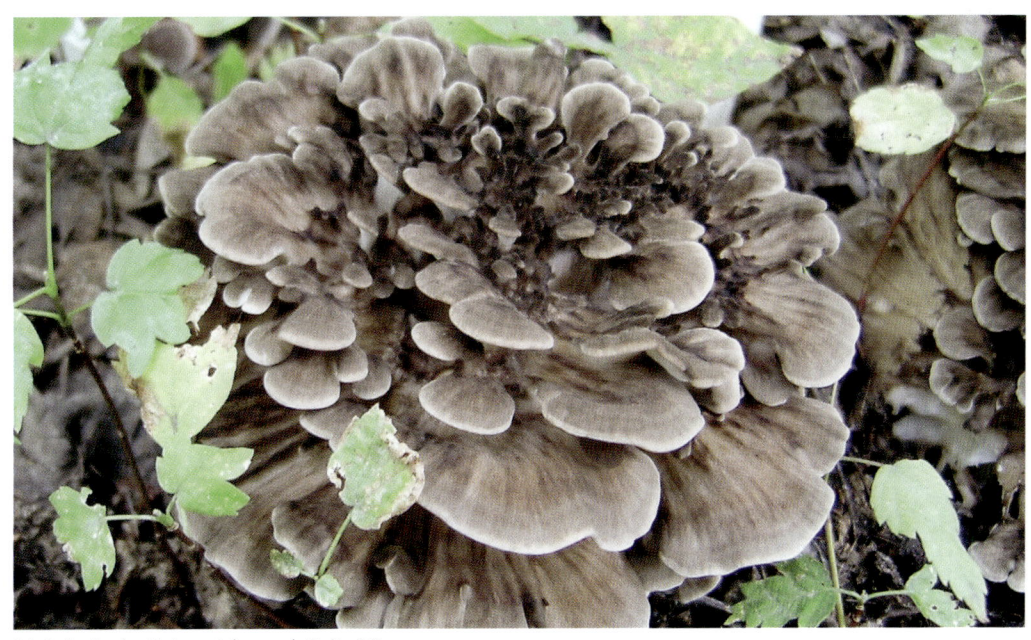

Maitake in der Natur, siehe auch Seite 20.

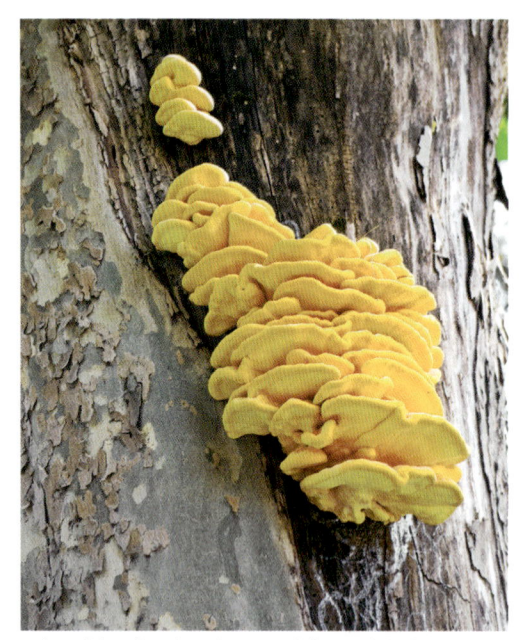

Schwefelporling (Laetiporus sulphureus) in der Natur, siehe auch Seite 48.

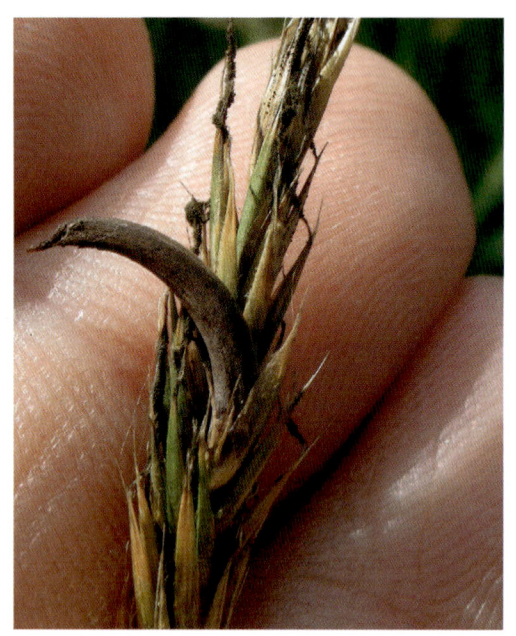

Mutterkorn (Claviceps purpurea), siehe Seite 47.

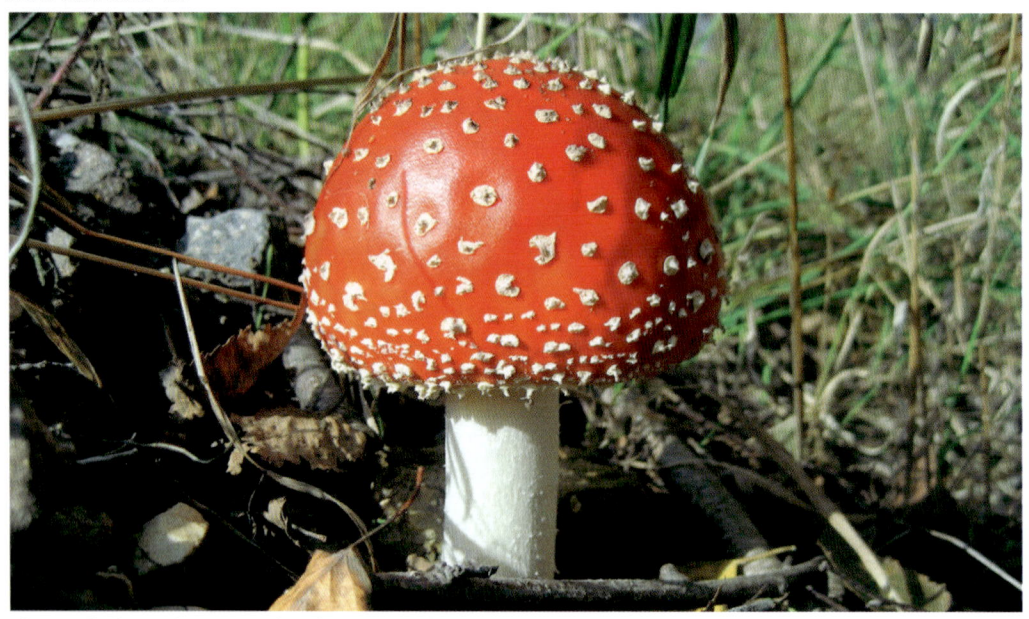

Fliegenpilz (Amanita muscaria) in der Natur, siehe auch Seite 48 und 52.

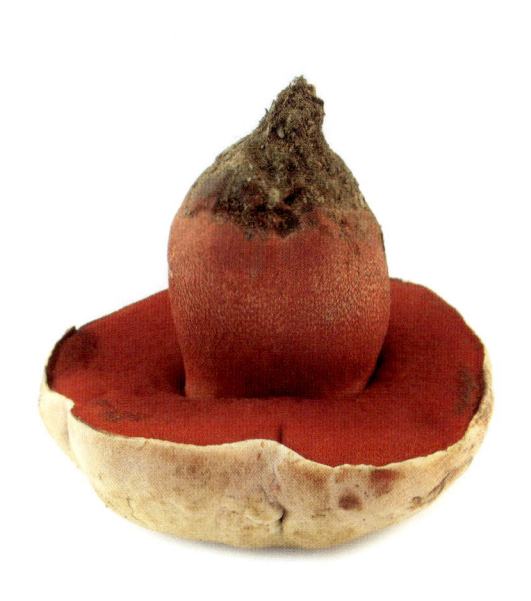

Satansröhrling (Boletus satanas), siehe Seite 48.

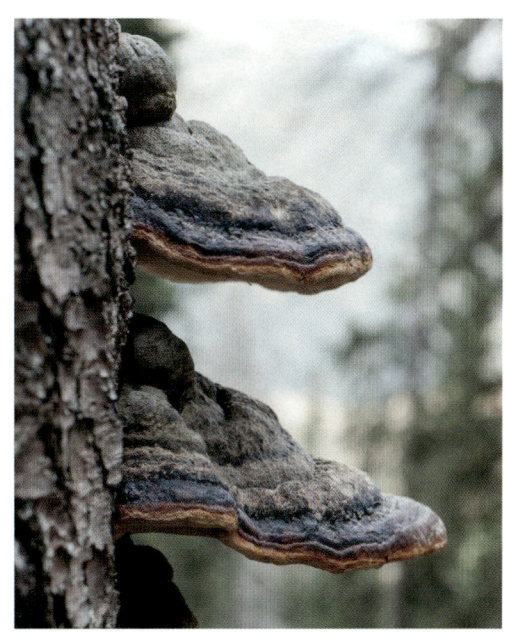

Zunderschwamm (Fomes fomentarius), siehe Seite 48.

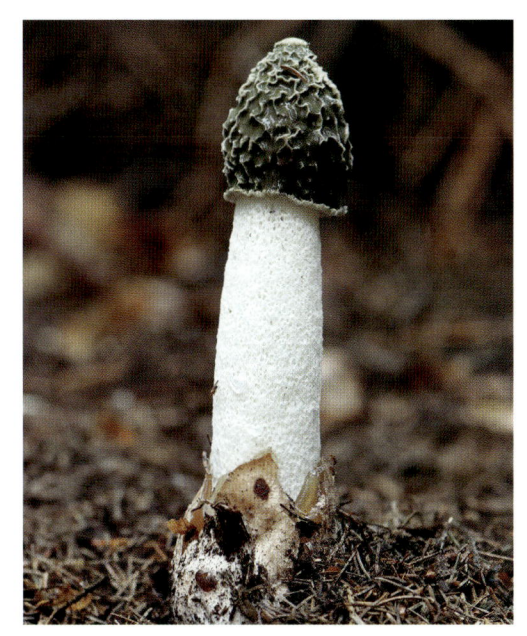

Stinkmorchel (Phallus impudicus), siehe auch Seite 48.

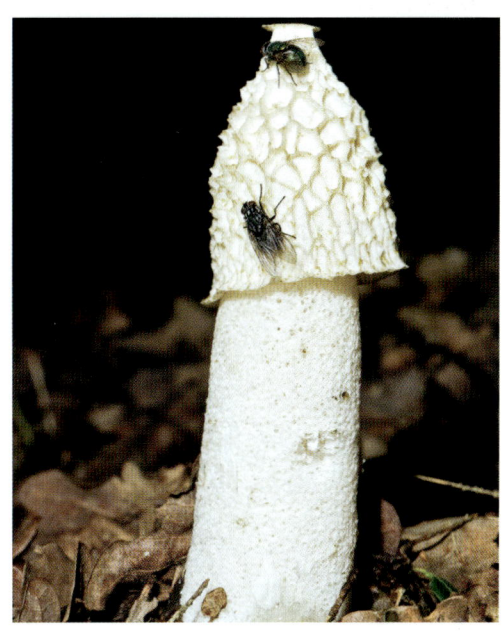

Stinkmorchel (Phallus impudicus) ohne Sporenschicht (Gleba), siehe auch Seite 48.

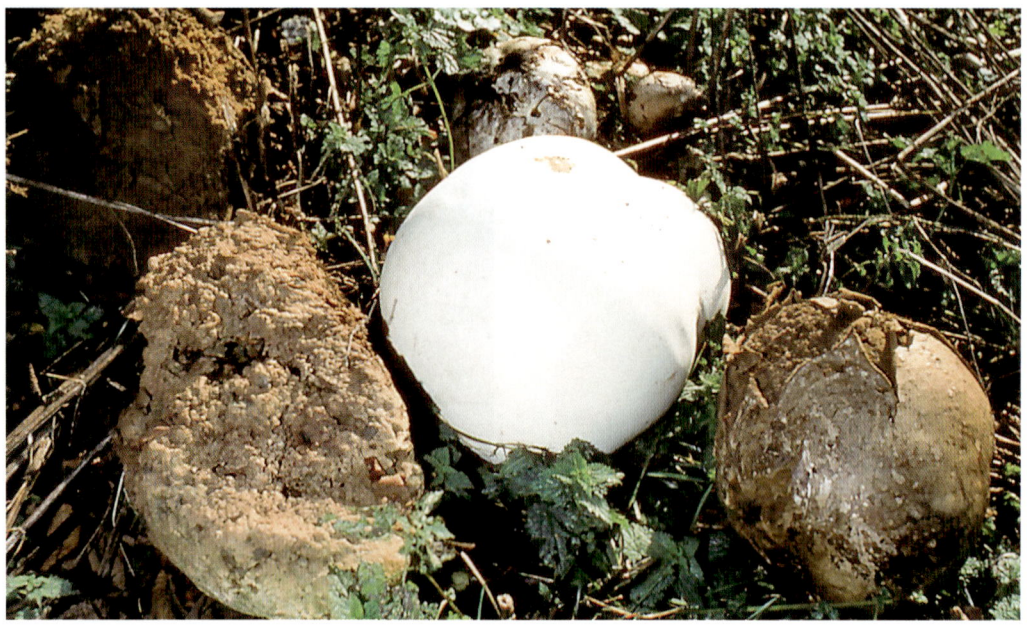

Riesenbovist (Langermannia gigantea), siehe auch Seite 47.

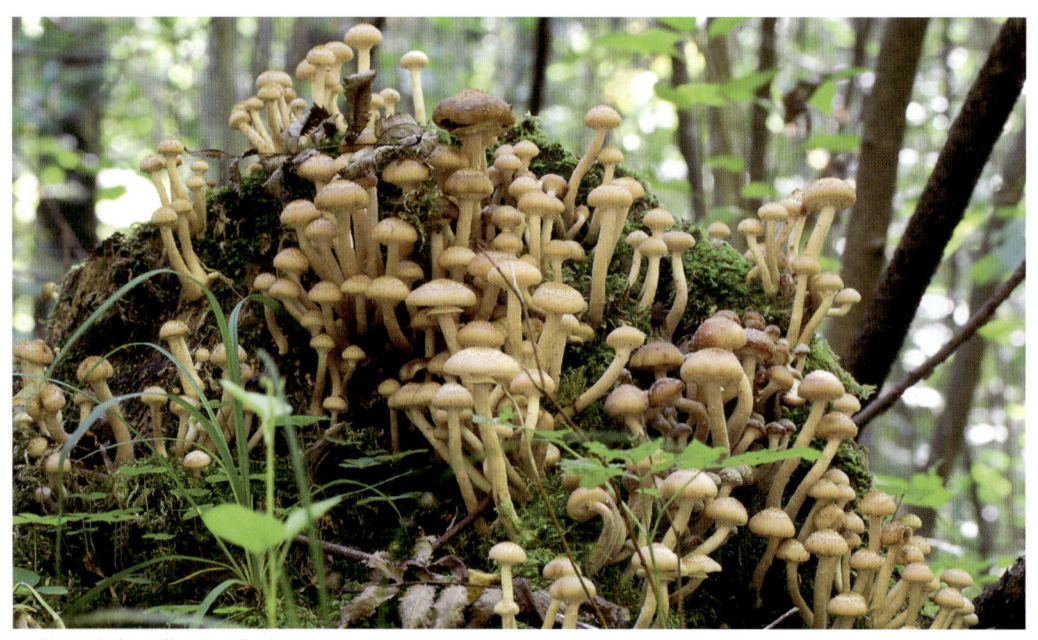

Hallimasch (Armillaria mellea), siehe auch Seite 48.

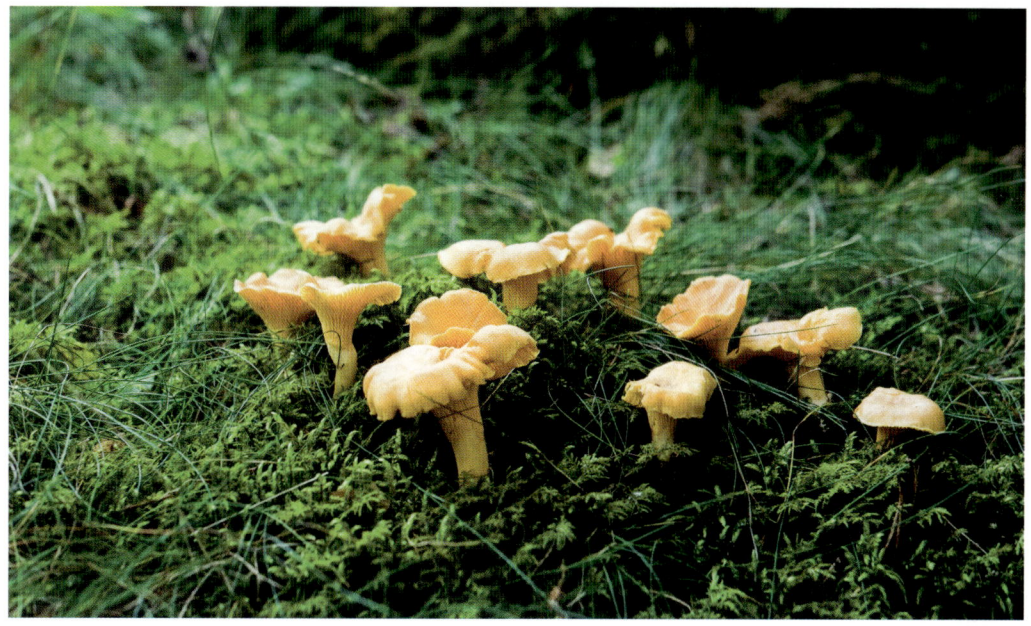

Pfifferlinge (Cantharellus cibarius), siehe auch Seite 67 und 71.

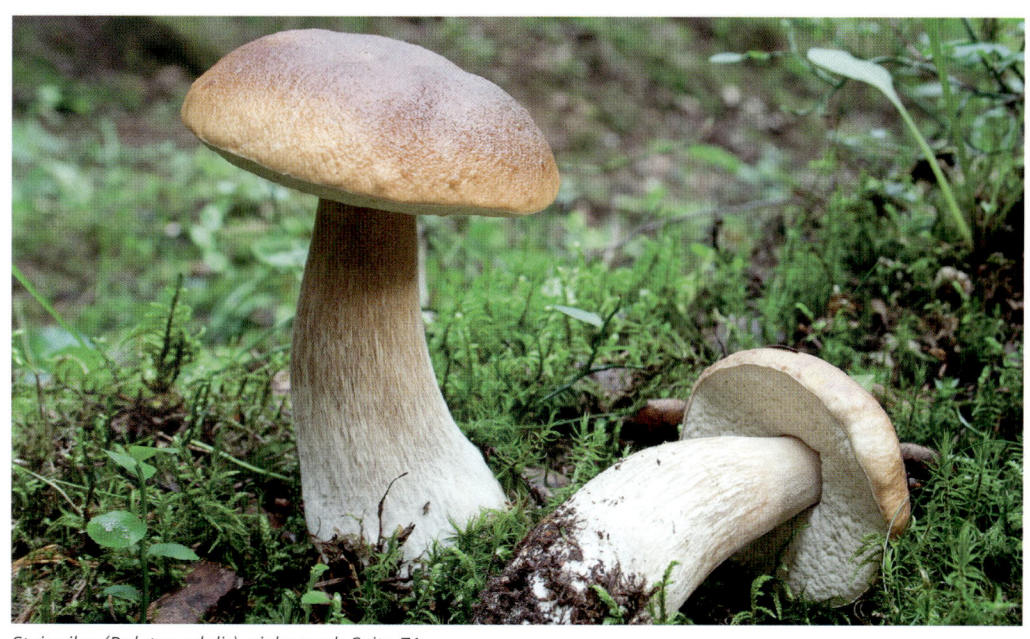

Steinpilze (Boletus edulis), siehe auch Seite 71.

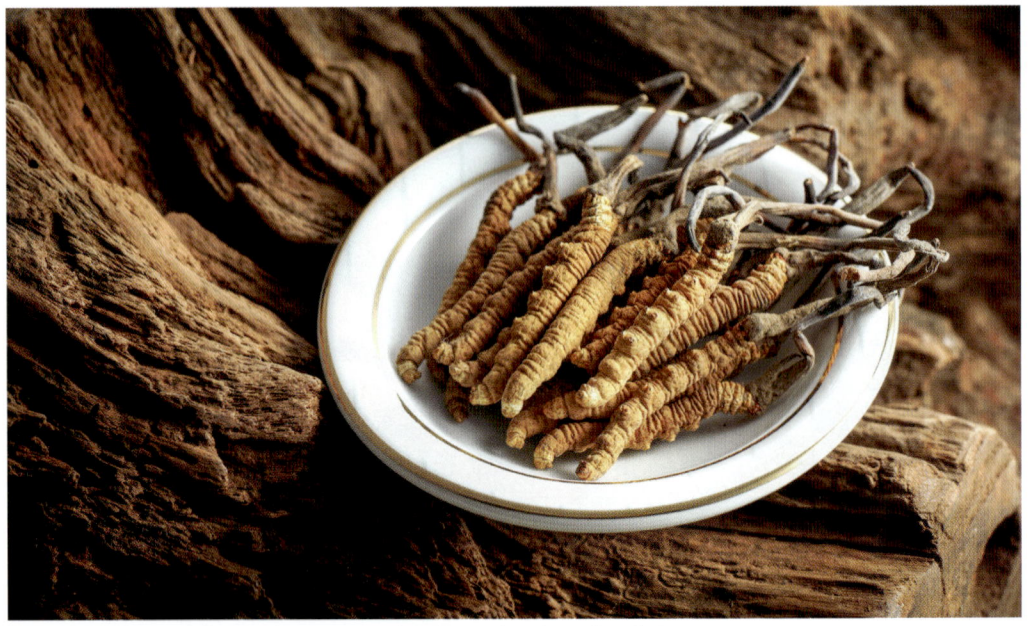

Chinesischer Raupenpilz (Cordyceps sinensis), siehe auch Seite 15 f und 37.

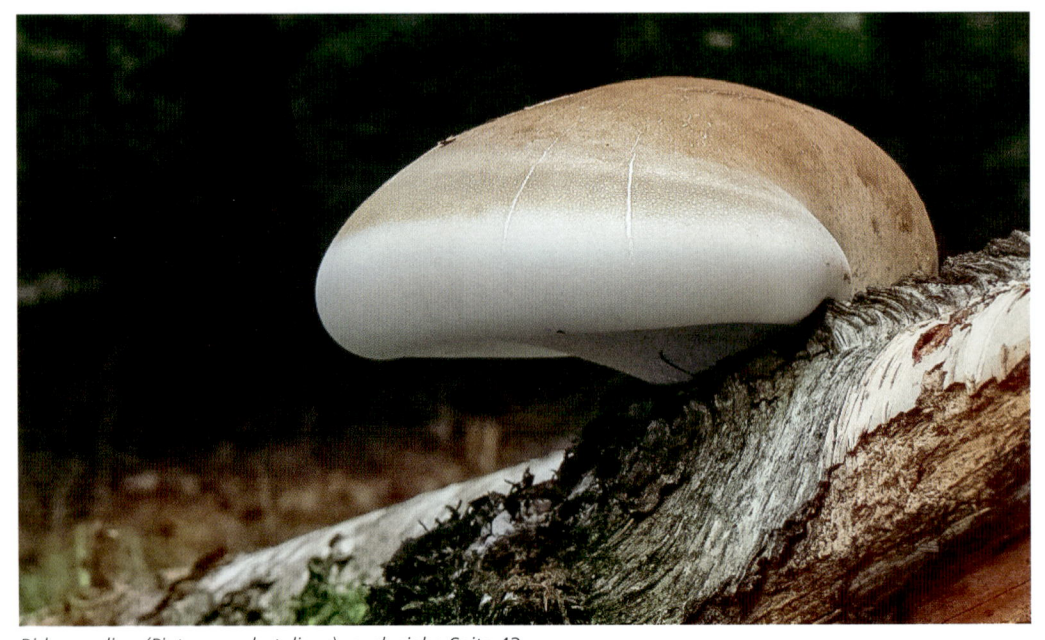

Birkenporling (Piptoporus betulinus), auch siehe Seite 43.

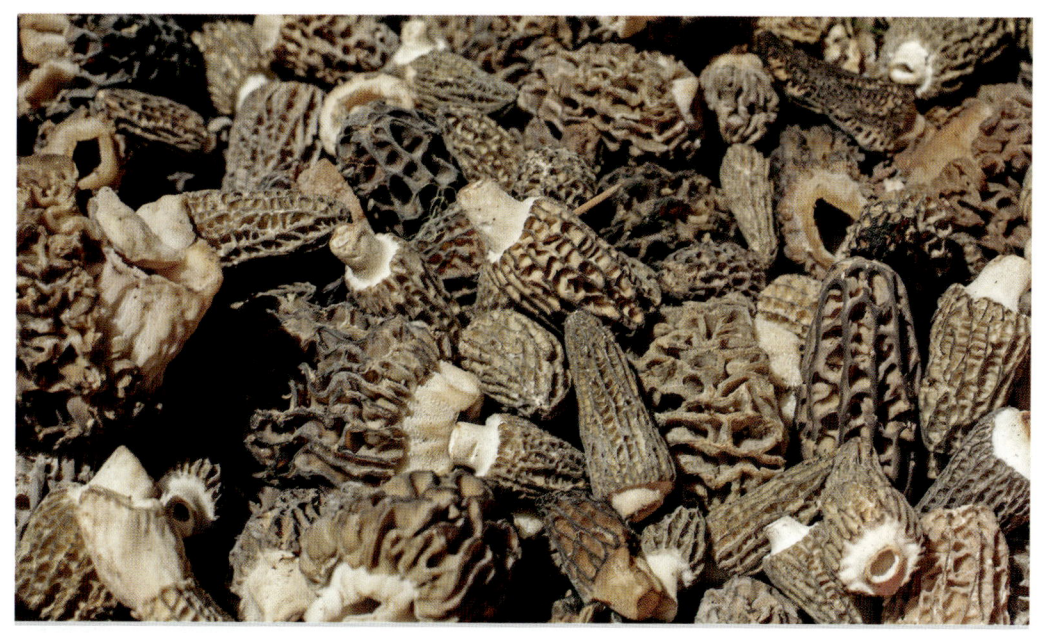

Morcheln – Delikatesse mit Gesundheitswert, siehe auch Seite 77.

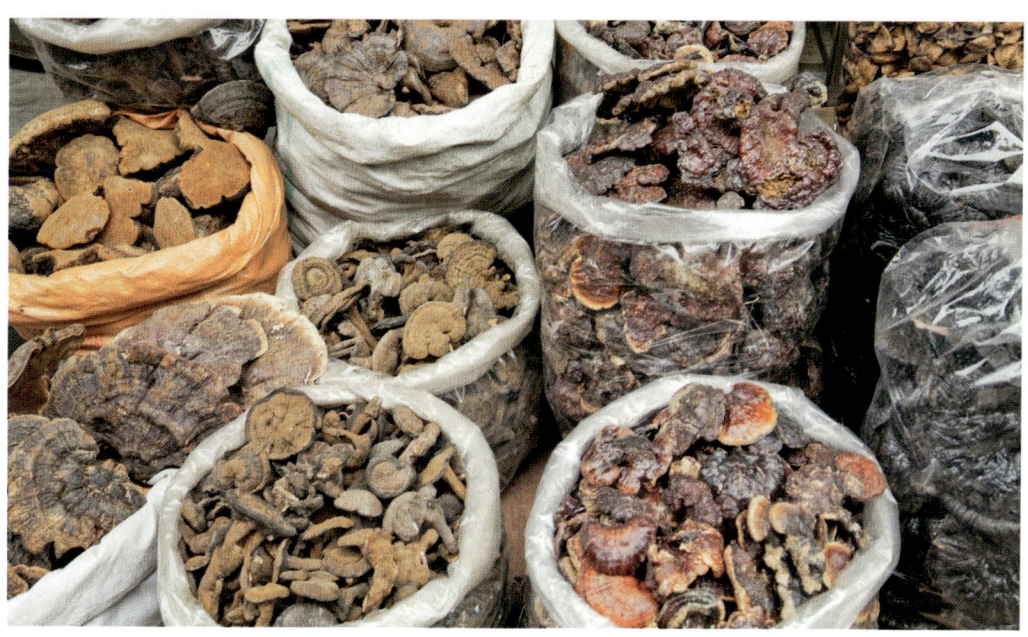

In der Traditionellen Chinesischen Medizin spielen Heilpilze schon immer eine Rolle.

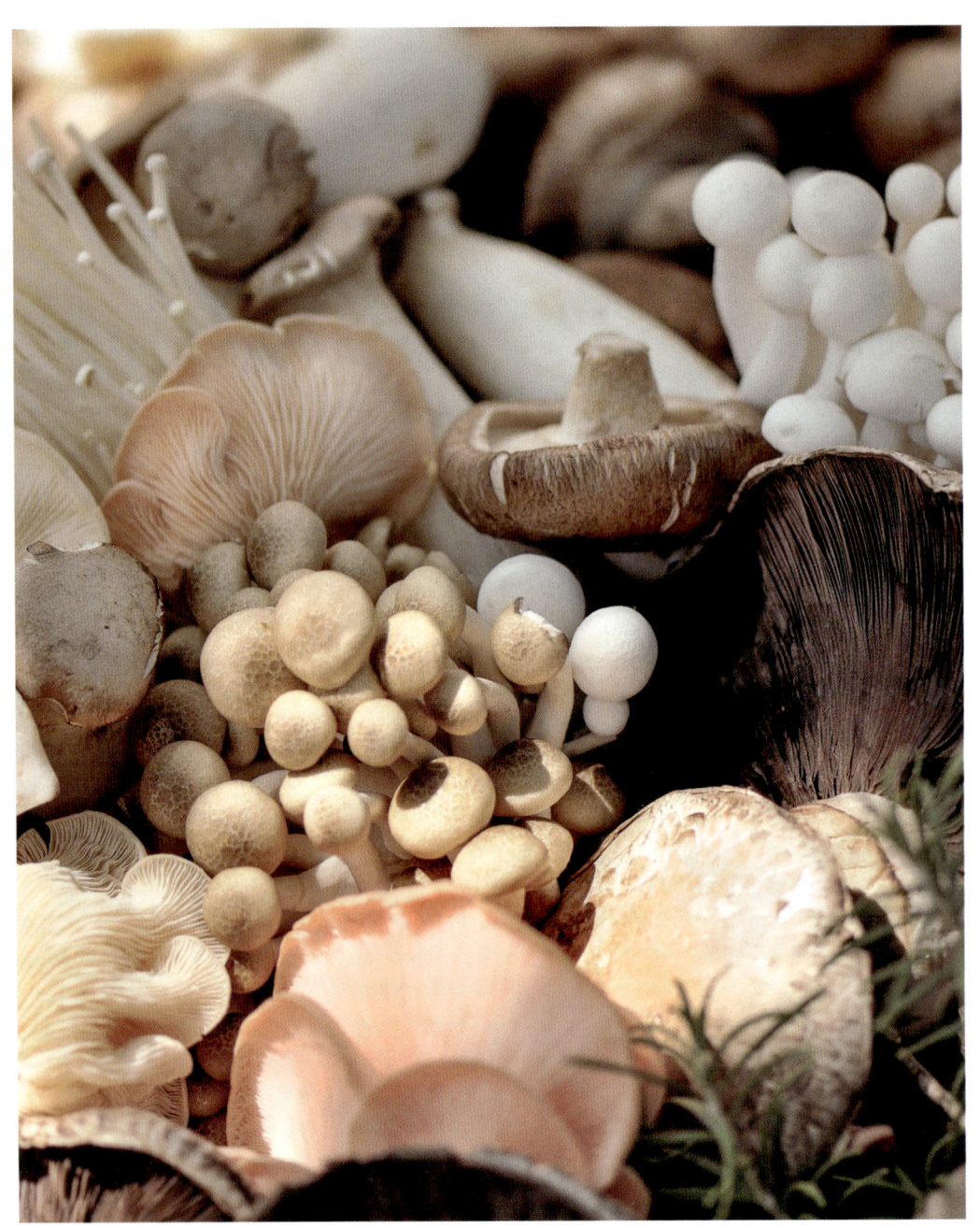

Pilze immer frisch verwenden, dann haben sie noch alle ihre gesunden Inhaltsstoffe und schmecken auch!

Krankheitsvorbeugende und therapeutische Wirkungen von Pilzen

Die essenziellen Nährstoffe und die bioaktiven sekundären Inhaltsstoffe prädestinieren zahlreiche Pilze zur Vorbeugung (Prävention) und Therapie von Gesundheitsstörungen.

Pilze für die Prävention

Ein wichtiger Faktor der Krankheitsvorbeugung (Prävention) ist die gesunde Ernährung. Sie fördert das Wohlbefinden, steigert die Leistungsfähigkeit und erhöht die Lebenskraft. Eine allgemein verbreitete Gewohnheit, sich vernünftig und gesund zu ernähren, könnte einen erheblichen Beitrag zur Senkung der Sozialversicherungsbeiträge leisten, da durch sie viele Erkrankungen vermieden würden. Dies könnte sogar zur Erhöhung der verfügbaren Finanzmittel privater Haushalte für andere Ausgaben (Reise, Kultur etc.) führen, da sie weniger für Lebensmittel ausgeben müssten. Eine gesunde Ernährung ist letztlich preisgünstiger als eine konventionelle, wie viele Studien gezeigt haben.

Pilze als wichtiges Nahrungsmittel zu betrachten, hat bislang keine Tradition. In alten Schriften, z. B. im *Diaeteticon* von Johann Sigismund Elsholtz aus dem Jahre 1682, einem *„Tisch-Buch oder Unterricht von Erhaltung guter Gesundheit durch eine ordentliche Diät und insonderheit durch rechtmäßigen Gebrauch der Speisen und des Getränks"* gibt es nur Geschmacksbekundungen wie *„scharf schmeckend, würzig und süßlich"*. Pilze auf ihre diätetische und gesundheitsfördernde Wirkung zu prüfen, das war lange Zeit kein Thema der modernen Ernährungswissenschaft. Pilze führten als Nahrungsmittel vielmehr ein Schattendasein, begleitet von unspezifischen Empfehlungen der Experten nach dem Motto: Wo Gemüse passt, passen auch Pilze – nur nicht zu viele.

Pilze als wichtiges Nahrungs- und Lebensmittel

In den letzten Jahren hat sich ein Wandel vollzogen. Die vielen Aktivitäten von Einzelpersonen und Fachverbänden der Pilzindustrie, die auf eine angemessene Bewertung der Speisepilze als Nahrungsmittel ausgerichtet sind, zeigen Wirkung. Champignons werden in den USA in der gastronomischen Fachpresse und gelegentlich auch in Massenmedien als „superfood" bezeichnet. Der Bund Deutscher Champignon- und Kulturpilzanbauer wirbt intensiv für die gesundheitlichen Vorteile des Pilzverzehrs und bietet auf seinem Internetportal www.gesunde-pilze.de Informationen und zahlreiche Rezeptvorschläge für schmackhafte und gesunde Pilzgerichte an.

Pilze unter dem Gesichtspunkt der Gewichtsreduktion

Der **Kaloriengehalt** lässt zwar keine Aussage über die Qualität eines Lebensmittes zu, ist aber für die Gewichtsreduktion ein wichtiger Gesichtspunkt, der allgemein interessiert. Die Kalorie (abgekürzt: cal) ist eine alte physikalische Maßeinheit. Ursprünglich wurde sie für die Energie definiert, die benötigt wird, um 1 ml Wasser um 1 °C zu erwärmen. Entsprechend benötigt man eine Kilokalorie (abgekürzt: kcal) zur Erwärmung von 1 l Wasser um 1 °C.

Kaloriengehalt der Speisepilze

Die Kalorie ist bei Lebensmitteln eine veraltete Maßeinheit für ihren Energieinhalt. Mittlerweile wird als Maßeinheit für Energie und so auch für den Energieumsatz des Körpers nach dem englischen Physiker JAMES PRESCOTT JOULE (1818–1889) von Joule bzw. Kilojoule (abgekürzt: kJ) gesprochen. Eine Kalorie entspricht 4,186 Joule.

Dennoch möchten wir hier lieber bei den altbekannten Kalorien bleiben, weil sie für die meisten Leserinnen und Leser besser einzuordnen sein dürften. Mit Kalorien wird der Energieinhalt gemessen, der infolge der Verbrennung von Nährstoffen im Körper frei wird. Diese Energie benötigt der Mensch für das Wachstum, für die Erhaltung seiner Körpertemperatur und für jegliche Art von Arbeit, einschließlich der Stoffwechselvorgänge wie Verdauung, Atmung und andere.

Wir haben im Allgemeinen einen täglichen Kalorienüberschuss von 30 % und mehr zu verkraften, der sich schließlich als Fett im Körper ablagert und zu der weit verbreiteten Beleibtheit führt. Sind die überzähligen Kilos einmal da, kostet es beträchtliche Kraft und eiserne Disziplin, sie wieder loszuwerden.

Kalorienüberschuss führt zu Übergewicht

Betrachtet man Speisepilze aus Sicht des Kaloriengehalts wird sofort klar, was für eine zeitgemäße Nahrung sie sind und wie sehr sie den Bedürfnissen der bewegungsarmen und mehr geistig tätigen Menschen unserer Zeit entsprechen. Frischpilze enthalten nicht mehr als 20–40 kcal je 100 g. Sie sind da mit Gemüsearten wie Kohlrabi, Möhren, Paprika, grünen Bohnen, Blumenkohl, Grünkohl, Broccoli, Gartenkresse u. a. vergleichbar. Gemüsesorten wie grüne Erbsen und gekochte Kartoffeln enthalten doppelt so viele, Hülsenfrüchte wie Bohnen, Erbsen und Linsen sogar bis zu zehnmal mehr Kalorien als Speisepilze.

Für die Berechnung des Kaloriengehalts von Lebensmitteln wird der Brennwert der einzelnen Nährstoffe herangezogen. Bei der Verwertung von z. B. 1 g Fett entstehen im Körper etwa 9 kcal Energie. Bei Kohlenhydraten und Eiweiß sind es 4 kcal je Gramm. Demnach sind 100 g Frischpilze ihren Energiegehalt betreffend mit nur 3–4 g Fett oder 6–8 g Kohlenhydraten bzw. Eiweiß gleichzusetzen. Damit wird klar, warum sich Pilze für eine Diät mit dem Ziel der Gewichtsreduktion so gut eignen. Wer z. B. nicht mehr als 1000 kcal täglich zu sich nehmen möchte, könnte immerhin drei Kilo gedünstete Pilze zu sich nehmen. Speisepilze sind daher optimal in eine Diätplanung zu integrieren – und das viel stärker als bisher. Pilzmahlzeiten sind für eine Gewichtsreduktion mindestens so gut geeignet wie Salate oder Gemüse.

Speisepilze als optimale Diät

Hauptnährstoffe der Speisepilze

Eiweiß Von den Hauptnährstoffen eines Nahrungsmittels steht das **Eiweiß** an vorderster Stelle. Eiweiß, auch Protein genannt, sorgt dafür, dass Muskeln und Organe des Körpers aufgebaut werden und erhalten bleiben. Das körpereigene Eiweiß verbraucht sich allmählich und muss ständig erneuert werden. Der Eiweißbedarf ist vom Alter und von der physischen Belastung des Körpers abhängig. Kinder und Jugendliche benötigen mehr Eiweiß als Erwachsene. Der Eiweißbedarf von körperlich schwer arbeitenden Menschen ist erheblich größer als der von „Schreibtischtätern".

Häufig wird der Eiweißgehalt der Pilze gepriesen. Bezeichnungen wie „Fleisch des Waldes" oder „Kalbfleischpilz" (für den Austernpilz) machen die Runde. Tatsächlich enthalten Pilze einen beträchtlichen Anteil **Rohprotein** in ihrer **Trockenmasse**. Beim Kulturchampignon wurden 29–45 % ermittelt, beim Austernpilz 21–43 % und beim Shiitake 18–24 %. Bei Waldpilzen sind im Hallimasch 16 %, in Pfifferlingen 15 %, in Steinpilzen 18 % und in Birkenpilzen 25 % Eiweiß in ihrer Trockensubstanz festgestellt worden. Die Schwankungen bei den kultivierten Arten werden damit erklärt, dass der Eiweißgehalt von Faktoren wie Sorte, Kultivierungsmethoden, den verwendeten Nährsubstraten, dem Reifezustand der geernteten Pilze und anderen Faktoren abhängt. Werden Teeblätter, wie z. B. in Indien üblich, als Nährsubstrat verwendet, enthalten Austernpilze mehr Eiweiß als bei der Verwendung von Getreidestroh für den gleichen Zweck.

Auch die **Verdaulichkeit** des Pilzeiweißes ist von Art zu Art verschieden und zudem ist relevant, welcher Teil des Fruchtkörpers verzehrt wird. Beim Kulturchampignon z. B. ist das Eiweiß sowohl im Hut als auch im Stiel zu mehr als 91 % verdaulich. Im Austernpilz dagegen wird es aus dem Stiel nur zu 84 % verwertet, aus dem Hut aber zu über 91 %.

Die hohen Eiweißgehalte beziehen sich jedoch auf die Trockensubstanz der Pilze, wovon sie aber durchschnittlich nur 10–12 % enthalten. Die restlichen 88–90 % bestehen aus Wasser. Kalkuliert man den Eiweißgehalt für eine übliche Portion von 100 g Frischpilzen, müssen die Angaben durch zehn dividiert werden. Damit ergeben sich für eine Pilzmahlzeit von 100 g nur 1,5–4,5 g Eiweiß. Erwachsenen Männern werden täglich durchschnittlich 55 g Protein empfohlen. eine Frau kommt mit ca. 45 g aus. Die übliche Portion von 100 g Frischpilzen deckt daher nur einen relativ geringen Teil des Tagesbedarfs mit kaum mehr als 3–4 %. In 100 g Rindfleisch z. B. sind im Vergleich dazu 35 % des Tagesbedarfes an Eiweiß enthalten.

Aus diesem Grund sind Pilze als Eiweißlieferanten weit weniger interessant als allgemein angenommen. Sie sind diesbezüglich mit Gemüse wie Spinat, Brokkoli und Blumenkohl gleichzusetzen. Den Wurzel- und Zwiebelgemüsen, Salatpflanzen, Tomaten, Gurken und Paprika sind die Pilze als Eiweißlieferanten zwar überlegen, Hülsenfrüchte, Weiß- und Rotkohl sowie Kohlrabi und Rote Bete enthalten aber weit mehr Eiweiß als Pilze.

Hinsichtlich der **biologischen Wertigkeit,** bei der meist das Eiprotein als Basis herangezogen wird, gibt es erhebliche Unterschiede bei den Pilzen. Das Eiprotein wird dabei mit 100 gleichgesetzt. Der Austernpilz erreicht in diesem Vergleich nur etwa 49 Punkte, der Kulturchampignon dagegen 90 Punkte. Als Grundlage für diese Bewertung wird geprüft, wie viele von den Eiweißbausteinen, den Aminosäuren, vorhanden sind. Das Vorhandensein und die Menge essenzieller Aminosäuren sind besonders wichtig, da der menschliche Körper diese selbst nicht produzieren kann.

Die Bedeutung des Pilzeiweißes in der Ernährung ist besser unter dem Stichwort der Ergänzungswirkung zu betrachten. Die Eiweiße werden bei der Verdauung in Aminosäuren aufgespalten.

Verzehrt man Pilze als Beikost zu Gemüse und Salat, tritt ein Mischungseffekt auf. Die im Pilzeiweiß fehlende Aminosäure kann durch das gleichzeitig verzehrte Lebensmittel ergänzt werden und umgekehrt. Mit einer gezielten Kombination von Pflanzenprodukten und Pilzen in der Nahrung wird also erreicht, dass das verzehrte Eiweiß vom Körper besser verwertet wird als das von Pilzen oder Gemüse allein. Pflanzliches Eiweiß gewinnt in einer tiereiweißfreien Ernährung mehr an Bedeutung. Deshalb ist seine bessere Verwertbarkeit in der Nahrung wünschenswert. Für diesen Zweck können auch Speisepilze eingesetzt werden. Mischt man sie unter die Kost, bekommt das Eiweiß in der Pflanzennahrung eine höhere biologische Wertigkeit.

Pilze für eine purinarme Ernährung

Pilze zählen neben verschiedenen Gemüsen zu den **purinarmen** Lebensmitteln und eignen sich deshalb hervorragend als Diätkost bei Stoffwechselstörungen, besonders für Gichtkranke. Beim Kulturchampignon hat man 57,5 mg, bei Austernpilzen 50 mg, bei Pfifferlingen nur 17 mg und bei Steinpilzen 92 mg Purine je 100 g Frischpilze ermittelt. Vergleichsweise sind im Blumenkohl 40 mg, in grünen Bohnen 42 mg, im Feldsalat 45 mg, im Rosenkohl und in der Roten Bete 65 mg, in grünen Erbsen 150 mg, im Räucherlachs 242 mg, in Ölsardinen 560 mg und in Fleischextrakten die unglaubliche Menge von bis zu 3.500 mg Purine je 100 g Ware enthalten.

Purine sind Nukleinsäure-Abkömmlinge und werden in den Zellkernen gebildet. Durch den Zellstoffwechsel und den Abbau der Purine entsteht Harnsäure, die über die Nieren ausgeschieden wird. Harnsäure entsteht teils durch den Stoffwechsel der körpereigenen Zellkerne, teils jedoch wird sie nach dem Abbau der Zellkerne in der Nahrung freigesetzt. So ist leicht nachvollziehbar, dass die mit der Nahrung aufgenommenen Purine nach ihrer Verwertung im Stoffwechsel den Harnsäurespiegel erhöhen. Aus einer gesättigten Harnsäurelösung fällt Salz (Natriumurat-Monohydrat) in Kristallform aus. Diese Salzkristalle verursachen, hauptsächlich in den Gelenken, die schmerzhaften Entzündungen, die für Gicht charakteristisch sind. Dass purinreiche Kost (Heringe, Sardinen, Thunfisch, Muscheln, Leber, Gänse-, Puten- und Kalbfleisch u. a.) für Gichtkranke schädlich ist, dürfte inzwischen allgemein bekannt sein. Sie führt zur unnötigen Erhöhung des Harnsäurespiegels. Es ist jedoch auch wichtig zu wissen, dass durch purinarme Nahrung – wie auch durch Speisepilze – die Harnsäure im Blut drastisch reduziert werden kann und dass solch eine Ernährung für Kranke positive therapeutische Konsequenzen hat.

> **Auf einen Blick:**
> - Pilze stehen als Eiweißlieferanten eher an hinterer Stelle
> - Sie können aber die biologische Wertigkeit von anderem Nahrungseiweiß erhöhen und sind daher eine gute Ergänzung bei z. B. einer tiereiweißfreien Ernährung.
> - Pilze sind purinarme Lebensmittel, beugen so einer Übersäuerung des Organismus durch die Ernährung vor und sind bei Stoffwechselerkrankungen mit erhöhtem Harnsäurespiegel sinnvoll.

Nach der Menge zu urteilen, sind Pilze in erster Linie **Kohlenhydratlieferanten**. Je nach Art enthalten sie 38–70 % Kohlenhydrate in ihrer Trockenmasse. Die Werte sind stabil und nicht wie beim Eiweiß Schwankungen unterworfen.

    Es gibt eine Vielzahl organischer Verbindungen, die unter dem Sammelbegriff Kohlenhydrate zusammengefasst werden. In Pflanzen werden Kohlenhydrate mithilfe der Sonnenenergie durch Photosynthese aus dem atmosphärischen Kohlendioxid gebildet. Das Endprodukt dieses Prozesses ist Glukose (Traubenzucker). Durch weitere chemische Prozesse entstehen daraus

Kohlenhydrate

kompliziertere Kohlenstoffverbindungen. Viele von ihnen sind wichtige Energielieferanten, auch für den menschlichen Körper.

Pilze sind stärkearme Lebensmittel

Pilze machen jedoch keine Photosynthese. Die Kohlenhydratproduktion nimmt einen anderen Weg. So ist auch zu erklären, dass im Pilzkörper zum Teil andere Kohlenhydrate gebildet werden als in Pflanzen. Für Pilze ist das Fehlen von Stärke charakteristisch. Dafür liefern sie umso mehr Mannit (Champignons 12 %, Austernpilze 7,5 % in der Trockenmasse), eine Zuckerart, die besonders in Manna vorkommt, einem Exkrement der Mannaschildläuse in den Wüsten Kleinasiens. Mannit besitzt die halbe Süßkraft des Rohrzuckers und wird deshalb hauptsächlich als Zuckeraustauschstoff für Diabetiker verwendet. Glukose ist in Pilzen nur in ganz geringen Mengen, in einer Größenordnung von ½ % der Trockensubstanz, enthalten.

Es ist also leicht nachvollziehbar, dass sich Pilze, bedingt durch ihren hohen Mannit- und geringen Glukosegehalt, ausgezeichnet für den Einsatz in der Diabetikerkost eignen. Da Mannit vom Körper sehr viel langsamer aufgenommen wird als Glukose, entstehen keine ausgeprägten Spitzen in der Blutzuckerkurve. Diabetiker können deshalb z. B. 200 g Champignons täglich verzehren, ohne sie in ihrer Diät als Broteinheiten anrechnen zu müssen.

Ballaststoffreiche Pilze

Unter den kohlenstoffhaltigen Bestandteilen der Pilze sind ihre **Ballast- oder Faserstoffe** für eine Krankheitsvorbeugung von besonderer Bedeutung. Ballaststoffe sind unverdauliche oder nur geringfügig verdauliche Bestandteile der Nahrung. DENIS PARSONS BURKITT, ein in Afrika tätiger englischer Arzt, stellte vor etwa 40 Jahren die Hypothese auf, dass die Entstehung von Dickdarmkrebs mit der Ernährung, speziell mit einer zu geringen Zufuhr von Ballaststoffen zusammenhinge. Tatsächlich zeigen die Statistiken, dass diese Krankheit, von wenigen Ausnahmen abgesehen, dort seltener vorkommt, wo die Bevölkerung traditionell mehr pflanzliche Nahrung und Ballaststoffe aus nicht „veredelten" Getreideprodukten verzehrt.

Ballaststoffe können auf folgende Weise vor Dickdarmkrebs schützen: Sie führen, insbesondere aufgrund der unlöslichen Bestandteile, zu einer besseren Füllung des Dickdarms und verkürzen somit die Verweildauer der Nahrung. Deshalb liegen die im Darm je nach Nahrungszusammensetzung entstehenden Karzinogene bei ballaststoffreicher Ernährung in geringerer Konzentration vor und kommen für eine kürzere Zeit mit den Schleimhautzellen in Kontakt.

Unlösliche und schwerlösliche Ballaststoffe sind **Zellulose, Hemizellulose** und **Lignin.** Pilze enthalten einen hohen Anteil Hemizellulose, die ein Sättigungsgefühl vermittelt. Ein Aspekt, der besonders in Diätplänen für Übergewichtige Beachtung finden sollte. Hemizellulose erhöht zudem die Stuhlmasse und beschleunigt die Passage der Nahrung durch den Darmtrakt. Eine Spezialität der Pilze ist das **Chitin** als Ballaststoff, das zugleich auch Bestandteil der Körperhülle von Insekten und Krebsen ist. Manche Experten sehen das Chitin kritisch und machen es für die Verdauungsbeschwerden verantwortlich, die manche Menschen nach reichlichem Pilzgenuss verspüren. Für Personen mit schwach ausgeprägter Verdauungsfunktion kann Chitin tatsächlich Probleme bereiten. Mithilfe der Ballaststoffe in den Pilzen soll jedoch gerade diese Funktion angeregt werden. Wenn Pilze fein zerkleinert, z. B. dünn gehobelt werden, ist auch das Chitin bekömmlicher.

Je nach Art ist der Ballaststoffgehalt der Pilze verschieden: Champignons enthalten 1,9 g, Hallimasch 7,6 g, Pfifferlinge 5,6 g, Steinpilze 6,9 g und Trüffeln bis zu 16 g Ballaststoffe in 100 g Frischmaterial. Von den Gemüsearten sind nur Artischocken (3,0 g), Grünkohl (3,5 g), Knollensellerie (4,0 g) und grüne

Erbsen (5,2 g) in dieser Hinsicht mit Pilzen vergleichbar. Auch von Frischobst nehmen es nur wenige wie die Banane (3,0 g), die Avocado (3,3 g), die Brombeere (3,5 g), die Kiwi (3,9 g) und die Quitte (6,0 g) mit den Pilzen auf.

Auf einen Blick:
- Pilze sind Kohlenhydratlieferanten, jedoch keine Stärkelieferanten
- Sie besitzen wenig Glukose, dafür Mannit, und sind dadurch für eine Diabetiker-Ernährung geeignet.
- Pilze sind ballaststoffreiche Lebensmittel, die für ein schnelles Sättigungsgefühl sorgen, und mit ihrem Gehalt an Ballaststoffen noch vor den meisten Gemüse- und Obstsorten stehen.

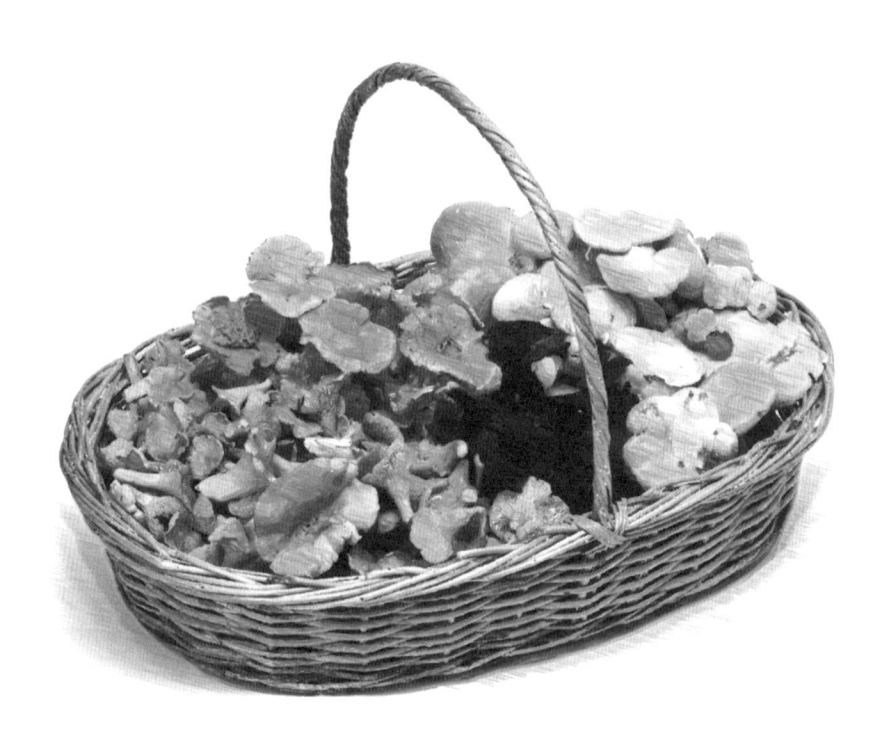

Vitamingehalt von Pilzen

Vitamine sind lebenswichtige Verbindungen, die – oder zumindest ihre Vorstufen – dem menschlichen Körper mit der Nahrung zugeführt werden müssen. In der *Kleinen Nährwert-Tabelle* der Deutschen Gesellschaft für Ernährung (DGE) steht dazu: „Vitamine sind zum normalen Ablauf der chemischen Vorgänge in den Körperzellen unentbehrlich. Ein Mangel oder fehlende Zufuhr eines Vitamins erzeugt Ausfallerscheinungen im Sinne einer ernährungsbedingten Krankheit. Die im Körper vorhandenen Vitamine unterliegen einem kontinuierlichen Abbau. Sie müssen daher immer wieder mit der Nahrung aufgenommen werden."

Vitamin A kommt hauptsächlich in tierischem Gewebe vor. Seine Vorstufen sind jedoch auch in Pflanzen enthalten und können im menschlichen Körper in Vitamin A umgewandelt werden. Seine wichtigste Vorstufe (Provitamin A) ist das Betacarotin (auch: β-Carotin), wovon jedoch nur ein Sechstel tatsächlich in Vitamin A umgewandelt wird.

Vitamin A und Provitamin A

Vitamin A hat vielfältige **Funktionen:** Es stärkt die Sehkraft, dient dem Aufbau und der Erhaltung der Haut und der Schleimhäute und fördert das Wachstum.

Als **tägliche Dosis** wird 1 mg Vitamin A empfohlen, eine Menge, die 6 mg β-Carotin entspricht. Die wichtigsten Vitamin-A-Lieferanten sind tierische Produkte wie Lebertran, Rind-, Hammel- und Kalbsleber. Von den Gemüsen enthalten neben Möhren auch Löwenzahnblätter, Grünkohl, Spinat, Fenchel sowie Feldsalat viel β-Carotin und sind deshalb bedeutende Vitamin-A-Quellen.

Auch in Pilzen ist β-Carotin zu finden: Pfifferlinge enthalten 1,3 mg je 100 g, das entspricht etwa 0,2 mg Vitamin A. Mit 100 g Pfifferlingen kann man immerhin 20 % des täglichen Bedarfs decken. Champignons enthalten nur ein Zehntel davon und sind daher hinsichtlich der Vitamin-A-Bedarfsdeckung unbedeutend.

Vitamin B_1 (Thiamin)

Der **tägliche Bedarf** an **Vitamin B_1** (Thiamin) liegt – abhängig von der Ernährungsweise – bei 0,4–1,2 mg. Konsumiert man viele Kohlenhydrate oder Alkohol, erhöht sich der Vitamin-B_1-Bedarf.

Seine **Hauptfunktion** ist seine Beteiligung am Stoffwechsel und an der Energiegewinnung des Körpers. Es ist hauptsächlich für die Aufrechterhaltung der Nervenzell- und Muskelfunktion verantwortlich. Ein Vitamin-B_1-Mangel kann zu schweren Schädigungen des zentralen Nervensystems führen.

Es gibt kaum ein Lebensmittel, das genügend Vitamin B_1 enthält. Die meisten Gemüsearten decken mit einer Verzehrportion von 100 Gramm nur 8–15 % des Tagesbedarfs eines Erwachsenen ab. Eine Ausnahme bilden grüne Erbsen, die auf etwa 25 % kommen. Auch **Champignons** enthalten Vitamin B_1: In 100 g Frischware stecken 0,1 mg; damit können rund 10 % des täglichen Bedarfs gedeckt werden. In **Austernpilzen** ist fast doppelt so viel Vitamin B_1 enthalten (0,17–0,2 mg) und sie können es bezüglich der Bedarfsdeckung (17–20 %) sogar mit den besten Gemüsearten aufnehmen. Man kann Austernpilze in dieser Hinsicht als besonders wertvolle Nahrung einstufen, da die 15 %ige Bedarfsdeckung, wie von der DGE für diese Beurteilung vorgeben, noch übertroffen wird.

Vitamin B_2 (Riboflavin)

Vitamin B_2 (Riboflavin) spielt eine essenzielle Rolle im Stoffwechsel. Es ist eine gelbe, in Wasser nahezu unlösliche, hitzestabile Substanz, die in den unterschiedlichsten Nahrungsmitteln vorkommt: Gemüsearten, Fleisch, Milchprodukten, Vollkornprodukten und andere mehr. UWE GRÖBER, Leiter der Akademie und Zentrum für Mikronährstoffmedizin in Essen, berichtete in der *Zeitschrift für Orthomolekulare Medizin* über Rolle und Bedeutung dieses Vitamins. Die wichtigsten Fakten aus seiner Publikation sind nachfolgend zusammengefasst: Vitamin B_2 spielt eine **zentrale Rolle** als Biokatalysator in der mitochondrialen Atmungskette. Sie ist ein wichtiger Teil des Energiestoffwechsels, der sich in den sogenannten Mitochondrien abspielt. Die Mitochondrien sind meist bohnenförmige, von einer Doppelmembran umgebene, strukturell abgegrenzte Gebilde, die als Kraftwerke der Zellen gelten. In ihnen wird die Energie gespeichert, die durch die Oxidation der Nahrung entsteht. Bei Bedarf geben die Mitochondrien die Energie wieder ab. Vitamin B_2 spielt zudem eine wichtige Rolle bei der Biosynthese, beim Abbau von Fettsäuren und Purinen, beim Wachstum, bei der Bildung roter Blutkörperchen und es unterstützt die Vitamine B_3 und B_6 in ihrer Funktion. Darüber hinaus gilt Vitamin B_2 als Antioxidans und schützt die Zellen vor freien Radikalen, die oxidativen Stress verursachen.

Bemerkenswert ist, dass Vitamin B_2 offenbar Migräne vorbeugen kann. Das haben Wissenschaftler an der Universität in Lüttich (Belgien) in einer klinischen Studie festgestellt. Die Entstehung und Entwicklung der Migräne geht mit einer Störung des mitochondrialen Stoffwechsels einher. Schon mit der täglichen Gabe von 400 mg Vitamin B_2 (übersteigt die empfohlene Zufuhr um das 200- bis 300-fache) erreichte man eine deutliche Linderung der Beschwerden. Eine Überversorgung mit Vitamin B_2 hat keine bekannten gesundheitlichen Folgen. Ein Mangel an Vitamin B_2 dagegen kann schwerwiegende Auswirkungen haben: erhöhte Lichtempfindlichkeit, bestimmte Formen der Blutarmut, Haut- und Schleimhautentzündungen, Stoffwechselstörungen, neurologische Störungen und Wachstumsstörungen.

Die empfohlene **tägliche Zufuhr** von Vitamin B_2 wird mit 1,2 bis 1,7 mg angegeben. Erhöhten Bedarf haben Schwangere, Stillende, Alkoholiker, Menschen, die bestimmte Medikamente einnehmen (z. B. Antidepressiva, Zytostatika) und solche, die an AIDS, chronischen Atemwegserkrankungen, Darmpilzen oder Blutarmut leiden.

Ein Vitamin-B_2-Mangel ist in der Bevölkerung derzeit nicht nachweisbar. Es wird aber berichtet, dass ein Viertel der Frauen in Deutschland unterversorgt sei. Bei manchen Risikogruppen kann die Vitamin-B_2-Versorgung ebenfalls unzureichend sein. Zu ihnen gehören Diabetiker, Raucher, Alkoholiker, Vegetarier und oft ältere Menschen wegen ihrer unausgewogenen Ernährung.

Bemerkenswert hoher Vitamin-B_2-Gehalt von Speisepilzen

Wie bereits erwähnt sind Gemüse, Fleisch, Milchprodukte und Vollkornprodukte wichtige Vitamin-B_2-Lieferanten. Besonders bemerkenswert ist jedoch der hohe Vitamin-B_2-Gehalt der Speisepilze. **Champignons** enthalten im Durchschnitt 0,45 mg Vitamin B_2 in 100 g Frischsubstanz. Dieser Wert ist vergleichbar mit dem Gehalt von Hühnerei (0,4 mg), Käse (0,45 mg) oder Weizenkleie (0,5 mg). Er ist fünfmal höher als im Kopfsalat und bis zu zehnmal höher als in Kohlrabi, Weißkohl, Tomaten oder Lauch. Speisepilze, insbesondere Champignons, sind nachweislich hochwertige Lieferanten von Vitamin B_2. Noch wertvoller sind hier **Austernpilze,** die etwa 0,65 mg Vitamin B_2 in 100 g Frischsubstanz enthalten und dadurch mit Nahrungsmitteln wie Mandeln (0,6 mg) und Sojabohnen (0,5 mg) vergleichbar sind. Milchprodukten wie Joghurt (0,2 mg), Speisequark (0,3 mg) und Trinkmilch (0,18 mg) sind sowohl Champignons als auch Austernpilze weit überlegen.

> Mit 100–150 g frischen Pilzen kann man bis zu 45 % des durchschnittlichen Tagesbedarfs an Vitamin B_2 decken. Somit gelten Speisepilze in Bezug auf die Versorgung mit Vitamin B_2, dieser lebenswichtigen Substanz des menschlichen Organismus, als besonders wertvoll.

Auch **Vitamin B₃** (Niacin) wird im Körper für die Energiegewinnung benötigt. Teils wird es im Organismus selbst gebildet, teils muss seine Zufuhr über die Nahrung erfolgen. Die Auswirkungen eines Vitamin-B₃-Mangels sind schwerwiegende Hauterkrankungen, Störungen im Verdauungstrakt sowie im Nervensystem. Letztere können über Schwindel und Kopfschmerzen bis zu schweren Depressionen führen. Deshalb empfiehlt die DGE, als **tägliche Dosis** durchschnittlich 12 mg Vitamin B₃ dem Körper zuzuführen.

Wenn ein Lebensmittel mit einer üblichen Portion (100–150 g) mehr als 40 % des Tagesbedarfs liefert, gilt es in dieser Hinsicht als besonders wertvoll. Mit Fisch und verschiedenen Fleischsorten wird dieser Wert erreicht. Gemüse hingegen hat einen sehr geringen Vitamin-B₃-Gehalt und kommt als Lieferant dafür nicht in Betracht. Ganz anders ist es mit den Speisepilzen: Deren Vitamin-B₃-Gehalt ist so hoch, dass sie diesbezüglich mit den besten Fleisch- und Fischsorten gleichzusetzen sind. Als Vitamin-B₃-Lieferanten sind sie besonders wertvoll. Der tägliche Bedarf wird bis zu 108 %, wie beim **Pfifferling,** abgedeckt.

Vitamin B₃ (Niacin)

> Pfifferlinge (Abbildung Seite XIII) sind die Stars unter den Vitamin-B₃-Lieferanten.

Die Reihe der B-Vitamine in Pilzen reißt damit noch nicht ab: Das **Vitamin B₅** (Pantothensäure), das im menschlichen Körper eine **vielfältige Funktion** hat, ist in Pilzen ebenfalls reichlich enthalten. Auch in Bezug auf dieses Vitamin übertreffen die Pilze das DGE-Kriterium für eine besonders wertvolle Nahrung bei Weitem. Die DGE schreibt eine tägliche Bedarfsdeckung von mindestens 15 % vor. **Austernpilze** jedoch erreichen einen Wert von mehr als 23 %, **Champignons** 26 % und **Steinpilze** kommen sogar auf mehr als 30 %, jeweils in 100 g Frischware.

Vitamin B₅ (Pantothensäure)

Pilze übertreffen bezüglich des Vitamin-B_5-Gehaltes die meisten Gemüsearten sowie Rindfleisch, Kalbfleisch und Geflügel, deren Liefermenge auf 100 g Frischware berechnet zum Teil weit unter 15 % liegt. Nur Innereien wie Niere, Leber, Herz u. a. sind bessere Lieferanten von Vitamin B_5 als Pilze. Sie sind jedoch sehr purinreich.

> Pilze sind ein guter Ersatz für purinreiche Innereien, die als gute Vitamin-B_5-Lieferanten bekannt sind.

Vitamin B_9 (Folsäure)

Im Hinblick auf **Vitamin B_9** (Folsäure) ist zumindest der **Austernpilz** als besonders wertvoll einzustufen. Dieses Kriterium wird bei einer Deckung des Tagesbedarfes zu 25 % erfüllt und dieser Pilz kommt auf über 100 %.

Folsäure ist in Verbindung mit dem Vitamin B_{12} für die Bildung der roten Blutkörperchen erforderlich. Sie spielt bei der Entstehung der Nukleinsäuren in den Zellkernen eine wichtige Rolle. Der Mangel an Vitamin B_9 äußert sich in einem veränderten Blutbild. Wenn dabei auch Vitamin-B_{12}-Mangel und vielleicht noch Eisenmangel herrschen, sind die Folgen des Vitamin-B_9-Mangels besonders schwerwiegend. Dieses Vitamin und auch das Vitamin B_1 gelten übrigens in Deutschland als kritisch, da man in der Bevölkerung während einer längeren Zeitspanne eine Unterversorgung beobachtet hat.

> Austernpilze und verschiedene Gemüsearten können zu den bedeutenden Vitamin-B_9-Lieferanten gerechnet werden.

Vitamin C (Ascorbinsäure) wird für die Bildung und Erhaltung der Stützgewebe – wie Knochen, Knorpel und Bindegewebe – sowie als Regulator für den Zellstoffwechsel benötigt. Zu seinem Bedarf können Pilze nur geringfügig beitragen. Nach einer Empfehlung der DGE benötigen Erwachsene eine **tägliche Dosis** von 75 mg Vitamin C. Eigentlich kommt der Mensch schon mit 30 mg aus, als „Skorbut-Schutzschwelle" reichen sogar 15 mg. Da jedoch Vitamin C während der Verarbeitung von Lebensmitteln leicht zerstört wird, ist diese höhere Dosis angebracht. Bei Erkältungskrankheiten oder überhaupt zur Stimulierung der körpereigenen Abwehrkräfte wird eine noch höhere tägliche Zufuhr als 75 mg empfohlen.

Mit 100 g frischen Champignons gelangen nur 4 mg, mit Hallimasch 5 mg, mit Pfifferlingen 6 mg und mit Austernpilzen 10 mg Vitamin C in den Körper. Somit kann die Pilznahrung nur 5–13 % des täglichen Bedarfs abdecken.

Vitamin C (Ascorbinsäure)

Doch Pilze haben noch einen Trumpf in Bezug auf die Vitamine: Es ist das Ergosterin, die Vorstufe vom **Vitamin D**. Streng genommen ist Vitamin D gar kein Vitamin, da es – im Gegensatz zu anderen Vitaminen – der menschliche Körper selbst herstellen kann. Es wird eher zu den Hormonen, zu den Botenstoffen oder körpereigenen Informationsübermittlern gerechnet. Im allgemeinen Sprachgebrauch ist es aber als Vitamin bekannt.

Die Gruppe der D-Vitamine erstreckt sich von D_1 bis D_5, am wichtigsten sind D_2 und D_3. **Vitamin D_2** (Ergocalciferol) ist pflanzlichen Ursprungs und entsteht aus Ergosterin durch Lichteinwirkung. Ergosterin gehört zu der Gruppe der Sterine, einer wichtigen Gruppe der Naturstoffe, zu der auch Cholesterin zählt. Die andere im menschlichen Körper aktive Form ist **Vitamin D_3** (Cholecalciferol), das ebenfalls durch Lichteinwirkung aus Cholesterin – genauer: aus 7-Dehydro-Cholesterol –

Vitamin D

gebildet wird. Da die Wirkung von Ergo- und Cholecalciferol im menschlichen Organismus identisch ist, können sie zusammen besprochen und vereinfacht als Vitamin D bezeichnet werden.

Seit mehr als 80 Jahren ist bekannt, dass Vitamin D entscheidenden Einfluss auf den **Calcium-** und **Knochenstoffwechsel** hat. Seine antirachitische Wirkung ist Allgemeingut. Neuerdings nimmt die Forschung das Vitamin D erneut unter die Lupe und fördert dabei neue, bemerkenswerte bis sensationelle Erkenntnisse hinsichtlich seiner Wirkung zutage. Es stellte sich heraus, dass Vitamin D außer dem Calcium- und Knochenstoffwechsel an vielen anderen physiologischen Prozessen des Körpers beteiligt ist. Besonders hervorzuheben ist sein Einfluss auf das **Immunsystem,** auf die **Zellteilung** und das **Zellwachstum.**

Studienergebnisse zu Vitamin D

Kanadische Wissenschaftler stellten fest, dass Brustkrebspatienten, die an Vitamin-D-Mangel leiden, in dreifach größerer Häufigkeit Metastasen bekamen und sie hatten ein um 73 % höheres Risiko, binnen zehn Jahren nach ihrer Erkrankung zu sterben. Zudem kann eine unzureichende Vitamin-D-Versorgung die Entstehung chronischer Krankheiten wie Multiple Sklerose, Diabetes Typ 2, Bluthochdruck, Herzinsuffizienz und auch Krebs begünstigen. Wissenschaftler an der Universität von Oxford (England) und British Columbia (Kanada) fanden heraus, dass an MS erkrankte Menschen ein Vitamin-D-Defizit hatten. Nach ihrer Auffassung ist Vitamin D bzw. sein Mangel ein wichtiger Faktor bei der Entstehung dieser Krankheit. Andere Forscher stellten fest, dass eine ausreichende Vitamin-D-Versorgung unter anderem die Bildung und Vermehrung von Prostatazellen hemmt. In einer einschlägigen Studie gelang es, nach Verabreichung von täglich 50 Mikrogramm (μg) Vitamin D_3 bei Personen mit Prostatakrebs, die Verdopplung ihrer PSA-Werte während einer zweijährigen Behandlungsphase gegenüber einer Kontrollgruppe fast zu halbieren.

Eine weitere Erkenntnis in Zusammenhang mit Vitamin D ist, dass eine ausreichende Versorgung Störungen des Immunsystems vorbeugen und die Entstehung altersbedingter Krankheiten hemmen kann.

Einer englischen Studie zufolge wirkte sich der Vitamin-D-Gehalt im Blut positiv auf die Länge der Telomere der weißen Blutkörperchen aus. Telomere sind die Chromosomenenden und damit wichtige Strukturelemente der DNA (unserer Erbsubstanz). Bei jeder Teilung der Zelle werden die Telomere kürzer und wenn sie eine kritische „Kürze" erreichen, kann sich die Zelle nicht weiter teilen und stirbt meist ab. Durch die Länge der Telomere wird also die Lebensdauer einer Zelle bestimmt. In dieser Studie stellte man in den weißen Blutkörperchen der mit Vitamin D ausreichend versorgten Personen längere Telomere fest. Der Vergleich mit den Werten von Personen ohne ausreichende Vitamin-D-Versorgung war bemerkenswert. Der Unterschied betrug fünf Jahre Telomeralterung. Aufgrund dieser Erkenntnisse wird Vitamin D auch als ein wichtiger **Anti-Aging-Faktor des Immunsystems** bezeichnet.

Das Herz leidet, wenn Vitamin D fehlt. Etwa 1,6 Mio. Menschen leiden in Deutschland an Herzinsuffizienz. Untersuchungen von Dr. Armin Zittermann von der Universität Bonn zeigen, dass eine Unterversorgung mit Vitamin D zur Entstehung von Herzinsuffizienz beiträgt. Herzinsuffizienz führt zur verminderten Pumpleistung des Herzens. Die Folgen sind Blutunterversorgung der Organe und der Muskulatur, schnelle Ermüdung, Luftknappheit, jagender Puls. Aufgrund der schlechten Durchblutung entsteht Niereninsuffizienz, die zur Bildung von Ödemen (Wassereinlagerungen) führt. Das Herz reagiert mit der Ausschüttung des Entwässerungshormons ANP *(atriales natriuretisches Peptid)*. Es ist bekannt, dass Vitamin D die Produktion von ANP hemmt. Untersuchungen an 54 Probanden mit Herz-

Auch wichtig fürs Herz: Vitamin D

schwäche und 34 gesunden Personen ergaben, dass bei den kranken Personen der Vitamin-D-Gehalt im Blut um bis zu 50 % niedriger war und die ANP-Menge stieg um mehr als 100 % an.

Es ist eine häufig vertretene Meinung, dass eine ausreichende Vitamin-D-Versorgung der Menschen über die Bildung aus 7-Dehydro-Cholesterol unter Einwirkung von UV-Strahlung (über Sonnenlicht) möglich ist. Demgegenüber stehen seriöse Untersuchungen, die das Gegenteil beweisen. **Vitamin-D-Mangel** gilt als einer der häufigsten Vitaminmängel in Deutschland. Bis zu 90 % der erwachsenen Bevölkerung verfügt über weniger als den Minimalbedarf, der mit 5 µg täglich beziffert wird. Die Haut älterer Menschen bildet nicht mehr so viel Vitamin D wie die jüngerer Personen. Hinzu kommt, dass in unseren Breitengraden, insbesondere in Großstädten und industriellen Ballungsgebieten, die Intensität der Sonneneinstrahlung vom Herbst bis zum Frühjahr nicht ausreicht, um in der Haut ausreichend Vitamin D zu bilden. Von einer mangelhaften Vitamin-D-Versorgung sind besonders Kinder, Jugendliche, stillende Mütter, Vegetarier und ältere Menschen betroffen sowie Personen, die ständig allopathische Arzneimittel einnehmen. In den USA wird momentan sogar eine Kampagne hinsichtlich der Optimierung der Vitamin-D-Versorgung durch geeignete Nahrungsmittel betrieben, da etwa 40 % der Bevölkerung unzureichend versorgt seien. Ärzte und Ernährungsberater werden aufgefordert, die Menschen – insbesondere Ältere und Personen mit dunkler Haut – entsprechend aufzuklären.

Täglicher Vitamin-D-Bedarf

Optimal wäre eine tägliche Versorgung mit 20 µg Vitamin D, bei älteren Menschen noch mehr (bis zu 30 µg täglich). Selbst eine dauerhafte Versorgung mit 50 µg täglich wird als unbedenklich angesehen. Vorsicht ist bei einer regelmäßigen Versorgung mit noch höheren Dosen geboten, da diese zu unerwünschten Nebenwirkungen wie Arteriosklerose, Nierensteinbildung und Bluthochdruck führen kann.

Die reichhaltigsten **Vitamin-D-Quellen** sind Fischleberöle und Salzwasserfische wie Sardinen, Heringe, Lachs und Makrelen. Weniger Vitamin D ist in Eiern, Fleisch, Milch und Butter enthalten. Pflanzen enthalten kaum, Früchte und Nüsse praktisch überhaupt kein Vitamin D. Pilze dagegen sind wahrhaft bedeutende Vitamin-D-Lieferanten. Man kann mit einer Portion (100–150 g) Pilznahrung einen erheblichen Teil des täglichen Vitamin-D-Bedarfes decken. Besonders Vegetarier, die tierische Nahrung meiden, dürften daran Interesse haben.

Vitamin-D-Quellen

In einschlägigen Untersuchungen haben finnische Wissenschaftler bis zu 29,82 µg Ergocalciferol in 100 g Frischmaterial verschiedener Pilzarten gefunden. Das entspricht mehr als 100 % des empfohlenen Tagesbedarfs. Auch **Champignons** und **Austernpilze** – Speisepilze, die ganzjährig überall verfügbar sind – enthalten reichlich Vitamin D. Im Durchschnitt sind in 100 g frischen Champignons 40 % des Tagesbedarfs eines Erwachsenen an Vitamin D enthalten. In **Pfifferlingen** sind es 45 %, in **Steinpilzen** und **Morcheln** mehr als 60 %. Legt man das Kriterium der DGE für besonders wertvolle Vitamin-D-Quellen zugrunde, das von einer 20 %igen Bedarfsdeckung ausgeht, wird die Hochwertigkeit der Pilze besonders augenfällig.

Inzwischen gibt es zudem Verfahren, um den Vitamin-D-Gehalt von Pilzen, insbesondere von Champignons, erheblich zu steigern. Die geernteten Pilze werden sozusagen für wenige Minuten auf die Sonnenbank geschickt, indem sie einfach mit UV-B-Licht bestrahlt werden.

Verfahren zur Vitamin-D-Anreicherung in Pilzen

Im Herbst 2008 brachte der große kalifornische Champignonanbaubetrieb Monterey Mushrooms Inc. unter der Bezeichnung „Sun Bella" Champignons auf den Markt, die nach einer UV-Bestrahlung so viel Vitamin D enthielten, dass eine Portion von ca. 85 g bis zu 100 % des Tagesbedarfs eines Erwachsenen deckten. Die Firma Xenon hat in der US-Zeitschrift *Mushroom*

News bereits eine ganzseitige Anzeige geschaltet: „*Enhance your mushrooms with Vitamin D using Xenon Pulsed Light.*"

> ### *Nährstoffdichte von Pilzen:*
> Pilze liefern teilweise hohe Vitaminmengen, sie sind aber gleichzeitig mit nur wenigen Kalorien befrachtet. Dies wird als hohe Nährstoffdichte bezeichnet, die das Verhältnis des Nährstoffgehalts zum Energiegehalt eines Lebensmittels ausdrückt.
>
> Bei der Beurteilung des Nähr- und Gesundheitswerts von Pilzen ist ihrer reichhaltigen Vitaminpalette in Zukunft mehr Aufmerksamkeit zu schenken. Für viele lebenswichtige Vitamine sind sie erstrangige Lieferanten und decken weit mehr des menschlichen Tagesbedarfs als von der DGE für eine besonders wertvolle Nahrung gefordert wird.

Mineralstoffgehalt von Pilzen

Natrium

Natrium hat vielfältige Funktionen im Körper, eine übermäßige Aufnahme stellt, besonders bei Menschen mit erhöhtem Blutdruck, aber ein Risiko dar. Die empfohlene Tagesaufnahme beträgt bei Erwachsenen 2–3 g, bei Kindern und Jugendlichen 1–2 g.

Natrium wird größtenteils durch die Nahrung aufgenommen, wobei 1 g Kochsalz knapp 400 mg Natrium entspricht. Für eine streng natriumarme Diät ist ein Lebensmittel dann geeignet, wenn mit ihm durch eine übliche Verzehrportion (100–200 g) nicht mehr als 10 % der maximal erlaubten Natriummenge aufgenommen werden. Relativ **natriumreich** sind Fleisch und Fisch, für eine **natriumarme** Diät sind Obst und Gemüse geeignet. Besonders empfehlenswert sind jedoch Pilze, deren Natriumgehalt noch zwei- bis dreimal geringer ist als jener von pflanzlicher Kost. Mit 100 g frischen Champignons z. B. werden nicht mehr als 10 mg Natrium geliefert. Das sind nur 0,5 % der maximal zulässigen Tagesdosis.

Kalium ist für die Regulierung des osmotischen Drucks der Zellflüssigkeit, ferner für die Aktivität einiger Enzyme verantwortlich. Es ist auch in den Verdauungssäften des Magen-Darm-Traktes enthalten und wird über die Nieren ausgeschieden, wobei die Ausscheidung bei erhöhter Natriumzufuhr größer ist. Durch Kaliummangel können Herzmuskelschäden auftreten. Weitere Symptome sind Schwäche, Appetitlosigkeit und Muskelkrämpfe. Wünschenswert ist eine Kaliumzufuhr bei Erwachsenen von 2–4 g täglich. Kalium wirkt blutdrucksenkend und fördert die Muskelentspannung.

Pilze gehören zu den **kaliumreichen Lebensmitteln.** Sie sind diesbezüglich Gemüse und Obst leicht überlegen. Im Vergleich zu Fisch und Fleisch enthalten Pilze bis zu 25 % mehr Kalium. **Champignons, Pfifferlinge** und **Steinpilze** sind besonders hervorzuheben: Mit ihnen ist eine Deckung von 15–30 % des Tagesbedarfs von Kalium möglich, wobei als Kriterium für ein besonders kaliumreiches Lebensmittel von der DGE 15 % angegeben werden. Das Verhältnis von wenig Natrium gegenüber viel Kalium eröffnet für Speisepilze eine Einsatzmöglichkeit in der Diätkost von Patienten, die wegen zu hohen Blutdrucks ihre Natriumzufuhr einschränken müssen.

Phosphor spielt im Prozess der Energiegewinnung und -umsetzung eine unentbehrliche Rolle. Es ist wichtig für den Aufbau und die Erhaltung von Knochen und Zähnen. Die Phosphoraufnahme wird durch das Vorhandensein von Vitamin D begünstigt. Mangelerscheinungen sind bei Erwachsenen so gut wie unbekannt. Nur Frauen haben während Schwangerschaft und Stillzeit einen erhöhten Phosphorbedarf, sodass eine gezielte Ernährung mit phosphorreichen Lebensmitteln empfehlenswert ist. Der übliche Tagesbedarf bei Erwachsenen beträgt 0,7–0,8 g Phosphor. Laut DGE-Kriterien sind Nahrungsmittel dann als besonders wertvolle Phosphorlieferanten anzusehen, wenn sie in einer üblichen Verzehrportion mindestens 30 % des Tagesbedarfs enthalten. So gesehen erfüllen alle tierischen Produkte (Fleisch, Fisch, Innereien, Käse und Milch) dieses Kriterium. Gemüse- und Obstarten liegen dagegen zum Teil weit darunter. Mit frischen **Champignons** jedoch werden etwa 30 %, mit **Morcheln** sogar mehr als 40 % des Phosphorbedarfs durch die übliche Verzehrportion (100–150 g) geliefert. In dieser Hinsicht liegen Pilze deutlich vor Obst und Gemüse und rangieren nach tierischen Produkten an zweiter Stelle.

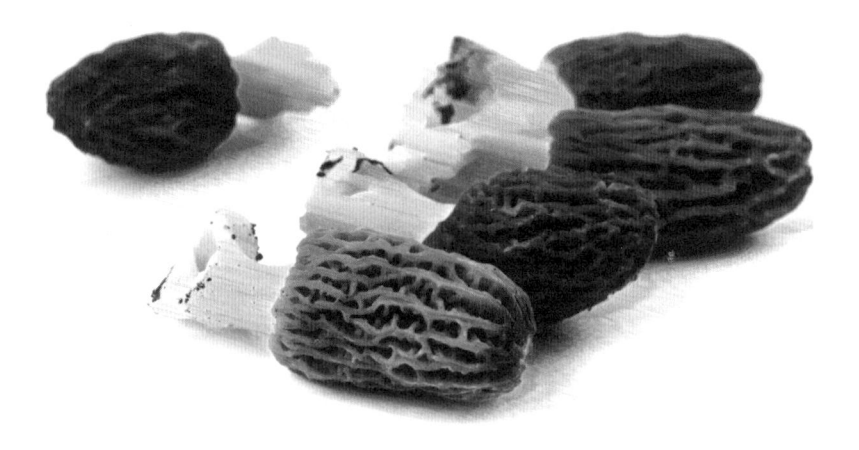

Eisen   Schließlich sind Pilze noch besonders wertvolle Lieferanten von **Eisen.** Eisen ist wichtig für den Sauerstofftransport und für die Synthese verschiedener Stoffe im Körper, die an lebenswichtigen Abläufen beteiligt sind. Eisen liegt im Körper hauptsächlich im Blutfarbstoff (Hämoglobin) vor. Bei starken Blutungen, z. B. bei

Frauen während der Menstruation, können dem Körper größere Eisenmengen verloren gehen. Ein Eisenmangel äußert sich in Blutarmut (Anämie), mit anderen Worten durch eine Verringerung des Hämoglobin- und Erythrozytengehalts (rote Blutkörperchen) im Blut. Von Experten wird die Aufnahme von 12–14 mg Eisen täglich empfohlen. Liefert ein Nahrungsmittel mehr als 15 % des Tagesbedarfs, gilt es als besonders wertvoll. Mit **Champignons** und **Austernpilzen** wird dieses Kriterium erreicht. Mit einer Tagesportion von **Birkenpilzen** wird fast das Doppelte, mit **Pfifferlingen** das Vier- bis Sechsfache der geforderten Menge geliefert.

Weitere wichtige Spurenelemente sind Kupfer, Zink und Selen. **Kupfer** kommt in zahlreichen Enzymen vor. Es steuert die Quervernetzung der Kollagenfasern des Bindegewebes. Somit ist Kupfer unverzichtbar für den Aufbau des Bindegewebes und der Knochen. Das Enzym Superoxiddismutase, das von Kupfer und Zink (siehe nächster Absatz) abhängig ist, bildet einen wichtigen Teil des körpereigenen Zellschutzsystems im Kampf gegen freie Radikale. Somit kann Kupfer auch als indirekter Radikalfänger bezeichnet werden. Eine mahlzeitübliche Portion frischer **Champignons** kann bis zu 30 % des Tagesbedarfs an Kupfer decken.

Kupfer

Zink kommt in zahlreichen Enzymen vor und nimmt eine Schlüsselrolle bei verschiedenen Körperfunktionen ein, z. B. im Eiweiß-, Fett- und Kohlenhydratstoffwechsel. Hinzu kommen Funktionen beim Zellwachstum und im Immunsystem. Zinkmangel scheint häufig vorzukommen, speziell bei Jugendlichen, die in der Wachstumsphase besonders viel Zink benötigen. Speisepilze sind deutlich bessere Quellen für Zink als die meisten Gemüse- und Obstarten. Besonders **Shiitake** ist reich an Zink: Er übertrifft sogar Spinat um fast das Dreifache.

Zink

Selen Noch vorteilhafter sind Pilze in Bezug auf **Selen.** Man muss wissen, dass Selen eine außerordentlich wichtige Funktion beim Schutz des Organismus gegen schädliche oxidative Prozesse hat: Selen ist ein **Radikalfänger** ersten Ranges. Das Spurenelement ist ein wichtiger Co-Faktor im Glutathionperoxidase-Enzymsystem, das Zellmembrane vor der zerstörerischen Wirkung freier Radikale schützt. Außerdem wird Selen als biologischer Gegner verschiedener Schwermetalle (Quecksilber, Cadmium, Blei u. a.) angesehen, indem es deren Toxizität deutlich abschwächt. Selen aktiviert zudem bestimmte Bereiche des körpereigenen Immunsystems, indem es die Bildung von Lymphozyten stimuliert, die Interferonsynthese sowie die Aktivität der T-Zellen und natürlichen Killerzellen fördert.

Den verfügbaren Informationen ist zu entnehmen, dass Gemüse und Obst nur vernachlässigbar geringe Mengen Selen enthalten. Ganz anders sieht es bei den Speisepilzen aus: Der **Kulturchampignon,** besonders die Sorten mit braunem Fruchtkörper und in Abhängigkeit vom Kultursubstrat, gilt als gute Quelle für Selen. Mit einer Verzehrportion von 100 g kann man nach den Ergebnissen eigener Untersuchungen 40–200 % des Tagesbedarfs decken. **Austernpilze** und **Kräuterseitlinge** sind ebenfalls gute Selenquellen, nur im **Shiitake** haben wir verhältnismäßig wenig Selen gefunden. Aber immerhin noch fünfmal mehr als in Gemüse und Obst.

> *Auf einen Blick:*
> - Pilze sind für eine natriumarme Ernährung bestens geeignet.
> - Sie liefern zudem wichtige Mineralien, darunter Phosphor und Kalium.
> - Pilze sind wertvolle Quellen wichtiger Spurenelemente, darunter Zink, Selen, Kupfer und Eisen.

Geschmack von Pilzen

Selbst der größte Reichtum an wertvollen Inhaltsstoffen macht ein Nahrungsmittel noch nicht zum Publikumsliebling, wenn es nicht schmeckt. Frische Speisepilze haben gerade ihres Geschmacks wegen etwas Unnachahmliches. Man hat **über hundert Substanzen** gefunden, die für ihr charakteristisches Aroma verantwortlich sind. Diese bewirken einen natürlichen Würzeffekt und machen oft z. B. ein Salzen in Diät oder Normalkost überflüssig. So ist z. B. der Geschmack des Shiitake derart einzigartig und intensiv, dass man ihn aus jeder Speise herausschmecken kann, wenn man ihn einmal gekostet hat.

Die Geschmackskomponenten der Pilze sind außerdem appetitanregend: Sie fördern die Bildung der Magensäfte und die Darmtätigkeit. Dadurch wird die Nahrung bekömmlicher und vom Körper besser verwertbar, weil dieser sich besser darauf einstellen kann.

Pilze für die Ernährung nur als Frischware

Will man Pilze für eine zeitgemäße Ernährung empfehlen und sie in eine gesunde, krankheitsvorbeugende Kost integrieren, muss man zuerst einen wichtigen Aspekt berücksichtigen: ihre Verfügbarkeit. Speisepilze werden meist in Supermärkten, Gemüsegeschäften, Bauernläden oder auf dem Wochenmarkt eingekauft. Dort ist die Angebotspalette manchmal bescheiden. Jene, die Pilze sammeln oder im Haus und Garten kultivieren, sind da im Vorteil, aber eher in der Minderheit.

Bei einem regelmäßigen Pilzkonsum – der wäre z. B. bei einer Diät zur Gewichtsreduktion, bei Diabetes, Gicht, Bluthochdruck u. a. wünschenswert – muss auf kommerziell angebaute und **ganzjährig verfügbare Pilze** zurückgegriffen werden. Solche sind in Deutschland der Kulturchampignon (weiße und braune Varianten), der Austernpilz, der Kräuterseitling und der Shiitake.

Nur frische Pilze sind gesund

Dieses Sortiment lässt sich in den Sommermonaten noch mit regelmäßig angebotenen Waldpilzen – hauptsächlich mit Pfifferlingen – ergänzen. Der Einsatz von Pilzen für eine gesunde Ernährung kann freilich nur dann gelingen, wenn sie verzehrsgerecht zubereitet und verwertet werden.

Tiefgekühlt bleiben Pilze für ca. 3 Monate haltbar, ohne dass die Qualität leidet. Auch eine schonende Trocknung ist für eine werterhaltende Haltbarmachung von Pilzen geeignet.

Frisch ist Trumpf

Alles, was über die gesundheitsfördernden Inhaltsstoffe der Speisepilze gesagt wird, gilt hauptsächlich für frische Pilze. Deshalb ist die wichtigste aller Regeln: Verwenden Sie möglichst frische Pilze und keine Konserven!
Wiederholte Vergleiche frischer und konservierter Champignons hinsichtlich ihrer Inhaltsstoffe fielen ernüchternd aus. Der Gehalt der meisten wertvollen Inhaltstoffe hatte sich durch den Konservierungsprozess gravierend verringert. 50–75 % der Vitamine des Champignons gehen verloren, sein Eiweiß-, Kalium- und Phosphorgehalt sinkt erheblich. Nur der Calciumgehalt steigt durch die Konservierung etwas an. Vollkommen unerwünscht ist dagegen der Anstieg des Natriumgehalts von bis zu 5.800 %. Dadurch entfallen konservierte Champignons gänzlich für die Ernährung von z. B. Bluthochdruckpatienten, die ihre Natriumzufuhr einschränken müssen. Auch der Anstieg des Chlorgehalts um mehr als 1.700 % gereicht der Konservenware nicht gerade zum Vorteil. Trotz dieser Fakten werden z. B. in Deutschland noch immer in großem Umfang konservierte Champignons konsumiert.

Die richtige Lagerung von Pilzen und Pilzgerichten

Frische Pilze müssen kühl gelagert werden, um den unausweichlichen Zersetzungsprozess einige Tage hinauszögern zu können. Die optimale Lagerungstemperatur beträgt 2–4 °C.

Leider ist die Haltbarkeit frischer Pilze selbst im Kühlschrank nur begrenzt, wobei sie sich je nach Art unterschiedlich verhalten. Shiitake und Kräuterseitling gelten als besonders gut lagerfähig. Beide kann man sieben bis zehn Tage aufbewahren. Auch der Austernpilz ist recht gut lagerfähig. Auf seiner Oberfläche bildet sich im Kühlschrank schnell ein weißer Belag, der jedoch kein Schimmel, sondern eine völlig normale Erscheinung ist. Das ist ein Geflecht des Austernpilzes, das aus seinem Hut hervorsprießt und anzeigt, dass der Fruchtkörper im Kühlschrank noch einige Tage weiterlebt. Austernpilze mit solch einem weißen Belag können völlig bedenkenlos zubereitet und verzehrt werden. Anders wäre es, fände man einen grünen Belag auf den Pilzen. Dann wären sie, da von einem echten Schimmelpilz befallen, tatsächlich verdorben.

Die braune Variante des Kulturchampignons ist ebenfalls gut lagerfähig. Etwas schwieriger sind die weißen Champignons, die für eine längere Lagerhaltung ungeeignet sind. Man sollte sie spätestens nach drei bis vier Tagen verwerten.

Viele befürchten, dass Speisepilze während der Lagerung im Kühlschrank giftig werden könnten. Ebenso wird behauptet, man könne Pilzgerichte am nächsten Tag nicht mehr aufwärmen und verzehren. Beides ist falsch! Speisepilze werden während der Lagerung nicht giftig. Sie verderben lediglich wie jedes andere Lebensmittel, das nach gewisser Zeit verschimmelt oder der üblichen Zersetzung zum Opfer fällt. Deshalb kann man auch Pilzgerichte, nach Aufbewahrung im Kühlschrank, am Folgetag aufwärmen und verzehren.

Je nach Sorte können Pilze zwischen drei und zehn Tagen im Kühlschrank aufbewahrt werden.

Hinsichtlich Lagerung und Verwertung ist bei Pilzen der gleiche Maßstab anzusetzen wie bei Fisch und Fischgerichten.

Zubereitung von Pilzen

Immer nur gesunde Pilze verwenden! Es ist nicht nötig, Pilze zu schälen. Im Gegenteil, dadurch gelangen viele wertvolle Nährstoffe in den Abfall. Es ist vollkommen ausreichend, Pilzfruchtkörper leicht abzubürsten – dafür gibt es spezielle Bürstchen – oder sie sogar kurz unter fließendem Wasser abzuspülen, um eventuelle Erd- und Substratreste zu entfernen.

Beim Austernpilz und Shiitake schneidet man die Stiele etwa 1 cm unterhalb der Lamellen ab, da sie zäh sind. Champignons und Kräuterseitlinge werden komplett verwertet.

Pilzgerichte müssen weder stark gesalzen noch gewürzt werden, da sonst ihr Eigengeschmack unterdrückt wird. Zum **Würzen** eigenen sich kleine Mengen von:
- Paprika
- Pfeffer
- Petersilie
- Zwiebel
- Knoblauch
- Kümmel.

Wasser wird Pilzen während des Dünstens erst dann zugegossen, wenn deren eigene Feuchtigkeit verdampft ist, bevor die Pilze gar sind. Empfehlenswert ist es, Pilzgerichte generell in einem geschlossenen Topf zuzubereiten.

Gedünstete Pilze ergeben auch ohne Beilage eine vorzügliche Mahlzeit. Pikanter wird ihr Geschmack, wenn sie zusammen mit Zwiebeln zubereitet werden. Ganz ausgezeichnet schmecken Suppen aus Pilzen, wofür alle Arten geeignet sind. Darüber hinaus kann man Pilze braten, grillen oder frittieren. Austernpilze eignen sich als vegetarisches Schnitzel gut zum Panieren nach Wiener Art. Frikadellen aus klein gehackten Pilzen sind eine vorzügliche Mahlzeit. Bekannt ist ihre Verwendung für Omeletts, aber nur wenige ahnen, dass Risibisi (Reis mit Erbsen) nach Zugabe von gedünsteten und klein gehackten Pilzen um ein Vielfaches besser schmeckt. Pilze bieten für Salate, Pasteten und Saucen eine wertvolle und geschmackssteigernde Komponente.

Die **Verwertbarkeit der Nährstoffe** ist in Speisepilzen, mit Ausnahme des Eiweißes, unproblematisch. Die Nährstoffkomponenten können die Zellwände leicht und schnell passieren und anschließend vom Verdauungstrakt resorbiert werden. Das Pilzeiweiß überwindet die chitinhaltigen Zellwände nicht. Abhilfe schafft man, indem die Pilze für den Verzehr gut zerkleinert, z. B. dünn gehobelt, und die Pilzgerichte gründlich gekaut werden.

Auf einen Blick:
- Pilze sind kalorienarm, eignen sich deshalb gut für den Speiseplan bei Gewichtsreduktion.
- Sie enthalten wenig Purine und eignen sich gut für den Speiseplan bei Stoffwechselerkrankungen (z. B. Gicht und Rheuma).
- Pilze enthalten wenig Glukose, dafür Mannit, und eignen sich gut für den Speiseplan bei Diabetes.
- Sie sind natriumarm und eignen sich gut für den Speiseplan bei erhöhtem Blutdruck.
- Pilze sind reich an den Vitaminen B_1, B_2, B_3, B_5, B_6, B_9 und D.
- Sie sind reich an Ballaststoffen (Chitin und Hemizellulose), und helfen damit, Dickdarmkrebs vorzubeugen.
- Pilze enthalten wertvolle Mineralien wie Kalium und Phosphor.
- Sie enthalten zudem wichtige Spurenelemente wie Eisen, Zink, Kupfer und insbesondere Selen.

Pilze für die Therapie

Der therapeutische Einsatz von Großpilzen kann
- **kausal** sein, mit dem Ziel, die Ursache einer Krankheit zu beseitigen.
- **symptomatisch** sein, um die Beschwerden einer Krankheit zu lindern.
- **adjuvant** sein, um z. B. den Nebenwirkungen einer Tumorbehandlung entgegenzuwirken.

Die therapeutische Wirkung – die Heilkraft der Pilze – wird durch ihre sekundären Inhaltsstoffe ausgelöst.

Polysaccharide der Pilze

Die wichtigste bioaktive, sekundäre Stoffgruppe der Pilze ist die der Polysaccharide, unter ihnen ist insbesondere jene der **Betaglucane** (β-Glucane) interessant, die nur aus D-Glukosemolekülen aufgebaut sind (siehe auch Seite 91).

Polysaccharide sind eine Gruppe der Kohlenhydrate. Sie repräsentieren eine strukturell mannigfaltige Gruppe von biologischen Makromolekülen, die in der Natur weit verbreitet sind. Anders als Proteine oder Nukleinsäuren haben Polysaccharide periodisch wiederkehrende Strukturmerkmale, sie werden auch Glykane genannt.

Polysaccharide sind sogenannte **Vielfachzucker,** die aus vielen Einfachzuckern (Monosacchariden) wie Glukose, Fruktose, Galaktose und anderen zusammengesetzt sind. Sie sind chemisch betrachtet also Polymere von Monosaccharid-Molekülen, die durch glykosidische Bindung miteinander verknüpft sind. Als **glykosidische Bindung** bezeichnet man die Verknüpfung zweier Moleküle über beiderseits vorliegende Hydroxygruppen (OH-Gruppen) oder durch eine Hydroxygruppe einerseits und NH_2-Gruppen andererseits. Die Monosaccharid-Moleküle können an verschiedenen Punkten miteinander verbunden sein und bilden auf diese Weise eine große Vielfalt von verzweigten oder linearen Strukturen. Unter den Makromolekülen haben die Polysaccharide die größte Kapazität für den Transport von biologischen Informationen, da sie das größte Potenzial für strukturelle Variabilität besitzen.

Zellulosemolekül

Chitinmolekül/

Je nachdem, ob die Hauptkette aus nur einer oder aus mehreren Sorten Monosacchariden besteht, spricht man von **Homopolysacchariden** und Heteropolysacchariden. Zellulose beispielsweise, wichtigster Bestandteil der Zellwände von Pflanzen und damit der häufigste Vielfachzucker auf Erden, besteht nur aus Glukosemolekülen, ist also ein Homopolysaccharid. Die **Heteropolysaccharide** sind in der Natur meist noch an Eiweiße oder Fette gebunden. Als Beispiel ist das Pektin zu nennen, ein Ballaststoff, der ebenfalls überall in der Pflanzenwelt, in höchster Konzentration aber in den Schalen einiger Zitrusfrüchte, aber auch in Äpfeln vorkommt. Pektin besteht überwiegend aus Galakturonsäure, einer oxidierten Galaktose, und zusätzlich noch aus verschiedenen anderen Einfachzuckern.

Die Polysaccharide und Polysaccharid-Protein-Komplexe der Pilze sind ins Zentrum der mykologischen und biochemischen Forschungsaktivitäten gelangt, da allgemein angenommen wird, dass sie das Tumorwachstum durch Stärkung oder Reaktivierung der Immunabwehr unterdrücken können und so zur Erhaltung der Homöostase – des Gleichgewichts aller physiologsichen Abläufe – beitragen. Die Polysaccharide werden oft als „host defense potentiator" („Wirtsabwehr Verstärker") oder „biological response modifier" (BRM) bezeichnet. Letzteres kann als „biologischer Antwort-Umwandler" übersetzt werden.

Die Hauptquelle der antitumoral wirkenden Pilzpolysaccharide sind die Zellwände, die aus Chitin, Zellulose, β-1,3- und β-1,6-Glucanen, α-1,3-Glucanen und Polysaccharid-Protein-Komplexen bestehen. Allerdings wurden bei Chitin und Chitosan (einem Polyglucosamin) bisher keine antitumorale Wirkung nachgewiesen.

Antikrebs-aktive Wirkung von Pilzpolysacchariden

Obwohl die Mechanismen der Antitumoraktivität der Polysaccharide nicht vollständig geklärt sind, wissen wir, dass sie mit der Aktivierung spezifischer Immunzellen die durch Zellen vermittelte Immunantwort verstärken (potenzieren). Sie aktivieren Zellfunktionen wie zytotoxische und phagozytische Reaktionen gegenüber Tumorzellen.

Die Intensität der **immunmodulierenden Wirkung** der Pilzpolysaccharide wird mit ihrem Molekulargewicht in Zusammenhang gebracht. Es hat sich gezeigt, dass solche mit hohem **Molekulargewicht** – mehr als 200 kDa (Kilodalton) – in der Regel ein großes immunmodulierendes Potenzial besitzen. Es gibt jedoch auch Ausnahmen und Beispiele für das Gegenteil: Manche Polysaccharide mit kleinem Molekulargewicht besitzen ebenfalls großes immunmodulierendes Potenzial. Dazu zählen das Lentinan aus dem Shiitake und Schizophyllan aus dem Spaltblättling.

Ein weiteres Kriterium, das die Effizienz eines Polysacchrids beeinflusst, ist seine **Molekularstruktur.** Auch wenn diesbezüglich noch keine eindeutige Antwort gefunden wurde, ist klar, dass β-Glucane im Allgemeinen antitumorale Wirkung besitzen. Vieles deutet darauf hin, dass die Verteilung der Seitenketten entlang einer D-Glukose-Hauptkette eines β-1,3-Glucans die Intensität der Wirkung beeinflusst. Es ist aber nicht eindeutig bewiesen, dass ein höherer Verzweigungsgrad des β-Glucanmoleküls automatisch eine größere antimumorale Wirkung zur Folge hat.

Jedenfalls ist die Art und Weise, wie die Glukosemoleküle miteinander verknüpft sind, von großer Bedeutung. Wirksam sind sogenannte β-1,3-Glucane, während solche mit α-1,4- und β-1,4-Strukturen keine Wirkung haben. Zudem muss die Polysaccharidkette eine gewisse Länge sowie zahlreiche Verzweigungen und eine bestimmte räumliche Struktur aufweisen. Insbesondere β-1,6-Verzweigungen sind wichtig, da sie den Wirkeffekt des gesamten Moleküls erheblich verstärken. Besonders kompliziert ist die im Maitake *(Grifola frondosa)* gefundene **D-Fraktion,** die sich als sehr wirksam erwies. Die D-Fraktion ist ein Polysaccharid, das sowohl in der Hauptkette als auch in den Verzweigungen β-1,3-Glucane und β-1,6-Glucane enthält.

> Die Art der Glukosemolekülverknüpfung ist ausschlaggebend

Es wurde wiederholt versucht, die Struktur von Pilzpolysacchariden durch chemische Reaktionen zu verändern, um dadurch ihre antitumorale Aktivität zu erhöhen. Die besten Erfolge wurden dabei beim Glänzenden Lackporling *(Ganoderma lucidum)* und beim Maitake *(Grifola frondosa)* erreicht. Eine Strukturveränderung der Pilzpolysaccharide lehnen manche mit dem Argument ab, dass dadurch das Image der Pilze, ein Naturstoff zu sein, verloren geht. Andere befürworten eine solche Modifizierung mit dem Hinweis, dass so nicht nur die antitumorale Aktivität, sondern auch die **klinische Qualität** der Pilzpolysaccharide sowie ihre Wasserlöslichkeit und die Fähigkeit, Zellwände zu passieren, erhöht werden. Letzteres ist bei der Einnahme der Pilzextrakte in Form von Kapseln oder Tabletten besonders wichtig.

Die **Wasserlöslichkeit** ist eine äußerst wünschenswerte Eigenschaft. Lange nicht alle Pilzpolysaccharide sind wasserlöslich. Deshalb werden auch Versuche durchgeführt, um wasserunlösliche Polysaccharide in ihre wasserlösliche Form zu überführen. Dies hat – speziell beim Austernpilz (*Pleurotus ostreatus*) – die antitumorale Wirkung erhöht, die sich in einer gestiegenen phagozytischen Aktivität zeigte.

Die immunmodulierende Wirkung der Pilzpolysaccharide

Die Wirkung der Pilzpolysaccharide auf das Immunsystem, insbesondere die der Betaglucane, ist vielfältig. Die wissenschaftliche Fachliteratur zum Thema ist inzwischen äußerst umfangreich. Dabei geht man davon aus, dass in sogenannten immunkompetenten Zellen von Mensch und Tier – also in Zellen, welche die Aufgabe und Fähigkeit haben, auf ein bestimmtes Antigen spezifisch zu reagieren (z. B. B-Lymphozyten durch Antikörperproduktion) – ein Erkennungsmechanismus existiert, der speziell auf Glucane reagiert. Sind die Glucaneinheiten erkannt, werden sie an einen Rezeptor gebunden. Danach beginnen sie mit ihrer modulierenden Tätigkeit und üben ihre positive Wirkung sowohl auf die **spezifischen** als auch auf die **unspezifischen körpereigenen Abwehrmechanismen** aus.

> Präventive und immunmodulierende Wirkungen der Polysaccharide:
> - Entzündungshemmung
> - Hautschutz
> - Blutzuckersenkung
> - Blutdrucksenkung
> - antivirale Wirkung
> - antitumorale Wirkung

Die antitumorale Wirkung manifestiert sich durch Einfluss auf die **unspezifischen Abwehrmechanismen.** Dazu gehören die

- Aktivierung der Monozyten, Makrophagen und Granulozyten: *Alle drei Zellarten gehören zu den weißen Blutkörperchen (Leukozyten) und gelten als Fresszellen, die Bakterien und Gewebetrümmer unschädlich machen. Die Monozyten machen 2–8 % der weißen Blutkörperchen aus, die Granulozyten über die Hälfte.*
- Aktivierung des Komplementsystems, eines wesentlichen Bestandteils im Netzwerk der körpereigenen Immunabwehr. *Das Komplementsystem besteht aus mehr als 20 verschiedenen Proteinen und Regulatoren. Zu seinen Hauptaufgaben zählen die direkte Zerstörung von Zellen und Erregern, die Anlagerung an Fremdpartikel als Vorbedingung für deren Eliminierung und die Aktivierung von Abwehrzellen des Immunsystems.*
- Aktivierung der Killerzellen, *einer größeren Zellpopulation, die ebenfalls einen Teil der weißen Blutkörperchen bildet. Deren Hauptaufgabe ist es, Tumorzellen und virusinfizierte körpereigene Zellen zu zerstören.*

unspezifische Abwehrmechanismen

Die antitumorale Wirkung zeigt sich aber auch durch ihren Einfluss auf die **spezifischen Abwehrmechanismen.** Dazu gehören

- die Aktivierung der Lymphozyten: *eine weitere Untergruppe der weißen Blutkörperchen. Sie gehören zu den kleinsten Vertretern dieser Abwehrzellen. Die Lymphozyten befinden sich überwiegend dort, wo sie gebildet werden, im Knochenmark und in den sogenannten lymphatischen Organen (Thymusdrüse, Milz, Mandeln, Lymphknoten). Sie werden bei Bedarf in die Blutbahn geschickt.*
- die Stimulierung der Zytokinfreisetzung: *Zytokine sind Eiweißmoleküle, die von Immunzellen, aber auch von nicht immunologischen Zellen gebildet und freigesetzt werden. Zu den*

spezifische Abwehrmechanismen

Zytokinen gehören die Interferone, Interleukine, blutbildende und andere Wachstumsfaktoren und der Tumornekrosefaktor (TNF). Zytokine steuern und koordinieren die Abwehr von Krankheitserregern. Sie sind damit für den erfolgreichen Ablauf einer Immunreaktion mitverantwortlich. Auch der TNF ist für die Regelung der Aktivität verschiedener Immunzellen zuständig. Er kann den Zelltod, die Zelldifferenzierung, die Zellregeneration und die Ausschüttung anderer Botenstoffen bewirken.

- die Steigerung der Antikörperproduktion: *Antikörper, auch Immunglobuline genannt, sind Eiweißmoleküle, die auf fremde Eindringlinge (Antigene) im Körper reagieren und an diese andocken. Danach lösen sie verschiedene Mechanismen aus, die letztlich zur Eliminierung oder zumindest Neutralisierung des Eindringlings führen. Es gibt verschiedene Immunglobuline, die sich je nach Vorkommen und durch die Art ihrer Funktion unterscheiden. Sie bilden einen wesentlichen Teil der Abwehr gegen die in den Körper eingedrungenen Fremdstoffe.*
- die Hemmung immunsupressiver Faktoren: *Die immunologische Überwachung des Organismus kann durch Schwächen des Immunsystems unwirksam werden. So können z. B. Krebszellen ihre Erkennungsmerkmale durch Oberflächenmoleküle tarnen und so dem Angriff des Abwehrsystems entkommen. Das Immunsystem kann zudem infolge der Freisetzung immunsupressiver Substanzen aus Krebszellen geschwächt bzw. seine Wirkung außer Kraft gesetzt werden. So entkommen Krebszellen der immunologischen Überwachung und die Erkrankung breitet sich im Organismus aus.*

Pilzpolysaccharide zeichnen sich aber nicht nur durch den antitumoralen Effekt aus. Die positive Beeinflussung der körpereigenen Abwehr durch Immunmodulierung wirkt sich auch bei anderen Erkrankungen günstig aus. Die wichtigsten sind:
- Unterstützung bei Bakterien-, Virus- und Pilzbefall,
- positive Wirkung bei HIV-Erkrankung,
- Leberschutz und Wirkung gegen Leberzellschädigung,
- Hemmung der Radikalbildung (antioxidative Wirkung),
- Hemmung der Histaminfreisetzung, dadurch erfolgt eine Vorbeugung und Linderung allergischer und asthmatischer Beschwerden,
- Wirkung gegen Hypoglykämie (drastischer Abfall des Blutzuckergehalts).

In-Vitro-Studien (Laborstudien) konnten nachweisen, dass zahlreiche Polysaccharide unmittelbare zytotoxische – also zellschädigende – Wirkung auf Krebszellen haben. Weitere Effekte sind die Regulierung der Zellzyklen und die Aktivierung des programmierten Zelltods (Apoptose), der z. B. bei Tumorzellen fehlt.

direkte antitumorale Wirkung der Pilzpolysaccharide

Die bisher bekannten und wissenschaftlich nachgewiesenen direkten Effekte der Pilzpolysaccharide sind:
- Hemmung der Krebszellwucherung (antiproliferative Wirkung)
- Induktion des Krebszelltodes (Apoptose)
- Antimetastatische Wirkung (wirkt der Verbreitung von Krebszellen entgegen)
- Antiangiogenetische Wirkung (unterdrückt die Gefäßneubildung von Tumoren)

Terpene in Pilzen

Eine weitere, sehr aktive Gruppe der sekundären Großpilzinhaltsstoffe bilden Terpene. Terpene sind Kohlenstoffverbindungen von ganz unterschiedlicher Struktur, die in der Natur weit verbreitet sind. Hauptsächlich kommen sie in Pflanzen vor, selten sind sie auch tierischen Ursprungs. In Pflanzen sind sie Bestandteil der ätherischen Öle, die häufig angenehm und intensiv duften, aber auch **medizinisch nutzbar** sind. So weiß man schon lange, dass Terpene antimikrobiell wirken und einige von ihnen, wie z. B. das Menthol, schmerzstillende Wirkung besitzen.

Terpene enthalten, je nach Organisationsstruktur, das Fünf- bis Zigfache von fünf Kohlenstoffatomen im Molekül. Die einfachsten Terpene, die sogenannten **Hemiterpene,** verfügen über fünf Kohlenstoffatome. Sie kommen z. B. in Hopfen und Zitrusfrüchten vor. Eine Verdopplung der Kohlenstoffatome auf zehn führt zu den **Monoterpenen:** Unter anderen enthalten Olivenöl und Pfefferminzöl Monoterpene. Die **Triterpene,** die in manchen Großpilzen – in erster Linie in Lackporlingen – vorkommen, verfügen über 30 Kohlenstoffatome im Molekül. Sie sind neben Pilzen auch in verschiedenen Pflanzen, z. B. in Gewürznelken, Oliven, Mistel, Birken und Zitrusfrüchten, vorhanden. Eine noch kompliziertere Struktur haben die **Tetraterpene** mit 40 Kohlenstoffatomen je Molekül. Carotinoide, Vitamin-A-Vorstufen, enthalten Tetraterpene. Sie kommen in grünem Gemüse, in Möhren und bei Pilzen, insbesondere in Pfifferlingen, vor.

Insgesamt sind rund 8.000 Terpene beschrieben. Während von ihnen nur rund 25 zu den einfach strukturierten Hemiterpenen gehören, umfasst die Klasse der Monoterpene etwa 900 Substanzen und die der Triterpene rund 1.700 Substanzen.

Triterpene

Auch die uns näher interessierenden Triterpene sind zum Teil hochwirksam. Einige haben antikarzinogene Eigenschaften, sie wirken außerdem antiviral, antibakteriell, fungizid (pilzabtötend) und antioxidativ. Sie regen die Aktivität verschiedener Immunzellen an, speziell die der NK-Lymphozyten und Phagozyten. Sie tragen dazu bei, Cholesterinwerte zu senken und Herzkrankheiten vorzubeugen. Sogar äußerlich können sie angewendet werden, um die Haut zu schützen: Sie verzögern die Anfälligkeit der Haut für Sonnenbrand und fördern die Wundheilung.

Von den Pilzen mit Heilkraft enthalten Porlinge reichlich Triterpene. Im **Glänzenden Lackporling** (*Ganoderma lucidum*) sind bisher über 130 verschiedene Triterpene und ihre Derivate nachgewiesen worden. Die meisten fand man im Fruchtkörper. Andere wurden von der Fruchtkörper-Oberfläche gewonnen, wohin sie ausgeschieden werden. Sogar aus den Sporen des Glänzenden Lackporlings konnten Triterpene isoliert werden.

Aufgrund wissenschaftlicher Studien (Tiermodell und Laborexperiment) werden den Triterpenen im Glänzenden Lackporling umfangreiche pharmakologische Aktivitäten bescheinigt.

Wirkung von Triterpenen
- Anti-HIV-Aktivität
- blutdrucksenkende Wirkung
- leberschützende Wirkung
- Hemmung der Thrombozytenaggregation
- Hemmung der Histaminfreisetzung
- cholesterinsenkende Wirkung
- Stimulation der Herzfunktion
- zytostatische Wirkung
- schmerzstillende Wirkung

Besonders erwähnenswert ist der nachhaltig bittere Geschmack des Glänzenden Lackporlings. Das Bittere kommt von den Triterpenen und seine Intensität korrespondiert mit bestimmten Strukturmerkmalen dieser Substanzen. Am bittersten ist die Lucideniksäure D-1. Am wenigsten bzw. überhaupt nicht bitter sind Ganolucideniksäure C und D sowie die Lucideniksäuren B, C, E-1, G und H. Der bittere Geschmack trug in der traditionellen Volksheilkunde wesentlich zum Image des Glänzenden Lackporlings als magischer Pilz und stärkendes Mittel bei. Aber auch im **Eichhasen** *(Polyporus umbellatus)* spielen Triterpene eine bemerkenswerte therapeutische Rolle.

Weitere sekundäre, therapeutisch wirksame Pilzinhaltstoffe

Ergothionein

Zahlreiche, zum Teil nicht näher identifizierte, Substanzen und Substanzgruppen in Großpilzen zeigen bemerkenswerte Wirkungen. An erster Stelle wäre ihre antioxidative (freie Radikale eliminierende Wirkung) zu nennen.

Von den Polysacchariden wissen wir bereits, dass auch sie Radikalfänger sind. Pilze warten aber auch mit anderen Substanzen auf, die ebenfalls antioxidativ wirken. Unter ihnen ist **Ergothionein**, eine schwefelhaltige Aminosäure, besonders effektiv. Sie wird außer von Pilzen auch von bestimmten Bakterien erzeugt. Dann gelangt sie über einen spezifischen Transporter ins Zellinnere, unter anderem in die Frühformen von Erythrozyten im Knochenmark. Man findet sie darüber hinaus in der Leber, den Nieren, im Harn und Sperma.

Wertvolle Antioxidanzien

Champignons, Austernpilze, Shiitake, Kräuterseitlinge und **Maitake** enthalten reichlich Ergothionein. US-amerikanische Forscher fanden in braunen Champignons Ergothionein-Werte, die vergleichbar sind mit denen von rotem Gemüsepaprika und Brokkoli und bedeutend höher als die von Möhren und grünen Bohnen. Sie sind zwölfmal höher als in Weizenkeimen und viermal höher als in Hühnerleber, die früher als besonders wertvolle Quellen für Ergothionein galten. Die übrigen untersuchten Pilzarten sind noch reicher an diesem Antioxidans. Sie können in einer üblichen Verzehrportion bis zu 40-mal mehr Ergothionein enthalten als Weizenkeime.

Die biologische Rolle von Ergothionein ist bei Entzündungen und bestimmten Krankheitsbildern hinreichend untersucht und wird zurzeit noch weiter erforscht. Insofern ist die Empfehlung der Wissenschaftler mehr als gerechtfertigt, neben dem Verzehr von Gemüse den Pilzkonsum zu erhöhen. Dadurch wird dem Organismus eine breitere Palette wertvoller Antioxidanzien zugeführt. Der Gehalt an Ergothionein nimmt bei der Zubereitung der Pilze nicht ab.

Polyphenole

Eine weitere Stoffgruppe sehr effektiver Radikalfänger ist die der **Polyphenole**. Sie sind ebenfalls in der Pflanzenwelt weit verbreitet, biologisch hochaktiv und gelten als gesundheitsfördernd. Ein Beispiel für bioaktive Polyphenole ist das Resveratrol, das hauptsächlich in der Schale roter Weintrauben vorkommt und zum Gesundheitsimage von Rotwein beiträgt.

Auch im Bereich der Polyphenolforschung haben US-amerikanische Wissenschaftler viele erfreuliche Fakten zutage gefördert. Sie stellten fest, dass Polyphenole auch in verschiedenen Großpilzen vorkommen und deren Heilkraft erhöhen. Andere Forscher haben gezielt die antioxidative Wirkung von Polyphenolen in einer **subtropischen Austernpilzart** (*Pleurotus abalone*) untersucht. Mit Extrakten aus diesem Pilz konnten sie die durch freie Radikale ausgelöste Zerstörung von Erythrozyten im Tiermodell zu mehr als 90 % unterbinden.

> Großpilze besitzen neben ihren zahlreichen gesundheitsfördernden und heilenden Effekten eine antioxidative Wirkung, die mit zur stärksten gehört und unsere übliche, alltägliche Kost deutlich verbessern kann.

Finnische Forscher fanden in **Champignons** und **Shiitake** verschiedene Phenolsäuren in bedeutenden Mengen, einschließlich Zimtsäure, Hydroxybenzoesäure, Protocatechusäure und Kaffeesäure. Zudem zeigten sie, dass in Pilzen auch andere phenolische Antioxidanzien, insbesondere Sterole, in beachtlicher Konzentration vorkommen. So liefern Champignons, Austernpilze und Shiitake bis zu 600 mg Ergosterol je 100 g Pilzbiomasse.

Lektine Eine in der Natur weit verbreitete Gruppe von Proteinen, die **Lektine,** ist in Großpilzen ebenfalls enthalten. Lektine sind komplexe Proteine, die fähig sind, sich mit bestimmten Polysacchariden zu verbinden. Diese sogenannte Glykolisierung findet auf Zellebene, Gewebeebene und im ganzen Organismus statt. Dadurch sind Lektine in der Lage, sich spezifisch an Zellen bzw. Zellmembrane zu binden und dort biochemische Reaktionen auszulösen. Lektine haben eine immunmodulierende und antitumorale Wirkung und tragen dadurch zur Heilkraft der Großpilze bei. Schließlich sind in Pilzen auch noch andere Proteine mit bemerkenswerter biologischer Aktivität enthalten. So gibt es welche mit fungizider (pilzabtötend) Wirkung, die den Großpilz vor einem Schimmelpilzbefall schützen. Proteine mit fungizider Wirkung konnten im Shiitake und Kulturchampignon nachgewiesen werden.

Pilzpulver oder Pilzextrakt?

Definition

Pilzpulver entsteht aus getrockneten Pilzfruchtkörpern (Stiel und Hut) durch deren mehr oder weniger feine Vermahlung. Das Pulver enthält alle Inhaltsstoffe des jeweiligen Pilzes.

Ein **Pilzextrakt** wird aus dem Pilzpulver hergestellt. Als Extraktionsmittel wird meist heißes Wasser (90–95 °C) verwendet. Der Pilzextrakt enthält alle wasserlöslichen Bestandteile (Polysaccharide, Vitamine des B-Komplexes, Mineralien, Spurenelemente) des Pilzpulvers. Nicht enthalten sind im Pilzextrakt vor allem die wasserunlöslichen, schwer- oder unverdaulichen Ballaststoffe des Pilzes. Die Nutzung von Extrakten in der Mykotherapie hat eine lange Tradition. Sowohl die TCM als auch die traditionelle europäische und vorderasiatische Medizin kennen zahlreiche Beispiele für die Verwendung von Extrakten, in denen sie **Tee als Zubereitung** für Heilpilze empfehlen.

Pilzpulver

Pilzextrakt

Wirkung und Effizienz

Durch seine Herstellung sind im Extrakt die oben genannten Stoffgruppen (Kalium, Magnesium, Phosphor, B-Vitamine, besonders Polysaccharide und weitere hochwirksame sekundäre Inhaltsstoffe) in höherer Konzentration enthalten als im Pilzpulver. Die Verfügbarkeit einiger Mineralien und Spurenelemente ist durch die Extraktion für den menschlichen Organismus verbessert. Das hat den Vorteil, dass die Verfügbarkeit der Wirkstoffe – die antitumoralen, cholesterinsenkenden, antiallergischen, immunmodulierenden und vielen anderen Eigenschaften –, die hauptsächlich durch die Polysaccharide (darunter die β-Glucane), Triterpene (z. B. im Reishi und Eichhasen, siehe Seiten 22 und 17) und andere sekundäre Inhaltsstoffe (z. B. Polyphenole, Lektine etc.) entstehen, im Körper optimal dosiert wirken können. Im Extrakt sind beispielsweise 30–35 % Polysaccharide enthalten.

Verfügbarkeit der Wirkstoffe

Dosierung

Die oben genannten Hinweise zur Konzentration der Wirkstoffe in Pilzpulver und -extrakt werden noch nachvollziehbarer, wenn die Dosierungen in der TCM betrachtet werden. Die chinesische Volksheilkunde setzt, wenn sie ganze Pilze empfiehlt, krankheitsabhängig für längere Zeit den täglichen Verzehr von 4–12 g Trockenpilzen an. In Pilzpulver-Kapseln umgerechnet würde dies täglich bis zu 25 Kapseln bedeuten. Auch wenn diese Pulverdosis in Joghurt oder Gemüsesaft eingerührt werden kann, ist es für Viele recht mühsam. Hier kann wiederum der Extrakt von Vorteil sein, weil seine Dosierung für manche einfacher ist.

Verwendung

Pilzextrakte und Pilzpulver haben in der Mykotherapie beide ihren Platz. Es kommt ganz darauf an, was man erreichen möchte: Will man durch die Mykotherapie entgiften oder entschlacken, ist einem **Pulver** der Vorzug zu geben. Steht eine Stärkung des Immunsystems im Mittelpunkt, gleichgültig mit welchem Therapieziel, dann gelten **Extrakte** als erste Wahl.

Selbst bei hoher Dosierung ist die therapeutische Wirkung ganzer Pilze bzw. eines Pilzpulvers eingeschränkt. Grund ist das nahezu unverdauliche Chitin, das bis zu 90 % der Zellwandstruktur von Pilzen ausmacht. Aus therapeutischer Sicht sind die wichtigen Polysaccharid-Komponenten, die β-Glucane, in dieser Chitinmatrix eingebettet. Sie werden daher beim Verzehr von getrockneten zerkleinerten oder geraspelten Pilzfruchtkörpern nahezu unverdaut wieder ausgeschieden. Bei der Vermahlung getrockneter Pilzfruchtkörper zu sehr feinem Pulver wird die Chitinmatrix auf zellulärer Ebene zerstört, wodurch auch die β-Glucan-Strukturen beschädigt werden und so ihre strukturabhängige Wirkung verlieren.

Wenn jedoch ein normales Pilzpulver einige Stunden in heißem Wasser extrahiert wird, quillt und lockert die Chitinmatrix auf, die β-Glucan-Strukturen gehen unbeschadet in die wässrige Phase über und gelangen so in den Extrakt.

Sonderstellung Cordyceps

Es gibt eine Ausnahme, bei der nicht der Pilzfruchtkörper, sondern das Pilzgeflecht (Myzel) Ausgangsmaterial für die Extraktherstellung ist: beim Chinesischen Raupenpilz *(Cordyceps sinensis)*. Da die Fruchtkörperproduktion des Raupenpilzes kaum möglich ist (siehe auch Seite 16), wird sein Myzel für die Extraktion herangezogen. Dieses wird in Bioreaktoren (großen geschlossenen Kulturgefäßen, die beheizt und belüftet werden können) in einer Nährlösung unter sterilen Bedingungen kultiviert. Am Ende der Kultur wird die Nährlösung abgelassen. Die gebildete Myzelbiomasse wird getrocknet und dann extrahiert.

Produktionsausnahmen

In manchen Ländern gibt es darüber hinaus einige Beispiele für die Kultivierung von Vitalpilzen auf sterilen Getreidekörnern (Hirse oder Roggen als Nährgrundlage). Da später das Myzel vom Getreide nicht mehr trennbar ist, werden solche Produkte komplett getrocknet, gemahlen und auch so vermarktet. In der Regel weist der Hersteller darauf hin, dass es sich um ein Mischprodukt handelt, und bringt beispielsweise folgenden Hinweis an: „Anteile von Hirse können enthalten sein."

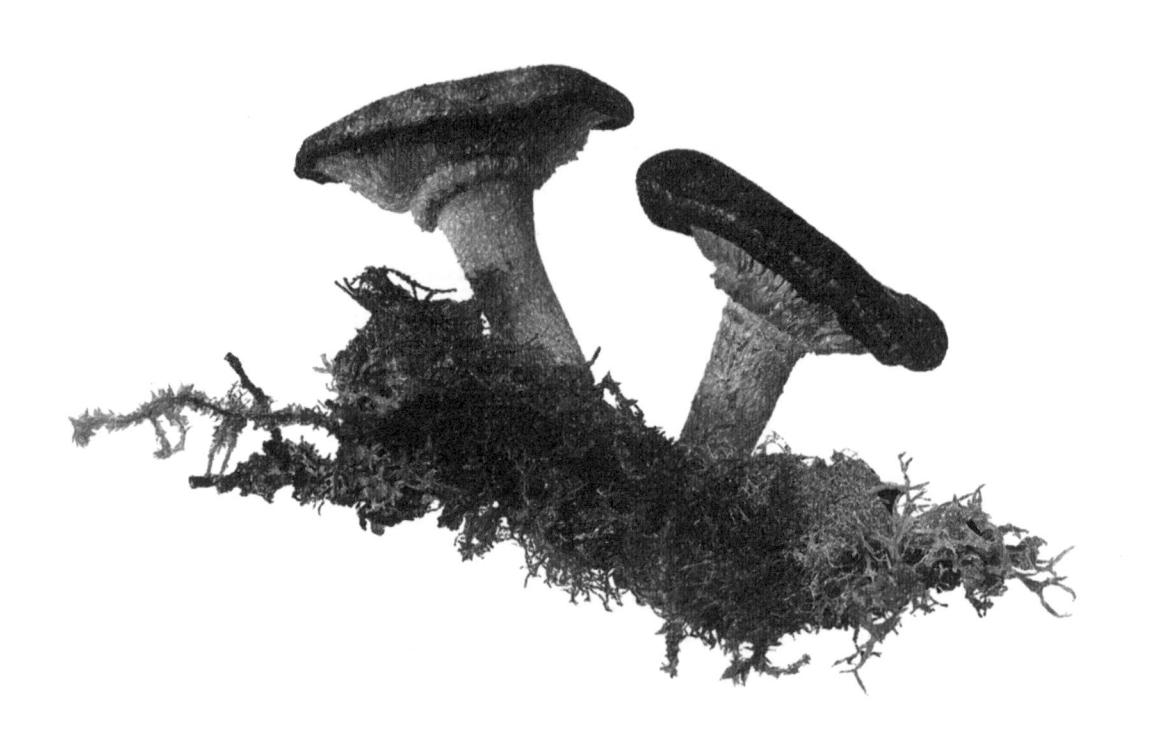

Die Praxis der Mykotherapie

Hinweise

Die auf den folgenden Seiten vorgestellten Anwendungen wurden sorgfältig recherchiert und mit den Erfahrungen der Autoren aus der Praxis ergänzt. Selbstverständlich ersetzen diese Informationen keinesfalls den Rat und die Hilfe eines erfahrenen Arztes oder Heilpraktikers. Für eine unsachgemäße Umsetzung in der Selbstmedikation können Autoren und Verlag keine Verantwortung übernehmen.

Pilzextrakte und Pilzpulver können noch besser vom Organismus aufgenommen werden, wenn parallel Vitamin C zugeführt wird. Dadurch wird die sogenannte Bioverfügbarkeit der Wirkstoffe erhöht und die Resorptionsfähigkeit für diese Wirkstoffe verbessert.

Zur besseren Auffindbarkeit wurden die Texte nach dem Alphabet der deutschen Krankheitsnamen geordnet. Das bedeutet, dass „Schnupfen" auch dort zu finden ist und nicht unter *Rhinitis acuta*. Der erfahrene Arzt und Therapeut findet im Stichwortverzeichnis ab Seite 203 sämtliche hier vorgestellte Krankheitsbilder auch unter ihrer fachsprachlichen Bezeichnung. *Morbus Menière* ist daher im Folgenden unter „Menière-Krankheit", die *Colitis ulcerosa* unter „Darmentzündung, chronisch" eingeordnet. Ausnahmen bilden jene Bezeichnungen, die inzwischen in die Alltagssprache eingegangen sind, darunter ADHS, AIDS, Arthrose, Akne, Bronchitis, Burn-out-Syndrom, Frigidität, Karies, Osteoporose, Parodontose, rheumatoide Arthritis und Tinnitus. Sicherlich sind die Grenzen hier fließend, daher gleich zu

Anfang eine Schnellübersicht der besprochenen Erkrankungen. Tumorerkrankungen und Krebs bilden eine Ausnahme, da die einleitenden Informationen dort sehr ausführlich sind und daher die einzelnen Krankheitsbilder als Unterkapitel dort genannt werden. Brustkrebs (Mammakarzinom) beispielsweise ist daher dort zu finden und nicht unter B.

Augenkrankheiten

Eine Behandlung von Augenkrankheiten kann sich oft nicht nur auf das Auge selbst beschränken, sondern muss den ganzen Menschen erfassen. Unsere Vorschläge sind ergänzend und ersetzen keinesfalls fachärztliche Maßnahmen.

Magen-Darm-Erkrankungen

Generell ist hierbei immer auch auf den Zahnstatus zu achten. Eine schlechte Kaufunktion sollte durch die Sanierung des Gebisses wieder optimiert werden. Selbstverständlich sind hier auch Funktionsstörungen von Leber und Galle in Betracht zu ziehen und Darmpilze abzuklären. Langfristig gilt bei all diesen Krankheitsbildern eine achtsame Lebensumstellung bei der Ernährung: Speisen gut kauen, nicht zu heiß und nicht zu kalt essen, vor allem mit der nötigen Ruhe essen und häufigere kleine Mahlzeiten zu sich zu nehmen. Nikotin, Kaffee und Alkohol sollten – je nach Krankheit – gänzlich oder zeitweise vermieden werden.

Krankheiten des Mundes und der Zähne

Die moderne Zahnheilkunde wendet seit einiger Zeit ihr Interesse mehr und mehr auch biologischen Heilmitteln zu. Auch hier ist neben der lokalen Therapie der Zahn- und Mundkrankheiten die Behandlung des ganzen Menschen zu sehen. Die vorgestellten Erkrankungen und ihre Therapiemöglichkeiten dienen der Anregung und zeigen Alternativen auf, wenn ein operatives Vorgehen alleine nicht zu einem befriedigenden Ergebnis führt.

Leber-Galle-Erkrankungen

Als wichtigstem Entgiftungs- und Stoffwechselorgan kommt der Leber eine herausragende Rolle zu und die Gesundheit dieses Organs ist maßgeblich für unser Wohlbefinden. Sie ist immer in engem Zusammenhang mit der Galle und dem Darm zu sehen (enterohepatischer Kreislauf), denn die in ihren Zellen gebildete

Gallenflüssigkeit gibt sie über die Gallenblase und Gallengänge in den Darm ab. Fett-, Eiweiß- und Zuckerstoffwechsel wären ohne die Leber nicht möglich, auch die Entgiftung des Körpers obliegt ihr. In ihren Zellen bildet sie Gallensäuren und Fettsäuren, sie sorgt für die Proteinsynthese z. B. über Lipoproteine und Gerinnungsfaktoren und bringt die Entgiftung u. a. über den Harnstoffzyklus in Schwung. Die Leber arbeitet sehr komplex und eng aufeinander abgestimmt. Sie sorgt dafür, dass den Körper belastende Stoffe in eine Form gebracht werden, die es ihm erlauben, diese über den Darm oder – durch weitere Umwandlung wasserlöslich gemacht – über die Nieren auszuscheiden.

Unter diesem Begriff werden zahlreiche Störungen und Erkrankungen des Herzens und der Blutgefäße verstanden. Dazu gehören Störungen des Blutdrucks (zu hoch, zu tief), schlechte Durchblutung, Gefäßverengungen, die gefürchtete Angina pectoris sowie Herzrhythmusstörungen oder Herzmuskelschwäche. Folgende Symptome können auf Herz-Kreislauf-Beschwerden hinweisen: Schmerzen im Brustbereich und Übelkeit, Herzrasen oder -stolpern, Wassereinlagerungen im Gewebe (Ödeme), körperliche Schwäche und schnelle Ermüdung bzw. sinkende Belastbarkeit, Kurzatmigkeit, Ohnmacht, Schwierigkeiten beim Sehen, Kopfschmerzen und Schwindelanfälle. Es muss daher immer differenzialdiagnostisch abgeklärt werden, woher diese Symptome kommen und ob sie Herz-Kreislauf-Beschwerden sind. Ist es nur eine Muskelverspannung der Brustmuskulatur oder sind es möglicherweise Magenprobleme, die dazu führen? Sind die Nieren in Ordnung oder gibt es ein akutes Entzündungsgeschehen im Körper? Auf jeden Fall sollte immer schnell gehandelt werden, denn schon viele Menschen haben einen Herzinfarkt erlitten, ohne es zu merken. Auch auf die Unterschiede zwischen Frauen und Männern ist zu achten, denn die Vorboten eines Infarkts können hier geschlechtsspezifisch unterschiedlich sein.

Herz- und Kreislauf-Beschwerden

Übersicht der Krankheiten und Gesundheitsstörungen A–Z

Abmagerung des Körpers, extrem
 (Kachexie) 110
ADHS (Hyperaktivität im Kindesalter) 110
AIDS (HIV-Erkrankung) 111
Akne vulgaris und A. juvenilis
 (Talkdrüsensekretionsstörung) 112
Allergien 113
Arterienverkalkung (Arteriosklerose) 114
Arthrose (Schmerzen im Bewegungsapparat) 116
Augenlidentzündung (Blepharitis chronica) 117

Blasenentzündung (Cystitis) 118
Blutdruck, niedrig (Hypotonie) 119
Bluthochdruck (Hypertonie) 119
Bronchienerweiterung
 (Bronchiektasen) 121
Bronchitis, akut (Bronchitis acuta) 121
Bronchitis, chronisch (Bronchitis chronica) 122
Burnout-Syndrom (Ausgebrannt-Sein) 123

Darmentzündung, chronisch (Morbus Crohn
 und Colitis ulcerosa) 124
Diabetes (Diabetes mellitus) 126
Durchfall, chronisch (Diarrhoe chronica) 127

Einnässen, nächtlich (Enuresis nocturna) 128
Einschlafstörungen (Dyssomnie) 128
Erkältung, akut (grippaler Infekt) 129

Fettleber (Steatosis hepatis) 130
Fettleibigkeit (Adipositas) 131
Frigidität (sexuelle Unlust der Frau) 132
Furunkel und Karbunkel 132

Gallensteine (Cholelithiasis) 133
Gebärmuttersenkung/Scheidensenkung
 (Desecensus uteri et vaginae) 133
Gicht (Arthritis urica) 134
Gürtelrose (Herpes zoster) 134
Gerstenkorn (chronisch-
 rezidivierendes Hordeolum) 136

Hagelkorn (Chalazion) 136
Haarausfall, gleichmäßig verteilt
 (Alopecia diffusa) 137
Haarausfall, kreisförmig
 (Alopecia areata) 137
Hämorrhoiden 138
Harnröhrenentzündung (Urethritis) 139
Hautausschlag, akut
 (allergisches Ekzem) 139
Hautausschlag, juckend (Ekzem) 140
Herzleistung, unzureichend
 (Koronarinsuffizien) 141
Herzmuskelschwäche
 (Myokcardinsuffizienz) 141
Herz, nervös (Cor nervosum) 142

Impotenz (erektile Dysfuktion) 143

Juckreiz (Pruritis) 143

Karies (Zahnfäule) 144
Katarrh (Entzündung der
 oberen Schleimhäute) 145
Kehlkopfentzündung (Laryngitis) 146
Kinderwunsch, unerfüllt 146
Krampfadern (Varizen) 147
Kupferrose (Rosacea) 148

Leberentzündung (Hepatitis) 149
Leberzirrhose, toxisch 150
Lippenherpes (Herpes febrilis,
 H. labialis) 151
Lungenemphysem (chronische
 Lungenerkrankung) 151

Magen-Darm-Entzündung
 (Gastroenteritis acuta) 152
Magenschleimhautentzündung, akut
 (Gastritis acuta) 153
Mandelentzündung, akut
 (Angina tonsillaris) 153

Menière-Krankheit (Morbus Menière)	154	Schwangerschaftserbrechen	
Menstruationsbeschwerden und		(Hyperemesis gravidarum)	174
azyklische Blutungen	155 ff.	Schweißdrüsenstörungen	
(sekundäre und primäre Amenorrhö; Oligo- und Hypomenorrhö; Menorrhagie, Hyper- und Polymenorrhö; Dysmenorrhö; Metrorrhagie; prämenstruelles Syndrom/PMS)		(Hyperhidrosis)	174
		Tinnitus aurium (Ohrklingeln)	175
		Tumorerkrankungen und Krebs	176
		Brustkrebs (Mammakarzinom)	181
Migräne	158	Darmkrebs (Rektumkarzinom)	181
Mundschleimhautentzündung		Gebärmutterhalskrebs	
(Stomatitis)	159	(Zervixkarzinom)	182
Mundwinkelrisse (Rhagaden)	159	Hautkrebs (malignes Melanom)	183
Muskelschmerzen und Muskelhartspann		Hodenmalignom (Teratom)	184
(Myalgien und Myogelosen bei WS)	160	Knoten in der Brust, gutartig	
		(Mastopathie)	184
Nasennebenhöhlenvereiterung, akut		Lungenkrebs (Bronchialkarzinom)	185
(Sinusitis)	161	Prostatakarzinom	186
Nervenentzündungen und -schädigungen		Prostatatumor, gutartig	
(Polyneuritis und Polyneuropathien)	162	(Prostatadenom)	186
Nervenschmerzen (Neuralgien)	163		
Nierenbeckenentzündung, akut	163		
Nierenbeckenentzündung, chronisch		Verstopfung, chronisch (chronisch-	
(Pyelonephritis chronica)	164	habituelle Obstipation)	187
Nierensteine (Nephrolithiasis)	165		
		Wassereinlagerung in den Beinen (Ödeme)	188
Osteoporose (Knochenschwund)	165	Wechseljahrsbeschwerden (klimakterische	
		Beschwerden)	189
Parodontose (Zahnbetterkrankungen)	167	Weichteilrheumatismus (Fibromyalgie)	190
psychische Reiz- und Erschöpfungszustände		Weisheitszähne, Durchbruchprobleme	
(vegetative Dystonie)	167	(Dentitio difficilis)	191
Reizdarm (Colon irritabile)	169	Zahnfleischentzündung (Gingivitis)	191
Reizmagen (Gastropathia nervosa)	170		
rheumatoide Arthritis (Polyarthritis			
chronica progressiva)	170		
Scheidenentzündung (Kolpitis)	171		
Schnupfen, gewöhnlich			
(Rhinitis acuta)	172		
Schnupfen, nicht allergisch			
(Rhinitis vasomotorica)	173		

Abmagerung des Körpers, extrem
Kachexie

Ursachen

Innersekretorische Störungen (Schilddrüse, Hypophyse, Bauchspeicheldrüse), Tuberkulose, starkes Rauchen, Würmer oder psychische Ursachen (Anorexie). Eine rein konstitutionell bedingte Schlankheit ist nicht behandlungsbedürftig. Ist die Magersucht durch andere Grunderkrankungen verursacht, so bessert sich diese nach erfolgreicher Behandlung des Grundleidens.

Allgemeine Therapie

Bei der psychisch bedingten *Anorexia nervosa* sind aufklärende Gespräche, psychotherapeutische Maßnahmen, Milieuwechsel, körperliche Ruhe nach jeder Mahlzeit, Gymnastik und eine kräftigende, vitaminreiche Kost angezeigt.

Mykotherapie

Pilz	Dosierung	Wirkung
Reishi (Ganoderma lucidum), getrocknet und gemahlen	2 × 4 g täglich	appetitanregend und kreislaufstabilisierend
Igelstachelbart (Hericium erinaceus), getrocknet und gemahlen	2 × 4 g täglich	bei nervösem Magenleiden
Brasil Egerling (Agaricus brasiliensis), Extrakt	2 × 500 mg täglich	Amenorrhö, Hypomenorrhö, Dysmenorrhö

ADHS
Hyperaktivität im Kindesalter

Allgemein

1845 beschrieb ein Frankfurter Nervenarzt erstmalig das Zappelphilipp-Struwwelpeter-Syndrom. ADHS (Aufmerksamkeitsdefizit-/Hyperaktivitätsstörung) gehört heute zu den häufigsten psychischen Störungen, die bei Kindern und Jugendlichen diagnostiziert werden. Jungs sind bis zu sechsmal häufiger betroffen als Mädchen. Es handelt sich keinesfalls um eine Modekrankheit oder ist das Ergebnis einer falschen Erziehung. Aber auch nicht jedes Kind, das unaufmerksam oder zappelig ist, muss ADHS haben. Die Ursache dieser Erkrankung ist eine neurobiologische Funktionsstörung im Gehirn. Ihre Hauptmerkmale sind Aufmerksamkeitsstörungen, Impuls- und Wahrnehmungsdefizite und ein übersteigerter Bewegungsdrang (Hyperaktivität).

Ursachen

Hyperaktivität und fehlende Aufmerksamkeit lassen sich nicht auf eine Ursache zurückführen; es wirken hier verschiedene Faktoren komplex zusammen. Neurobiologische Aspekte, Stoffwechsel- und Funktionsstörungen spielen dabei eine Rolle. Es wird angenommen, dass eine fehlerhafte Informationsverarbeitung zwischen bestimmten Hirnabschnitten, die für die Wahrnehmung und die Impulskontrolle zuständig sind, eine der Hauptursachen ist. Dabei kommt es zu Störungen bei der Signalübertragung zwischen den Nervenzellen, was wiederum an einem Ungleichgewicht der Botenstoffe (Neurotransmitter) in diesen Hirnbereichen liegt. Psychosoziale Einflüsse können als alleinige Ursache bei ADHS ausgeschlossen werden. Negative Erfahrungen (eine schwere Kindheit, Traumata etc.) können allerdings den Schweregrad und den Verlauf dieser Erkrankung beeinflussen.

Allgemeine Therapie
Eltern- und Familientraining oder -therapie, Aufklärung und Intervention in Schule und Kindergarten, Lern- und Entwicklungstraining des Kindes/Jugendlichen, auch Verhaltenstherapie, z. B. mit Selbststrukturierungstraining, Behandlung von begleitenden Störungen oder Krankheiten, eventuell Psychotherapie, Ernährungsumstellung (da auch stoffwechselabhängig), z. B. Industriezucker, Phosphate und Konservierungsmittel meiden.

Mykotherapie

Pilz	Dosierung	Wirkung
Igelstachelbart (Hericium erinaceus), getrocknet und gemahlen	2 × 2 g täglich	ausgleichend bei Störungen der Signalübertragungen zwischen den Nervenzellen
Maitake (Grifola frondosa), Extrakt	2 × 250 mg täglich	zur Unterstützung des Knochenaufbaus
Reishi (Ganoderma lucidum), Extrakt	2 × 250 mg täglich	bei nervösen Störungen

AIDS
HIV-Erkrankung

Allgemein
Die das Immunsystem zerstörende Erkrankung wird durch den HI-Virus ausgelöst. Sie verläuft in mehreren Stadien, in denen diverse Krankheiten verstärkt oder gehäuft auftreten. Durch die Immunschwäche breiten sich diese in starker Form aus. Schulmedizinisch wird die Krankheit mit antiretroviralen Medikamenten behandelt. Komplementär sollten Mangelzustände therapiert und das Immunsystem gekräftigt werden.

Fallbeschreibung
22-Jähriger, der durch eine Blutübertragung nach einem Motorradunfall mit HIV infiziert wurde, ist schuldmedizinisch mit Immunsuppressiva und weiteren HIV-Medikamenten eingestellt. Er hat Schwierigkeiten, sich auf sein Informatikstudium zu konzentrieren, ist ständig müde und infektanfällig und hat den Eindruck, dem Stress des Studiums nicht gewachsen zu sein.

Als **adjuvante Therapie** kamen nach der Anamnese zwei Heilpilze in Frage: *Coriolus versicolor* (s. Seite 42) und *Reishi* (s. Seite 40 f).

Die proteingebundenen Polysaccharide der *Schmetterlingstramete* (Polysaccharid-Peptide) – PSP und PSK – sind auch als Polysaccharid Kurea und Krestin bekannt. PSK besitzt u. a. antivirale Eigenschaften. Seine positive Wirkung bei HIV-Erkrankungen führt man auf eine Modifikation des viralen Rezeptors zurück. PSK wirkt auch durch die Förderung der Interferonbildung antiviral und die Phagozytose-Aktivität wird dadurch gesteigert. Der *Glänzende Lackporling* wird in der TCM als generelles Stärkungsmittel eingesetzt und hilft zudem, die Nebenwirkung allopathischer Mittel besser zu verkraften.

Aufgrund des schlechten Allgemeinzustands des Patienten wurde mit einer hohen Dosierung für sechs Wochen begonnen. Als es ihm besser ging, konnte die Dosis reduziert werden. Der Patient lernte, mit den Heilpilzen umzugehen, und nahm bei normaler Belastung die Erhaltungsdosis, bei außergewöhnlichen Belastungen erhöhte er kurzfristig seine Pilzpräparate. Er schloss sein Studium mit Auszeichnung ab und ist heute, nach über zehn Jahren, glücklich verheiratet und selbstständig.

Mykotherapie

Pilz	Dosierung	Wirkung
Schmetterlingstramete (Coriolus vesicolor), Extrakt	akut: 3 × 500 mg täglich; Erhaltungsdosis 2 × 250 mg täglich	s.o.
Reishi (Ganoderma lucidum), Extrakt	3 × 500 mg täglich; Erhaltungsdosis 2 × 250 mg täglich	s.o.

Auch *Shiitake (Lentinula edodes)* hat sich bei HIV-Erkrankungen, die allopathisch mit dem Wirkstoff Didanosin (z. B. in Videx®) behandelt werden, als hilfreich erwiesen. Die Kombination von Medikament und Heilpilz wirkt erfolgreicher als nur die alleinige Gabe des Medikaments.

Akne vulgaris und A. juvenillis
Talgdrüsensekretionsstörung

Allgemein

Akne zeichnet sich aus durch oberflächige oder tiefe Pusteln, teilweise entzündete Knoten und Abszesse, außerdem durch Mitesser (Komedonen) im Gesicht, vor allem auf Stirn und Wangen sowie auf Rücken und Brust.

Ursache

Meist beginnt die Akne in der Pubertät und sie ist häufigste Erkrankung der Entwicklungsjahre, unabhängig vom Geschlecht. Bei dieser Talgdrüsensekretionsstörung kommt es in der Folge zu entzündlichen Prozessen am Haarfollikel (Haarbalg). Ein Bezug zum endokrinen System ist wahrscheinlich, insbesondere zu den Gonaden und zur Hypophyse. Im Winter bis zum Frühling kann sich die Akne schubweise verschlimmern sowie nach Ernährungsfehlern (kohlehydratreiche Nahrung mit hohem glykämischem Index, Kuhmilchkonsum, schlechte Fette).

Mit Akne einhergehend werden häufig Magenverstimmungen und Obstipation beobachtet.

Allgemeine Therapie
Meidung von jod- oder bromhaltigen Medikamenten. Reduzierung bis hin zu Verzicht auf Eier, Süßigkeiten und Speck, welche die knotig-eitrige Form verschlimmern. Natürliche Sonnenstrahlen auf der Haut sind günstig, das Solarium ist jedoch nicht ratsam. Für eine regelmäßige Verdauung ist zu sorgen.

Mykotherapie

Pilz	Dosierung	Wirkung
Shiitake (Lentinula edodes), Extrakt	2 × 250 mg täglich	zur Einleitung der allgemeinen Therapie
Judasohr (Auricularia auricula-judae), getrocknet und gemahlen	1 × 4 g täglich	bei Seborrhö und Mitessern
Brasil Egerling, (Agaricus Brasiliensis), Extrakt	2 × 250 mg täglich	bei prämenstrueller Verschlimmerung der Akne
Chinesischer Raupenpilz (Cordyceps sinensis), Extrakt	2 × 250 mg täglich	bei Akne juvenillis junger Männer
Igelstachelbart (Hericium erinaceus), getrocknet und gemahlen	1 × 4 g täglich	zum Abführen

Zudem hilft eine **Gesichtsmaske,** die 2 × wöchentlich aufgetragen wird: Shiitake, getrocknet und gemahlen, wird mit Heilerde und Magerquark angerührt, dem ein paar Tropfen frisch gepresster Zitronensaft hinzugefügt wurden (zur Hautbelebung).

Allergien

Allgemein
Allergien (Allos = anders und Ergos = Reaktion) sind Ausdruck einer gestörten Immunantwort des Organismus gegenüber körperfremden Substanzen. Im Vergleich zu früher steigt die Zahl der an Allergien Erkrankten stetig.

Fallbeschreibung
42-Jährige mit Sonnenallergie und Asthma, worunter sie laut Anamnese schon über zehn Jahre leidet. Eine anfängliche Cortisongabe hatte ihr zunächst gegen die Allergie geholfen, verursachte in der Folge dann jedoch Asthma. Außer ihrer Überempfindlichkeit gegenüber Sonne, die zu starken Reaktionen der Schleimhäute führt (die Nase läuft, die Augen tränen und werden dick), hat die Patientin inzwischen eine Empfindlichkeit gegen Düfte entwickelt.

Nach der unten und auf der folgenden Seite beschriebenen Behandlung ging es der Patientin nach kurzer Zeit besser. Inzwischen ist die Therapie nur noch präventiv, um einem Rückfall vorzubeugen.

Allgemeine Therapie
Bioresonanztherapie, Sauerstofftherapie nach Ardenne sowie Injektionen mit Eigenblut, Vitaminen B_1, B_6, B_{12} und Folsäure sowie Calcium (insgesamt zehn Therapieeinheiten in der Erstbehandlung).

Mykotherapie

Pilz	Dosierung	Wirkung
Reishi (Ganoderma lucidum), Extrakt	für 3 Monate: 3 × 500 mg täglich; danach für 1 Jahr: 2 × 250 mg täglich	antiallergisch und antientzündlich, Stärkung des Immunsystems
Brasil Egerling (Agaricus Brasiliensis), Extrakt	für 3 Monate: 3 × 500 mg täglich; danach für 1 Jahr: 2 × 250 mg täglich	Unterstützung des Immunsystems, auch bei entzündlichen Prozessen

Arterienverkalkung
Arteriosklerose

Allgemein

Die Veränderung unserer Gefäße ist altersabhängig und, sofern sie in einem gewissen Rahmen bleibt, auch völlig normal. Doch die Ablagerungen, durch die sich Arterien verengen und ihre Elastizität verlieren, können sich zur Arteriosklerose entwickeln, die gefährliche Folgen haben kann. Heute sind ca. 50 % aller Todesfälle bei uns darauf zurückzuführen. Arteriosklerose führt zu krankhaft veränderten Arterien in Beinen, Armen, Nieren und Hals (periphere Blutgefäße), die Folge sind Bluthochdruck, Herzschwäche, Herzinfarkt und Schlaganfall.

Ursachen und Entstehung

Als wichtigste Risikofaktoren für die Entstehung von Arteriosklerose gelten dauerhaft erhöhte Blutzuckerwerte und ein niedriger *HDL-Cholesterinspiegel* (high density lipoprotein), verbunden mit zu hohen *LDL-Werten* (low density lipoprotein). Daneben steht als weiterer wichtiger Faktor unsere heutige Lebensweise, die geprägt ist von Stress und Hektik, unregelmäßigem Essen und *einseitiger Ernährung*. Wichtige Phasen der Entspannung werden häufig übergangen, Zeit für Bewegung bleibt kaum. Dies bringt den Organismus in Dauerstress, dadurch werden vermehrt freie Radikale gebildet. Diese sind zwar auch im natürlichen Stoffwechsel wichtig, damit biochemische Vorgänge beginnen können, aber die ausgesprochen reaktionsfreudigen Moleküle schädigen auch die Gefäßwände und begünstigen so die Entstehung der Arteriosklerose. Zudem spielen schädliche *Umwelteinflüsse* und *Nikotingenuss* eine Rolle; auch hier treten verstärkt freie Radikale auf. Diese können auch Einfluss auf die Blutfette nehmen, die dadurch oxidiert werden, was ebenfalls zu Gefäßschäden führt.

Eine weitere Folge *ständigen Stresses* ist die vermehrte Ausschüttung von Cortisol. Dieses Hormon sorgt dafür, dass ausreichend Zucker als Energielieferant zur Verfügung steht. Dadurch steigt der Blutzuckerspiegel, der ebenfalls die Gefäßinnenwände schädigt.

Wie bei äußeren Wunden auch, reagiert unser Körper auf die Schädigung der Gefäßinnenwände mit Reparatur- sowie Entzündungsprozessen und startet sein Heilungsprogramm. Cholesterin wirkt dabei als Dichtmittel, das in die Gefäßwände eingebaut wird, um die Schädigungen und Mikrorisse zu beheben. Gerinnungsfaktoren sorgen dafür, dass kein Blut aus den Gefäßen austritt. Die normale Folge dieses Vorgangs ist, dass die Gefäße steifer und verengt werden, was den Blutdruck steigen lässt, der aber wiederum die Arterien schädigt – und so weiter.

Vorbeugung

Einzige Möglichkeit ist daher, übermäßige freie Radikale zu reduzieren, das Bindegewebe zu festigen und den HDL-Cholesterinwert zu erhöhen, da HDL überschüssiges Cholesterin abtransportiert. Nur so bleiben die Innenwände der Arterien und Gefäße intakt.

Jeder kann selbst etwas tun, um diese jung und gesund zu halten: **Ausgewogen essen,** z. B. nach den Prinzipen der Mittelmeerküche – reichlich Obst und Gemüse, wenig tierische Fette. Außerdem wichtig: Bewegung, Zigarettenverzicht, Übergewicht und **Stress abbauen,** Blutdruck, Blutzucker und Blutfette regelmäßig kontrollieren und schlechte Werte behandeln lassen. Gerade auch prophylaktisch eignet sich hier die Mykotherapie gut.

Allgemeine Therapie

Ernährungsumstellung (Mittelmeerdiät: gesunde Fette, wenig Fleisch, dafür Fisch sowie viel Obst und Gemüse) und generell eine gesunde Lebensweise mit Nikotinverzicht tragen dazu bei, die Krankheit aufzuhalten oder ihre Auswirkungen teilweise sogar rückgängig zu machen. Gesunde Ernährung und ausreichend Bewegung wirken auch vorbeugend und helfen, Übergewicht und Stress abzubauen. Eine regelmäßige Kontrolle der Blutzucker-, Blutfett- und Blutdruckwerte ist angezeigt und bei Bedarf zu behandeln. Neben der Mykotherapie bietet auch die naturmedizinische Behandlung dazu einiges, das auch kombiniert angewandt werden kann, da sie sich gegenseitig unterstützen (z. B. Präparate der Phytotherapie oder Homöopathie).

Auch ein chirurgischer Eingriff kann helfen, die Durchblutung wieder zu verbessern. Dabei wird die Engstelle des Gefäßes dilatiert (mit einem Ballonkatheter aufgedehnt) und dann mit einem Stent gestützt (Gittergeflecht, das in das Gefäß eingebacht wird). Auch am Herzen (als Herzkatheter) und an den Hirnschlagadern wird diese Technik angewendet.

Mykotherapie

Pilz	Dosierung	Wirkung
Shiitake (Lentinula edodes), Extrakt	2 × 500 mg täglich	Senkung des Gesamtcholesterinspiegels, Anhebung des HDL-Werts
Shiitake (Lentinula edodes), getrocknet und gemahlen	1 × 4 g täglich	gegen erhöhte Homocysteinwerte
Judasohr (Auricularia auricula-judae), getrocknet und gemahlen	1 × 4 g täglich	blutverdünnend
Reishi (Ganoderma lucidum), Extrakt	2 × 250 mg täglich	ausgleichend und entzündungshemmend

Arthrose
Schmerzen im Bewegungsapparat

Allgemein

Die chronische degenerative Gelenkserkrankung wird auch als Arthrosis deformans bezeichnet. Abnutzungserscheinungen werden als primäre Arthrosen bezeichnet, die Folgen von entzündlichen Prozessen oder Gelenkstraumata sind sekundäre Arthrosen. Warum auch schon junge Menschen diese Erkrankung bekommen können, ist noch unklar.

Über eine differenzialdiagnostische Untersuchung muss abgeklärt werden, welche Form der chronischen Gelenkserkrankung vorliegt.

Je früher gehandelt wird, desto besser: Eine Arthrose kann sich entzünden. Dies führt zu einer akuten Arthritis, die Knochen und Gelenke weiter zerstört. Die Arthrose schreitet fort und die Knorpelschicht nutzt sich ab.

Ursachen und Entstehung

Eine schnellere Knorpelabnutzung kann erblich veranlagt sein, aber auch Fehlstellungen (X- oder O-Beine) sowie nicht ausgeheilte Verletzungen schädigen die Gelenke. Leistungssport und schwere körperliche Arbeit erhöhen durch die Überbelastung das Risiko, an Arthrose zu erkranken. Auch Übergewicht und eine ständige Fehlernährung tragen dazu bei (zu hohe Last auf den Gelenken und Nährstoffmangel).

Allgemeine Therapie

Entlastung der Gelenke und Aktivierung des Gelenkstoffwechsels über Krankengymnastik, Unterwasserbewegungsübungen, Massagen, Heublumenpackungen, Thermalbäder, Moorpackungen. An einen Ausgleich von Fehlbelastung denken und falsche Schuhe sowie schlecht sitzende Prothesen korrigieren.

Mykotherapie

Pilz	Dosierung	Wirkung
Maitake (Grifola frondosa), Extrakt	1 × 250 mg täglich oder bei Hüftgelenksarthrose 3 × 500 mg täglich	Osteoporosevorbeugung
Shiitake (Lentinula edodes), getrocknet und gemahlen	1 × 4 mg täglich	zur Vermeidung entzündlicher Prozesse

Fallbeispiel

Übergewichtiger 63-Jähriger mit starken Schmerzen im Bewegungsapparat, der beruflich eine sitzende Tätigkeit ausübte und als Rentner keine Kur mehr bekam. Die verschriebenen Cortisontabletten brachten keine Linderung. Aufgrund der Nebenwirkungen setzte er sie ab.

In der Anamnese erzählte er, dass seine Gelenke zunächst nur ein wenig steif waren, später schon zu Beginn einer Bewegung schmerzten. Da die Schmerzen meist wieder nachließen, ging er nicht zu einer Behandlung. Ein Fehler, denn je früher Arthrose behandelt wird, desto länger bleiben die Gelenke beweglich.

Nach den unten beschriebenen Maßnahmen reduzierte sich das Gewicht in drei Wochen um 10 kg, er war nahezu schmerzfrei, die Beweglichkeit hatte sich stark verbessert.

Durch die regelmäßige Einnahme der Pilzprodukte wurde das Hungergefühl reduziert. Die Beibehaltung des Diätplans führt zur weiteren Gewichtsreduktion. Inzwischen betreibt er jeden Morgen nach dem Frühstück Nordic Walking. Seine Spannkraft hat sich erhöht, die Gelenke sind stabilisiert und schmerzfrei.

Fallbezogene Therapie
Heilfasten mit mindestens 2 l stillem Wasser täglich, durch Akupunktur unterstützt. Strenge Diät über drei Wochen bei Beibehaltung der zugeführten Wassermenge.

Bewegung durch Teilnahme an einer Nordic-Walking-Gruppe.

Fallbezogene Mykotherapie

Pilz	Dosierung	Wirkung
Maitake (Grifola frondosa), Extrakt	3 × 500 mg täglich	Osteoporoseprophylaxe und Schmerzlinderung
Shiitake (Lentinula edodes), getrocknet und gemahlen	3 × 500 mg täglich	antientzündlich, Nährstoffe zur Verlangsamung des Knorpelabbaus

Augenlidentzündung
Blepharitis chronica

Allgemein
Blepharitis beschreibt allgemein entzündliche Prozesse der Augenlider. Meist tritt parallel auch eine Bindehautentzündung (Konjunktivitis) auf, was als *Blepharokonjunktivitis* bezeichnet wird. Diese *Blepharitiden* können die Folge von Hauterkrankungen sein, aber auch im Lid selbst entstehen. Dazu gehören z. B. *Meibomitis* (Entzündung der Meibomschen Drüsen), *Blepharitis angularis* (Entzündung des Lidwinkels), *Hordeolum* (Gerstenkorn) und ein Staphylokokkeninfekt der Zeisdrüsen.

Ursachen und Entstehung
Bakteriell oder durch Seborrhö (verstärkter Talgfluss). Auch nicht korrigierte Sehschwächen aufgrund von Refraktionsfehlern begünstigen die Entstehung.

Allgemeine Therapie
Korrektur von vorhandenem Astigmatismus. Mehrfach täglich die Augen mit Wasser spülen, Auflagen zur Linderung der Entzündung und der bakteriellen Infektion (z. B. durch Salben). Innerlich stärkt Augentrosttee den Heilungsprozess.

Mykotherapie

Pilz	Dosierung	Wirkung
Shiitake (Lentinula edodes), Extrakt	3 × 500 mg täglich	ergänzend bei bakteriellen und viralen Erkankungen
Reishi (Ganoderma lucidum), Extrakt	3 × 250 mg täglich	bei Allergieneigung
Brasil Egerling (Agaricus brasiliensis), Extrakt	2 × 500 mg täglich	bei gestörtem Immunsystem
Judasohr (Auricularia auricula-judae), getrocknet und gemahlen	2 × 3 g täglich	zur besseren Durchblutung der Schleimhäute

Blasenentzündung
Cystitis

Allgemein

Es muss zwischen zwei Formen unterschieden werden: Cystitis acuta und C. nervosa.

Ursachen und Entstehung

Bei C. acuta: Bakterienbesiedlung, in den meisten Fällen mit Escherichia coli, aber auch Streptokokken, Staphylokokken oder Proteus. Durchnässung und Abkühlungen (z. B. kalte Sitzunterlage) begünstigen die Infektion.

Allgemeine Therapie

Bettruhe und mindestens 2½ l täglich trinken (Kräutertees und Wasser). Die Durchspülungstherapie bewirkt, dass die Bakterien aus der Blase „herausgespült" werden. Denn je länger die Blase nicht entleert wird, desto länger haben die Bakterien Zeit, sich im Urin zu vermehren. Limonade, Alkohol, Kaffee und schwarzer Tee sind in dieser Zeit ungeeignet. Basische Tees helfen, das Milieu für Bakterien ungemütlich zu machen. Feuchtwarme Auflagen auf die Blase, dreimal täglich für jeweils eine Stunde, oder Heublumen-Kamillensäckchen. Außerdem zweimal täglich warme Sitzbäder von 20 Minuten Dauer.

Heilt eine Cystitis nicht in zwei Wochen aus, ist eine urologische Untersuchung nötig.

Mykotherapie bei C. acuta

Pilz	Dosierung	Wirkung
Brasil Egerling (Agaricus brasiliensis), Extrakt	3 × 500 mg täglich	antibakteriell
Eichhase (Polyporus umbellatus), getrocknet und gemahlen	1 × 4 g täglich	diuretisch (verstärkt die Durchspülung)
Shiitake (Lentinula edodes), Extrakt	2 × 500 mg täglich	Verstärkung der körperlichen Abwehr
Igelstachelbart (Hericium erinaceus), getrocknet und gemahlen	1 × 4 g täglich	Regelung der Verdauung

Mykotherapie bei C. nervosa

Pilz	Dosierung	Wirkung
Reishi (Ganoderma lucidum), Extrakt	2 × 500 mg täglich	unterstützt das Nervensystem

Blutdruck, niedrig
Hypotonie

Ursachen und Entstehung
Konstitutionell bedingt, meist bei zarten Personen (Astheniker/Leptosome). Es kann auch eine vegetative Dystonie die Ursache sein, wenn aus irgendeinem Grund die Erregungsleitung im vegetativen Nervensystem gestört ist. Häufig kann zudem eine orthostatische Regulationsstörung zugrundeliegen, wenn der Organismus bei einem Lagewechsel in eine aufrechte Körperhaltung nicht entsprechend hinterherkommt.

Allgemeine Therapie
Anregung des Blutdrucks über Kneippsche Anwendungen (z. B. Bürstenbäder und Wechselduschen) sowie körperliche Betätigung durch Ausdauersport wie Laufen oder Schwimmen, jedoch immer im aeroben Bereich.

Mykotherapie

Pilz	Dosierung	Wirkung
Chinesischer Raupenpilz (Cordyceps sinensis), Extrakt	1 × 250 mg täglich	bei instabilem Kreislauf
Shiitake (Lentinula edodes), Extrakt	2 × 250 mg täglich	bei gefäßbedingtem Schwindel
Reishi (Ganoderma lucidum), getrocknet und gemahlen	1 × 4 g täglich	als Konstitutionsmittel für Astheniker

Bluthochdruck
Hypertonie

Allgemein
Bluthochdruck gehört zu den Herz-Kreislauf-Beschwerden. Im Alter zwischen 20 und 50 Jahren werden Blutdruckwerte zwischen 140 mm Hg systolisch und 90 mm Hg diastolisch als Hypertonie bezeichnet. Häufige Blutdruckmessungen, auch nach längerem Liegen, sowie ein Rechts-Links-Vergleich sind wichtig für eine genaue Untersuchung.

Ursachen und Entstehung
Veranlagung (konstitutionelle Disposition, Hochdruckfamilie), kardiovaskuläre Ursachen, z. B. Aortenisthmusstenose (Verengung der Aorta im Aortenbogen), Herzklappenfehler (Aortenklappeninsuffizienz), Nierenerkrankungen, Lungenprobleme und hormonelle Erkrankungen (Hyperthyreose). Es wird zwischen einer arteriellen, einer pulmonalen und einer pulmonal-arteriellen Hypertonie unterschieden.

Allgemeine Therapie
Neben dem Einsatz von blutdrucksenkenden Mitteln (Antihypertonika) sind folgende Vorgaben notwendig: Nikotinverbot, Reduzierung des Übergewichts, Vermeidung von Aufregung und anregenden Getränken (koffein- oder teeinhaltig), täglich ausreichende körperliche Bewegung (Spaziergänge von ei-

ner Stunde in leicht gesteigertem Tempo). Für eine regelmäßige Verdauung ist zu sorgen. Geeignet sind Saftfasten oder Rohkostkuren. Regelmäßig Obsttage einlegen.

Mykotherapie

Pilz	Dosierung	Wirkung
Reishi (Ganoderma lucidum), Extrakt	2 × 500 mg täglich	bei pektanginösen Beschwerden (einer Angina pectoris ähnlich) und zur Herzunterstützung
Judasohr (Auricularia auricula-judae), getrocknet und gemahlen	1 × 4 g täglich	bei Thrombosegefahr
Shiitake (Lentinula edodes), Extrakt	3 × 250 mg täglich	bei Arteriosklerose (Zerebralsklerose)
Eichhase (Polyporus umbellatus), getrocknet und gemahlen	1 × 4 g täglich	bei renalem Hochdruck (nierenbedingt)
Brasil Egerling (Agaricus brasiliensis), Extrakt	2 × 500 mg täglich	bei Hochdruck im Klimakterium
Igelstachelbart (Hericium erinaceus), getrocknet und gemahlen	1 × 4 g täglich	zur Regelung der Verdauung

Fallbeispiel
42-jähriger Reisebusfahrer klagt über schnelle Ermüdung, Kopfschmerzen und abnehmende Belastbarkeit. Der Vater von zwei Kindern ist starker Raucher und empfindet seinen Beruf als „stressig" durch die Vorgaben zur Einhaltung der Zeiten. Der Betriebsarzt diagnostiziert bei einer Routineuntersuchung eine Hypertonie und verschreibt Betablocker. Diese möchte er wegen seines Alters und aufgrund der Nebenwirkungen nicht einnehmen, weil sie ihn noch mehr ermüden.

Nach vier Wochen mit den unten beschriebenen Maßnahmen ging es dem Mann deutlich besser. Sein Blutdruck hatte sich normalisiert, der morgendliche Hustenreiz und die Kopfschmerzen waren weg und seine Müdigkeit war einer neu gewonnenen Vitalität gewichen. Seither hat er keine Zigaretten mehr geraucht, die Pilzprodukte nahm er für weitere drei Monate in der empfohlenen Dosierung.

Fallbezogene Therapie
Rauchentwöhnung, unterstützt durch Ohrakupunktur.

Fallbezogene Mykotherapie

Pilz	Dosierung	Wirkung
Reishi (Ganoderma lucidum), Extrakt	2 × 500 mg täglich	versorgt den Herzmuskel mit Sauerstoff, stressmindernd und atemwegsunterstützend
Shiitake (Lentinula edodes), Extrakt	3 × 250 mg täglich	wirkt reinigend auf das Gefäßsystem und beschleunigt die Umwandlung von LDL im Blut in HDL, allgemeine Reduzierung der Blutfette
Judasohr (Auricularia auricula-judae), getrocknet und gemahlen	2 × 500 mg täglich	verbessert die Fließeigenschaften des Bluts, unterstützt das Herz-Kreislauf-System

Bronchienerweiterung
Bronchiektasen

Allgemein
Bronchiektasen sind krankhafte sackförmige oder zylindrische Ausweitungen der Bronchien.

Ursachen und Entstehung
Sie können aufgrund einer angeborenen Zystenlunge (Wabenlunge) auftreten. Aber auch narbig-schrumpfende Prozesse in der Umgebung (z. B. durch Verdickung des Rippenfells, Tuberkulose oder indurative Pneumonie) oder chronische Bronchitis (Entzündung der Bronchien) lassen sie entstehen. Typisch sind großblasige Rasselgeräusche beim Ausatmen, die besonders morgens vor dem Abhusten gehört werden. Nach dem Aufwachen füllt der übelriechende Auswurf den ganzen Mund.

Allgemeine Therapie
Naturgemäße Lebensweise und Abhärtung durch Kneippsche Maßnahmen (Bürstenmassage und Wechselduschen).
Fastenkuren mit rohen Säften und eine anschließende Schroth-Kur, um die übermäßige Sekretion zu stoppen. Danach Umstellung auf eine Koste mit hohem Gemüseanteil.

Mykotherapie

Pilz	Dosierung	Wirkung
Brasil Egerling (Agaricus brasiliensis), Extrakt	2 × 500 mg täglich	Steigerung der körperlichen Abwehr
Reishi (Ganoderma lucidum), Extrakt	3 × 500 mg täglich	Expektorans
Shiitake (Lentinula edodes), Extrakt	2 × 500 mg täglich	bei eitrigem Auswurf
Eichhase (Polyporus umbellatus), getrocknet und gemahlen	1 × 4 g täglich	unterstützt den Lymphfluss
Judasohr (Auricularia auricula-judae), getrocknet und gemahlen	1 × 4 g täglich	durchblutungsfördernd

Bronchitis, akut
Bronchitis acuta

Allgemein
Bei dieser Erkrankung der Atemwege sind die Bronchien akut entzündet, was u. a. verbunden ist mit Husten, starker Schleimproduktion und Fieber.
Die obstruktiven Symptome, wie die oft vorhandenen Atemgeräusche (Verengung der Luftwege), werden durch die Entzündung der Bronchialschleimhaut verursacht, die zur Schwellung und Schleimproduktion führt.

Ursachen und Entstehung
Eine akute Bronchitis kann durch Pilze, Viren, Bakterien oder Reizstoffe entstehen. Ein geschwächtes Immunsystem trägt dazu bei.

Allgemeine Therapie
Nachts Ölkompressen auf die Brust oder warme Brustwickel (Kartoffel- oder Zwiebelwickel). Inhalieren mit Emser Salz oder Eukalyptus. Ausreichende Luftfeuchtigkeit durch Verdampfen von Wasser im Zimmer.

Ernährung umstellen auf einen höheren Rohkostanteil, Rinder- oder Hühnerbrühe trinken. Schleimbildende Stoffe weglassen (z. B. Milch).

Mykotherapie

Pilz	Dosierung	Wirkung
Brasil Egerling (Agaricus brasiliensis), Extrakt	3 × 500 mg täglich	Unterstützung des Immunsystems
Reishi (Ganoderma lucidum), Extrakt	3 × 500 mg täglich	Expektorans
Shiitake (Lentinula edodes), Extrakt	3 × 500 mg täglich	bei gleichzeitigem Fieber

Bronchitis, chronisch
Bronchitis chronica

Allgemein
Siehe akute Bronchitis.

Ursachen und Entstehung
Häufig auftretend mit einem Emphysem oder mit Asthma bronchiale. Oft sind auch chronische Infekte der Nebenhöhlen und der oberen Luftwege die Auslöser oder Schädigungen von außen (Nikotin, Reizstoffe).

Bei der Untersuchung muss differenzialdiagnostisch abgeklärt werden, ob eventuell eine TBC oder eine Stauungsbronchitis vorliegt.

Allgemeine Therapie
Naturgemäße Lebensweise mit Alkohol- und Nikotinverbot. Regelmäßige Atemübungen, besonders morgens bei geöffnetem Fenster (zehn- bis zwölfmal tief ein- und ausatmen). Trockenbürsten zur peripheren Durchblutungsanregung, vor dem Schlafengehen Fußbäder, bei Bedarf auch eine Heublumen-Ganzpackung. Zusätzlich kann eine Sauerstoffbehandlung sinnvoll sein.

Umstellung auf vegetarische Kost mit einem hohen Rohkostanteil.

Mykotherapie

Pilz	Dosierung	Wirkung
Chinesischer Raupenpilz (Cordyceps sinensis), Extrakt	2 × 250 mg täglich	bei Nachtschweiß und Erschöpfung
Reishi (Ganoderma lucidum), Extrakt	2 × 500 mg täglich	bei asthmatischer Bronchitis
Reishi (Ganoderma lucidum), Extrakt	2 × 500 mg täglich	zur Unterstützung des Herzens

Burnout-Syndrom
Ausgebrannt-Sein

Allgemein

Als Burn-out-Syndrom wird der Zustand emotionaler Erschöpfung mit gleichzeitiger reduzierter Leistungsfähigkeit bezeichnet. Die Symptome reichen von Lust- und Antriebslosigkeit, Gereiztheit über Versagensangst, ein Gefühl der Sinnlosigkeit und Beklemmung, Angst, den Anforderungen nicht mehr gewachsen zu sein, bis zu mangelndem Interesse am Beruf oder Aufgabenbereich. Dazu kommen eine permanente Müdigkeit und starke Erschöpfung (sowohl geistig als auch körperlich und seelisch), Schlaf- und Konzentrationsstörungen, Verzweiflung bis zur Hoffnungslosigkeit, Depressionen, chronische Motivationslosigkeit, Stimmungsschwankungen, Appetitmangel und körperliche Beschwerden (Kopf- und Rückenschmerzen, Magen- und Darmbeschwerden).

Wenn mehrere dieser Beschwerden zusammenkommen, länger als vier Wochen anhalten und auch Erholungsphasen keine Besserung mehr bringen, besteht dringender Handlungsbedarf. Hier reichen einfaches Abschalten, Ausruhen oder Erholung nicht mehr aus.

Ursachen und Entstehung

Burnout ist nicht als Berufskrankheit anerkannt, es handelt sich hier nicht nur um eine Managerkrankheit. Menschen in sozialen Berufen (Altenpfleger, Krankenschwestern) sowie Lehrer und Seelsorger sind besonders gefährdet. Mangelnde Anerkennung und geringe Bestätigung verbunden mit dem Willen, anderen helfen zu wollen, tragen zu dieser schleichenden Erkrankung bei.

Allgemeine Therapie

Entspannungsübungen durch Autogenes Training, Yoga oder Qi Gong. Stressabbau durch Ausdauersport und ausreichende Bewegung (z. B. Tanzen). Ambulante oder stationäre Psychotherapie, Coaching und Verhaltenstherapie sind hilfreich.

Umstellung auf eine vitalstoffreiche Vollwertkost.

Mykotherapie

Pilz	Dosierung	Wirkung
Chinesischer Raupenpilz (Cordyceps sinensis), Extrakt	2 × 250 mg täglich	zur Wiederherstellung der Lebenskraft und Vitalität
Brasil Egerling (Agaricus brasiliensis), Extrakt	2 × 500 mg täglich	Aufbau des Immunsystems
Shiitake (Lentinula edodes), getrocknet und gemahlen	1 × 4 g täglich	Regulierung der Blutfette
Reishi (Ganoderma lucidum), Extrakt	2 × 500 mg täglich	Stressbewältigung

Fallbeispiel
55-jährige Lehrerin, der ihr Beruf jahrelang Freude bereitete und den sie mit großem Engagement ausübte (Überstunden etc.). Die Arbeit mit Kindern hatte ihr immer Spaß gemacht und ging ihr leicht von der Hand. Im Laufe der Jahre waren viele Aufgaben hinzugekommen, die mit ihrem eigentlichen Beruf nichts mehr zu tun hatten. Aus Freude wurde Frust, aus Energie Erschöpfung. Die Arbeitsergebnisse schienen trotz ihres hohen Einsatzes nicht mehr zu stimmen. Selbst die freien Wochenenden und Ferien brachten ihr nicht die nötige Erholung.

Das biologische Gleichgewicht der Nervenzellen im Gehirn war bereits in Mitleidenschaft gezogen und eine tiefergehende seelische Verstimmung eingetreten. Daher war der erste Schritt, den Nervenstoffwechsel des Gehirns wieder ins Gleichgewicht zu bringen. Heilpilze sorgen dafür, dass das körpereigene „Glückshormon" Serotonin wieder in ausreichender Menge vorhanden ist. Auch andere wichtige Botenstoffe des Gehirns werden mithilfe von Vitalpilzen wieder in die Balance gebracht.

Über drei Monate wurden Reishi und Chinesischer Raupenpilz höher dosiert (Reishi: je 500 g dreimal am Tag; Cordyceps: je 250 g dreimal am Tag). Danach wurde die oben beschriebene Dosierung als Dauertherapie eingesetzt. Zudem war sie zur Verhaltenstherapie bei einem Psychotherapeuten, die sie weiter fortsetzt.

Ihr seelisches Gleichgewicht war nach drei Monaten wiederhergestellt und die Gedanken an einen vorzeitigen Ruhestand waren verschwunden.

Darmentzündung, chronisch
Morbus Crohn und Colitis ulcerosa

Allgemein
Hierbei sind Dünn- und Dickdarmschleimhäute chronisch entzündet, häufig gehen beide Zustände ineinander über. Die Schmerzen im Darm schränken das Alltagsleben ein, mindern die Lebensqualität und schwächen den gesamten Körper.

Ursachen und Entstehung
Morbus Crohn/Colitis ulcerosa oder ein Reizdarm entstehen aufgrund häufiger Darmentzündungen, die meist mit starkem Durchfall und Schmerzen im Darmbereich auftreten. Sie sind eine große Belastung für den Darm und greifen dadurch auch das komplette Immunsystem an. Symptomatisch dafür sind z. B. starke Blähungen, permanenter Durchfall und Schleimabsonderungen.

Die Ursache liegt oft in einer Störung der Darmflora. Diese kann durch negative Einflüsse (z. B. Antibiotika oder einseitige Ernährung) aus dem Gleichgewicht gebracht und so Reizdarm und Durchfall verursachen. Bei allen Störungen im Darm ist an eine Beteiligung des vegetativen Nervensystems, besonders des Parasympathikus, zu denken. Deshalb kann auch Stress ein Auslöser für diese Erkrankungen sein.

Allgemeine Therapie
Umstellung auf einen geregelten Lebensrhythmus. Alkohol und Nikotin vermeiden.

Reichliche Flüssigkeitszufuhr in Form von dünnen, lauwarmen Tees oder stillem Wasser. Aufbau einer vitaminreichen Schonkost mit Kartoffeln, Möhren, Blumenkohl, Spargel, Brokkoli, Zucchini, Spinat, Fenchel, Chicorée, grünen Bohnen und Sellerie, Bananen, reifen Äpfeln, weichen Birnen, Erdbeeren, Himbeeren, abgezogenen Pfirsichen und Melonen. Dazu nur schwach gesalzene Breie aus Reis oder Haferflocken, auch Kartoffelpüree und Rührei sind verträglich. Gegartes und püriertes Obst wirkt oft regulierend.

Mykotherapie

Pilz	Dosierung	Wirkung
Reishi (Ganoderma lucidum), Extrakt	2 × 500 mg täglich	bei Stress
Igelstachelbart (Hericium erinaceus), getrocknet und gemahlen	2 × 3 g täglich	Regeneration der Darmschleimhaut
Igelstachelbart (Hericium erinaceus), getrocknet und gemahlen	1 × 4 g täglich	Schutz der Darmschleimhaut

Fallbeispiel
50-jähriger Manager einer großen deutschen Firma, kam mit starken Schmerzen im Bauchbereich, Durchfall, blutigem Stuhl und Gewichtsverlust in die Praxis. In der Anamnese stellte sich heraus, dass zuvor einiges an zusätzlichem Stress in seinem Job dazugekommen war (Verkauf seines Firmenzweigs an eine ausländische Firma mit Austausch des kompletten Managements). Seine Lebenskraft war geschwächt und eine schulmedizinische Behandlung hatte nicht angeschlagen. Ihm wurde ein chirurgischer Eingriff geraten, bei dem ein Stück des Dickdarms entfernt werden sollte.

Nach den im Folgenden genannten Therapiemaßnahmen ging es dem Mann nach kurzer Zeit besser, er hatte keine blutigen Durchfälle mehr und auch die Schmerzen waren verschwunden. Nach sechs Wochen hatte er wieder zugenommen und seine alte nervliche Form wiedererlangt. Von den neuen Firmeninhabern wurde ihm ein neuer Vertrag angeboten, den er aufgrund seiner Genesung auch guten Muts unterschreiben konnte.

Fallbezogene Therapie
Akupunktur und Injektionen mit Eigenblut, Vitamin B_{12} und Folsäure, die über fünf Wochen mit insgesamt zehn Behandlungen liefen. Diätplan mit vitalstoffreicher Schonkost.

Fallbezogene Mykotherapie

Pilz	Dosierung	Wirkung
Reishi (Ganoderma lucidum), Extrakt	3 × 500 mg täglich	entspannend
Igelstachelbart (Hericium erinaceus), getrocknet und gemahlen	4 × 500 mg täglich	Aufbau der Darmschleimhaut für die Ansiedelung von Darmflora
Judasohr (Auricularia auricula-judae), getrocknet und gemahlen	4 × 500 mg täglich	Regeneration der Darmschleimhaut

Diabetes
Diabetes mellitus

Allgemein

Übersetzt heißt die Krankheit „honigsüßer Durchfluss", die dadurch gekennzeichnet ist, dass der gesamte Kohlenhydrat-, Eiweiß- und Fettstoffwechsel auf mehreren Ebenen gestört ist und Insulinmangel herrscht. Beim Typ 1 ist der Körper überhaupt nicht in der Lage, Insulin selbst herzustellen, beim Typ 2 wird zu wenig Insulin hergestellt.

Ursachen und Entstehung

Diabetes Typ 1 gilt als Autoimmunerkrankung, die oft durch eine Infektionserkrankung (z. B. Viren) hervorgerufen werden kann. Da dieser Diabetes-Typ häufig schon im Kindesalter auftritt, wird er auch juveniler Diabetes genannt. Darüber hinaus können noch Veranlagung, ein geschwächtes Immunsystem und langandauernder Stress Ursachen für den Ausbruch der Erkrankung in späteren Lebensabschnitten sein.

Diabetes Typ 2 ist eine Volks- bzw. Wohlstandskrankheit, denn das Auftreten der auch als Zuckerkrankheit bezeichneten Gesundheitsstörung beginnt erst mit der aufkommenden Überflussernährung nach den 1950er-Jahren.

Allgemeine Therapie

Die nachstehenden Therapievorschläge beziehen sich nur auf leichten und mittelschweren Diabetes Typ 2. Sie ersetzen keinesfalls eine notwendige Insulintherapie oder orale Antidiabetika, falls diese medizinisch angezeigt sind.

Umstellung auf eine naturgemäße Lebensweise mit einem geregelten Tagesablauf, in den regelmäßiger Sport eingebaut ist. Bei Übergewicht ist eine Gewichtsreduktion angezeigt.

Die tägliche Menge an Kohlenhydraten sollte, je nach körperlicher Tätigkeit, bei 150–250 g liegen. Komplexe Kohlenhydrate sind zu bevorzugen (vollwertige Nahrungsmittel, Vollkornprodukte), da sie sich langsamer im Stoffwechsel abbauen. Sogenannte leere Kohlenhydrate wie Zucker oder Weißmehlprodukte sind zu meiden. Ein Teil der Kohlenhydrate sollte in Form von Kartoffeln, ein weiterer als Obst und Gemüse verzehrt werden.

Die tägliche Eiweißmenge liegt bei 1–1 ½ g pro kg Körpergewicht, insgesamt sollte sie 60 g pro Tag nicht überschreiten; bei übergewichtigen Diabetikern liegt die Menge 40 g pro Tag. Davon sollte mindestens ein Drittel durch pflanzliches Eiweiß abgedeckt werden. Generell gilt, dass der Fleischkonsum eingeschränkt werden sollte und tierisches Eiweiß auch in Eiern und Milchprodukten vorkommt.

Mykotherapie

Pilz	Dosierung	Wirkung
Schopftintling (Coprinus comatus) und Maitake (Grifola frondosa), getrocknet und gemahlen	je 2 × 2 g täglich	Verringerung des Insulinbedarfs
Shiitake (Lentinula edodes), Extrakt	2 × 500 mg täglich	Senkung der Blutfettwerte
Shiitake (Lentinula edodes), Extrakt	2 × 500 mg täglich	bei Hautjucken
Reishi (Ganoderma lucidum), Extrakt	3 × 250 mg täglich	Stabilisierung der Psyche
Eichhase (Polyporus umbellatus), getrocknet und gemahlen	1 × 4 g täglich	entschlackt das Lymphsystem, diuretisch ohne Kaliumverlust
Shiitake (Lentinula edodes), Extrakt	3 × 250 mg täglich	bei Durchblutungsstörungen

Durchfall, chronisch
Diarrhoe chronica

Allgemein
Bei lang anhaltendem Durchfall muss immer abgeklärt werden, ob dieser nicht auch bakterielle oder virale Ursachen haben kann.

Ursachen und Entstehung
Die nicht bakterielle Form des chronischen Durchfalls tritt hauptsächlich bei älteren Patienten auf, verursacht durch unzureichende Verdauungssäfte bzw. Enzymschwäche. Darüber hinaus kann auch ein unruhiges Zentralnervensystem für chronischen Durchfall sorgen.

Allgemeine Therapie
Für ausreichende Flüssigkeitszufuhr und Mineralien sorgen. Probiotika zur Ansiedelung einer gesunden Darmflora.

Mykotherapie

Pilz	Dosierung	Wirkung
Igelstachelbart (Hericium erinaceus), getrocknet und gemahlen	2 × 3 g täglich	bei Fermentschwäche
Reishi (Ganoderma lucidum), Extrakt	2 × 500 mg täglich	bei zentralnervöser Unruhe
Judasohr (Auricularia auricula-judae), getrocknet und gemahlen	1 × 4 g täglich	bei stark schleimiger Diarrhö

Einnässen, nächtlich
Enuresis nocturna

Allgemein
Trotz sonstiger normaler Blasenfunktion kommt es zu diesem nächtlichen Einnässen.

Ursachen und Entstehung
Diese Erkrankung kann entweder ein Hinweis auf Würmer sein oder auch auf organische Ursachen, z. B. Spina bifida occulta, Blasendivertikel oder Harnröhrenstenosen. Auch eine endokrine Störung kann vorliegen (Mangel an antidiuretischem Hormon). Zudem kann es ein Symptom für epileptische Anfälle sein. Sind die genannten Ursachen ausgeschlossen, kommen zudem psychosomatische Gründe (Fehlerziehung, unbewältigte Konflikte) oder abnorme Schlaftiefen in Frage.

Allgemeine Therapie
Zugeführte Flüssigkeitsmenge abends einschränken, Abendbrot spätestens um 18 Uhr ohne Getränke einnehmen und für regelmäßigen Stuhlgang sorgen. Die Matratze darf nicht zu weich sein. Viel Bewegung in frischer Luft, Sport und geistige Ausgeglichenheit (Überanstrengung vermeiden). Morgens und abends kalte Waschungen entlang der Wirbelsäule mit einem Schwamm (von oben nach unten).

Psychotherapie und bei ungewöhnlicher Schlaftiefe nachts ein- bis zweimal wecken und zur Toilette gehen.

Mykotherapie

Pilz	Dosierung	Wirkung
Reishi (Ganoderma lucidum), Extrakt	2 × 250 mg täglich	bei nervösen oder belasteten Kindern mit schwacher Blase
Eichhase (Polyporus umbellatus), getrocknet und gemahlen	2 × 2 g täglich	bei nervöser Reizblase
Maitake (Grifola frondosa), getrocknet und gemahlen	2 × 2 g täglich	zur Kräftigung und Stärkung

Einschlafstörungen
Dyssomnie

Allgemein
Menschen mit Einschlafstörungen haben durch das Fehlen von Schlaf und der körperlichen und seelischen Erholung tagsüber große Probleme, wach und konzentriert zu bleiben.

Ursachen und Entstehung
Menschen mit sogenannter psychophysiologischer Insomnie können nicht loslassen und entspannen (sowohl körperlich als auch seelisch), sodass sie nicht in der Lage sind, einzuschlafen, sondern die Gedanken andauernd kreisen. Die Problematik kann aber auch an einer zu späten Mahlzeit liegen oder an möglichen Unverträglichkeiten, die dann den Körper im aktiven Zustand halten.

Bei Durchschlafschwierigkeiten ist noch abzuklären, wie oft der Schlaf unterbrochen wird, damit ggf. nach anderen Ursachen gesucht werden kann (nach der Organuhr, z. B. Leber, Lunge, Gallenblase oder Dickdarm).

Allgemeine Therapie
Letzte Mahlzeit nicht nach 18 Uhr. Eventuelle Lebensmittelunverträglichkeiten ausschließen.

Progressive Muskelentspannung nach Jacobsen oder andere Entspannungstechniken, z. B. autogenes Training. Evtl. auch körpertherapeutische Ansätze.

Einschlafrituale mit beruhigenden Sequenzen vor dem Schlafengehen, Aufregung vor dem Schlafengehen vermeiden.

Fallbeispiel
42-jährige Psychotherapeutin mit Einschlafstörungen erzählt, dass sie die halbe Nacht wach liege und nicht abschalten könne. Tagsüber sei sie dann müde und unkonzentriert.

Bereits nach einer Woche mit der folgenden Mykotherapie kann sie wieder gut ein- und auch durchschlafen. Der Fließschnupfen, der sie seit einiger Zeit quälte, ist ebenfalls verschwunden.

Mykotherapie

Pilze	Dosierung	Wirkung
Reishi (Ganoderma lucidum), Extrakt	2 × 250 mg täglich für 3 Monate	bei Stress, für innere Ruhe, entspannend

Erkältung, akut
grippaler Infekt

Allgemein
Zu den Symptomen einer akuten Erkältung gehören neben Halsschmerzen, Schnupfen, Glieder- und Muskelschmerzen auch Abgeschlagenheit und Kraftlosigkeit. Fieber kann, muss aber nicht auftreten.

Ursachen und Entstehung
Auslöser für Erkältungen sind eine Vielzahl an Viren. Daher ist es unmöglich, eine Erkältung mit Antibiotika zu bekämpfen, obwohl diese noch immer bei solchen Infekten verschrieben werden.

Je geschwächter das Immunsystem ist, z. B. durch Stress, desto schneller kann es zu akuten Erkältungsbeschwerden kommen.

Allgemeine Therapie
Immunstärkendes Vitamin C und Zink (in einer für den Körper leicht aufnehmbaren Form, z. B. als Citrat oder Orotat).

Einreibungen mit antiviralen Wirkstoffen (z. B. Salben mit Eukalyptus).

Fallbeispiel

50-jährige Reiseleiterin kommt spontan mit den typischen Anzeichen einer akuten Erkältung in die Praxis. Sie fühle sich zudem total erschlagen und sei sehr müde.

Die Beschwerden seien über Nacht gekommen. Dennoch müsse sie am nächsten Tag eine Reisegruppe nach Österreich begleiten.

Außer der unten genannten Mykotherapie wurde ihr gegen die erkältungsbedingten Glieder- und Muskelschmerzen ein Erkältungsbad vor dem Schlafengehen empfohlen.

Am kommenden Morgen wachte sie frisch und erholt auf und spürte keine Erkältungssymptome mehr. Da die Ansteckungsgefahr in ihrem Beruf sehr hoch ist, nimmt sie zur Vorbeugung weiterhin täglich morgens und abends je 500 mg Reishi- und Shiitake-Extrakt.

Mykotherapie

Pilze	Dosierung	Wirkung
Reishi (Ganoderma lucidum), Extrakt	4 × 500 mg täglich, in warmem Wasser, das mit frisch gepresstem Zitronensaft verrührt ist	immunstärkend
Shiitake (Lentinula edodes), Extrakt	4 × 500 mg täglich, in warmem Wasser aufgelöst trinken	immunstärkend

Fettleber
Steatosis hepatis

Allgemein

Hierbei handelt es sich um eine verstärkte Fetteinlagerung in der Leber.

Wird der Prozess nicht aufgehalten und kommen weitere Giftstoffe hinzu, so kommt es zu weiteren Entzündungsreaktionen und es folgt ein vermehrtes Absterben von Leberzellen. Dies wird dann als *Fettleberhepatitis* bezeichnet.

Ursachen und Entstehung

Dieses Symptom kann seine Ursache in den unterschiedlichsten Störungen des Stoffwechsels haben: angefangen von übermäßigem Alkoholkonsum bis zur Mastfettsucht, einer heute eher seltenen Mangelernährung. Aber auch andere Gifte, die von außen auf den Körper einwirken oder in ihn hineingebracht werden, können dazu führen. Andere organische Erkrankungen müssen abgeklärt werden.

Nach längerem Alkoholmissbrauch kann die gefährliche *Alkoholhepatitis* entstehen.

Allgemeine Therapie

Ausschluss der verursachenden Substanzen, z. B. striktes Alkoholverbot. Bei Übergewicht deutliche Gewichtsreduktion und Einführung einer leicht verdaulichen, fettarmen Kost. Hülsenfrüchte, scharf gebratene Speisen und Fleisch müssen gemieden werden. Eiweißzufuhr z. B. über Magerquark oder pflanzliche Eiweiße gewährleisten.

Leberwickel und leberstärkende Kräutertees (z. B. mit Mariendistel).

Ausreichende Flüssigkeitszufuhr zur Ausleitung der Giftstoffe mithilfe von stillem Wasser oder leichten Kräutertees.

Mykotherapie

Pilze	Dosierung	Wirkung
Shiitake (Lentinula edodes), getrocknet und gemahlen	1 × 4 g täglich	Förderung der Gallenbildung
Igelstachelbart (Hericium erinaceus), getrocknet und gemahlen	1 × 4 g täglich	bei Verdauungsbeschwerden
Reishi (Ganoderma lucidum), Extrakt	2 × 250 mg täglich	dämpfend bei vegetativer Übererregbarkeit

Fettleibigkeit
Adipositas

Allgemein
Fettleibigkeit ist ein Risikofaktor für Arteriosklerose, Bluthochdruck, Herzinfarkt, Krampfadern, Diabetes, Gallenleiden und Gicht.

Ursachen und Entstehung
Überernährung, mangelnde körperliche Bewegung und Stress. Auch hormonelle Umstellungen können die Ursache dafür sein.

Allgemeine Therapie
Umstellung der Essgewohnheiten auf eine kalorienreduzierte und vitalstoffreiche Kost, die regelmäßig zu festen Zeiten ohne Ablenkung verzehrt wird. In der Anfangszeit Einhaltung einer strengen Diät, z. B. Rohkost oder F. X. Mayr-Diät, danach Reduktionskost mithilfe von Gemüsetagen, bei der auf eine fettarme, eiweißreiche Ernährung geachtet wird.

Verstärkte Flüssigkeitszufuhr (wirkt appetitdämpfend) durch stilles Wasser oder Tees.

Täglich moderate Bewegung mit individueller Erhöhung des Pulses (abhängig von Gewicht und Herzkraft) für mindestens 40 Minuten bis zu zwei Stunden. Nicht belastende Sportarten, die auf Ausdauer ausgerichtet sind, z. B. Laufen, Schwimmen oder Radfahren.

Mykotherapie

Pilze	Dosierung	Wirkung
Igelstachelbart (Hericium erinaceus), getrocknet und gemahlen	1 × 4 g täglich	Regulierung des Stuhlgangs
Reishi (Ganoderma lucidum), Extrakt	2 × 250 mg täglich	kreislaufunterstützend
Maitake (Grifola frondosa), Extrakt	3 × 500 mg täglich	bei exogener Fettsucht
Eichhase (Polyporus umbellatus), getrocknet und gemahlen	1 × 4 g täglich	Katalysator bei Reaktionsträgheit
Judasohr (Auricularia auriculajudae), getrocknet und gemahlen	1 × 4 g täglich	im Klimakterium

Frigidität
Sexuelle Unlust der Frau

Allgemein
Bei Frigidität ist die Libido der Frau vermindert oder gar nicht mehr vorhanden.

Ursachen und Entstehung
Körperliche Ursachen können z. B. Durchblutungsstörungen, Lebererkrankungen, Nebenwirkungen von Medikamenten oder hormonelle Faktoren (Antibabypille, Hormonumstellung nach Schwangerschaft, zyklusabhängig) sein.

Seelische Ursachen sind Depressionen, sexueller Missbrauch, negative Sexualerfahrungen, Ablehnung des Körpers, Partnerschaftskonflikte oder sexualfeindliche Erziehung. Auch Leistungsdruck und Stress führen dazu.

Allgemeine Therapie
Kausaltherapie zur Beseitigung der Ursachen, z. B. Hormonspiegel abklären. Psychotherapeutische Hilfe in Anspruch nehmen.

Mykotherapie

Pilze	Dosierung	Wirkung
Chinesischer Raupenpilz (Cordyceps sinensis), Extrakt	2 × 250 mg täglich	harmonisiert die Hormonausschüttung
Judasohr (Auricularia auriculajudae), getrocknet und gemahlen	1 × 4 g täglich	zur besseren Durchblutung
Reishi (Ganoderma lucidum), Extrakt	2 × 250 mg täglich	zur psychischen Ausgeglichenheit

Furunkel und Karbunkel

Allgemein
Hier handelt es sich um eine Entzündung des Haarbalgs, die tief und schmerzhaft ist und die umliegende Haut ebenfalls in Mitleidenschaft zieht. Von einem Karbunkel spricht man, wenn mehrere Furunkel zusammen ein großflächiges Areal befallen.

Furunkulose sind wiederkehrende Furunkel, die gleichzeitig an unterschiedlichen Körperstellen auftreten.

Ursachen und Entstehung
Bakteriell bedingt.

Furunkulose kann auch ein Hinweis auf eine Stoffwechselstörung sein (z. B. beginnende Diabetes, Nierenprobleme).

Allgemeine Therapie
Furunkel nie selbst ausdrücken! Feuchtwarme Kompressen, z. B. mit Kamillenextrakt.

Mykotherapie
siehe juckender Hautausschlag (Ekzem), Seite 140

Gallensteine
Cholelithiasis

Allgemein
Gallensteine treten oft auf, verursachen aber bei fast der Hälfte der Patienten keine Beschwerden. Diese „stummen" Steine werden bei einer Untersuchung der Gallenblase eher zufällig entdeckt. Bei der anderen Hälfte der Patienten verursachen sie heftige, schmerzhafte Krämpfe.

Eine Gallenblasenentzündung (Cholecystitis) ist eine Folge von Gallensteinen. Starke Schmerzen im rechten Oberbauch, Fieber und Schüttelfrost, Erbrechen, verfärbter Stuhl und leichte Gelbsucht sind Hinweise darauf.

Ursachen und Entstehung
Übergewicht und erhöhte Blutfettwerte.

Allgemeine Therapie
Ernährungsumstellung und bei Adipositas kontrollierte Gewichtsreduktion.

Mykotherapie

Pilze	Dosierung	Wirkung
Shiitake (Lentinula edodes), getrocknet und gemahlen	1 × 4 g täglich	zur Förderung der Gallenbildung
Reishi (Ganoderma lucidum), Extrakt	2 × 250 mg täglich	bei Spasmen der Gallenblase
Igelstachelbart (Hericium erinaceus), getrocknet und gemahlen	1 × 4 g täglich	bei Verdauungsbeschwerden

Gebärmuttersenkung und/oder Scheidensenkung
Descensus uteri et vaginae

Allgemein
Einhergehend mit einem Druck nach unten treten meist Probleme beim Wasserlassen auf (auch spontaner Urinabgang), manchmal auch Stuhlbeschwerden.

Ursachen und Entstehung
Bindegewebsschwäche, erschlaffte Bänder und Schädigungen des Gewebes durch Geburten können die Ursache sein. Aber auch schwere körperliche Arbeit kann die Entstehung begünstigen.

Allgemeine Therapie
Beckenbodengymnastik zur Festigung der Muskulatur des Beckenbodens. Auch Elektrostimulation des Beckenbodens ist möglich.

Mykotherapie

Pilze	Dosierung	Wirkung
Chinesischer Raupenpilz (Cordyceps sinensis), Extrakt	2 × 500 mg täglich	stabilisiert Muskeln und Sehnen
Maitake (Grifola frondosa), getrocknet und gemahlen	2 × 4 g täglich	Kräftigung des Bindegewebes

Gicht
Arthritis urica

Allgemein

Gicht ist eine in Schüben verlaufende Krankheit, bei welcher der Purinstoffwechsel des Körpers gestört ist. Schmerzhafte Ablagerungen von Harnsäurekristallen führen zu Problemen in Gelenken und im Gewebe.

Ursachen und Entstehung

Die Erkrankung kann auch vererbt werden. Überernährung, purinreiche Kost und Alkohol tragen zur Entstehung von Gicht bei.

Allgemeine Therapie

Naturgemäße Lebensweise mit Gymnastik und sportlicher Betätigung. Ernährungsumstellung hin zu einer vitalstoffreichen Reduktionskost, Einschränkung der Fett- und Eiweißzufuhr bei Vermeidung purinreicher Nahrungsmittel (Innereien, Kaviar, Garnelen, Krabben, Ölsardinen). Kein Alkohol, ausreichende Flüssigkeitszufuhr mit mindestens 2 l stillem Wasser täglich, Kaffeekonsum einschränken.

Mykotherapie

Pilze	Dosierung	Wirkung
Shiitake (Lentinula edodes), Extrakt	2 × 500 mg täglich	bei entzündlichen Prozessen
Brasil Egerling (Agaricus brasiliensis), Extrakt	2 × 250 mg täglich	positive Beeinflussung ablaufender Autoimmunprozesse
Chinesischer Raupenpilz (Cordyceps sinensis), Extrakt	2 × 250 mg täglich	unterstützt die Nieren
Eichhase (Polyporus umbellatus), getrocknet und gemahlen	1 × 4 g täglich	Senkung des Harnsäurespiegels durch Erhöhung der Harnmenge (ausscheidungsfördernd)
Shiitake (Lentinula edodes), Extrakt	2 × 500 mg täglich	cholesterinsenkend

Gürtelrose
Herpes Zoster

Allgemein

Entzündung eines Nervs (z. B. Spinal- oder Kopfganglion) auf einer Körperseite. Auf der mit dem Nerv verbundenen, geröteten Hautfläche entstehen Bläschen bis hin zu Nekrosen (absterbendes Gewebe). Starkes Brennen und teilweise heftige Schmerzen treten in diesem Bereich auf. Bei Herpes zoster ophthalmicus ist der Sehnerv betroffen, was eine sofortige Einweisung ins Krankenhaus bedeutet, da die Gefahr einer Sinusvenenthrombose und Erblindung besteht.

Ursachen und Entstehung
Viruserkrankung, ausgelöst durch den Varizella-Zoster-Virus, der zu den Herpesviren gehört. Das Ausbrechen der Krankheit kann erst sehr viel später stattfinden. In der Kindheit verursacht das Virus Windpocken. Hauptsächlich ältere Menschen, die ein schwaches Immunsystem haben, sind hier anfällig.

Allgemeine Therapie
Äußerlich: Quark- oder Kohlwickel, die örtlich aufgetragen werden. Auch Zinkpuder ist hilfreich.

Innerlich: Injektionen mit Vitamin B_1, B_6, B_{12} und Folsäure sowie mit Magnesium.

Mykotherapie

Pilze	Dosierung	Wirkung
Brasil Egerling (Agaricus brasiliensis), Extrakt	2 × 500 mg täglich	Steigerung der Abwehrkräfte
Shiitake (Lentinula edodes), Extrakt	3 × 500 mg täglich	gegen anhaltende, starke Nervenschmerzen
Reishi (Ganoderma lucidum), Extrakt	2 × 250 mg täglich	zur Nachbehandlung

Fallbeispiel
74-Jähriger mit schmerzverzerrtem Gesicht und streifenförmigem, rotem Hautausschlag mit Blasen im Gürtelbereich auf der linken Körperseite. Er erzählt, dass alles mit einem für ihn bisher unbekannten Flug zu seinen Kindern nach Spanien begann, mit Schmerzen in der linken Seite. In Spanien machten ihm die Temperaturen zu schaffen und er konnte nicht richtig schlafen. Am nächsten Tag wacht er mit starken Schmerzen und roten Bläschen im Gürtelbereich auf. Wieder zu Hause wird er in die Klinik eingewiesen, aus der er nach 14 Tagen entlassen wird, ohne deutliche Besserung seiner Beschwerden.

Neben den oben genannten allgemeinen Maßnahmen mit insgesamt fünf Therapieeinheiten und den unten genannten Mykotherapeutika bekam der Patient noch zur Unterstützung des Allgemeinzustands Magnetfeldtherapie. Bereits nach sieben Tagen ging es ihm bedeutend besser, nach zwei Wochen waren die Schmerzen, Rötungen und Bläschen verschwunden. Er nahm die Pilzprodukte für weitere drei Monate in reduzierter Dosis (je 3 × 250 mg). Seit drei Jahren trat kein Rezidiv mehr auf.

Fallbezogene Mykotherapie

Pilze	Dosierung	Wirkung
Reishi (Ganoderma lucidum), Extrakt	3 × 250 mg täglich	Schmerzreduktion, antiviral
Brasil Egerling (Agaricus brasiliensis), Extrakt	3 × 500 mg täglich	die Immunabwehr steigernd
Shiitake (Lentinula edodes), Extrakt	2 × täglich 250 mg	stabilisiert das Immunsystem

Gerstenkorn
chronisch-rezidivierendes Hordeolum

Allgemein
Juckreiz, Schmerzen, Rötung und Schwellung des Augenlids, im Endstadium mit Eiterpickel. Aufgrund der leichten Übertragung absolute Hygiene halten und Hände danach immer wachsen, nur Einmaltücher verwenden.

Ursachen und Entstehung
Häufig liegt eine bakterielle Infektion der Talg- oder Schweißdrüsen des Lidrands zugrunde, die sich eitrig entzündet. Wegen der Immunschwäche auch an Diabetes denken!

Allgemeine Therapie
Verkrustungen und Ablagerungen vorsichtig entfernen. Dabei das Augenlid mit einem Finger sanft nach unten oder oben ziehen, damit der Lidrand gut erreicht wird, und vorsichtig mit feuchten Tüchern säubern (lauwarmes Wasser). Evtl. vorher eine feuchtwarme Kompresse auflegen, damit sich die Verklebungen lösen.
 Feuchtwarme Kompressen, z. B. mit Hamamelis, Augentrost, Grüntee oder Teebaumöl.

Mykotherapie

Pilze	Dosierung	Wirkung
Shiitake (Lentinula edodes), Extrakt	3 × 500 mg täglich	ergänzend bei allen bakteriellen und viralen Erkrankungen
Reishi (Ganoderma lucidum), Extrakt	3 × 250 mg täglich	bei Allergieneigung
Brasil Egerling (Agaricus brasiliensis), Extrakt	2 × 500 mg täglich	immunstärkend
Judasohr (Auricularia auricula-judae), getrocknet und gemahlen	2 × 3 g täglich	Durchblutungsförderung der Schleimhäute

Hagelkorn
Chalazion

Allgemein
Verstopfung der Augendrüsengänge durch Sekret.

Ursachen und Entstehung
Chronische Entzündung der Meibomschen Drüsen. Durch Sekretstauung (anfangs entzündlich) wird die Lidhaut kugelförmig vorgewölbt. Schlechter Allgemeinzustand und äußere Faktoren (Hitze, Staub, trockene Luft) begünstigen die Entstehung des Hagelkorns und seinen chronischen Verlauf.

Allgemeine Therapie und Mykotherapie siehe „Gerstenkorn"

Haarausfall, gleichmäßig verteilt
Alopecia diffusa

Allgemein
Über die normale Ausfallmenge (70–100 Haare pro Tag) hinausgehender Verlust des Haupthaars, der zu schütterem Haar bis hin zu haarfreien Arealen führt.

Ursachen und Entstehung
Die Ursache kann konstitutionell oder familiär bedingt sein. Aber auch endokrine Störungen, Folgen einer Infektion oder Vergiftungen können diese Art des Haarausfalls entstehen lassen.

Allgemeine Therapie
Bestrahlung mit Höhensonne und tägliche Kopfhautmassagen.

Mykotherapie

Pilze	Dosierung	Wirkung
Brasil Egerling (Agaricus brasiliensis), Extrakt	3 × 500 mg täglich	bei Haarausfall nach schweren Erkrankungen
Reishi (Ganoderma lucidum), Extrakt	3 × 500 mg täglich	innerlich unterstützend
Shiitake (Lentinula edodes), getrocknet und gemahlen	1 × 4 g täglich	zur Mineralstoff- und Vitaminversorgung
Eichhase (Polyporus umbellatus), getrocknet und gemahlen	1 × 4 g täglich	zur Anregung des Haarwachstums

Haarausfall, kreisförmig
Alopecia areata

Allgemein
Kreisförmiger Haarausfall in kleinen bis über handtellergroßen Arealen ohne Entzündungen oder mit Schuppen einhergehend. Hauptsächlich ist das Kopfhaar betroffen, teilweise auch Bart- und Körperhaare.

Ursachen und Entstehung
Bisher ungeklärt.

Allgemeine Therapie
Bioresonanztherapie und lokale Injektionen mit 0,5 % Procain (2 ml subkutan), z. B. zur Unterspritzung und Entstörung von Narben.

Fallbeispiel
42-Jährige mit kreisrundem Haarausfall mitten auf dem Kopf. Im Alter von vier Jahren hatte sie eine Kopfoperation, danach aber keine weiteren Beschwerden. Sie verliere immer mehr Haare, rund um die alten Narben hat sich das früher schöne, volle und dunkle Haar gelichtet. Narben und Kopfhaut scheinen durch.
Der Hausarzt überwies sie zu einem Dermatologen. Der Facharzt erklärte der Patientin, er müsse eine Hautprobe entnehmen, um in einem Labor untersuchen zu lassen, was die Ursache des Haarausfalls sein könne. Da die

Patientin Angst vor erneuten Schnitten auf der Kopfhaut hatte, suchte sie nach Alternativen.

Neben der unten beschriebenen allgemeinen Therapie nahm sie über drei Monate Reishi als Extrakt und Eichhase, getrocknet und gemahlen, jeweils in Dosierungen von 3 × 500 mg bzw. 1 × 4 g täglich.

Der Haarausfall stoppte nach einer Woche, nach drei Monaten war neuer Haarflaum so weit nachgewachsen, dass Narben und Kopfhaut nicht mehr sichtbar waren. Nach sechs Monaten waren die Haare wieder nachgewachsen und keine sichtbaren Zeichen von Haarausfall mehr zu bemerken.

Mykotherapie

Pilze	Dosierung	Wirkung
Shiitake (Lentinula edodes), Extrakt	2 × 250 mg täglich	immunstärkend
Chinesischer Raupenpilz (Cordyceps sinensis), Extrakt	1 × 250 mg täglich	Stimulierung der Nebennieren
Reishi (Ganoderma lucidum), Extrakt	3 × 500 mg täglich	zur Anregung des Haarwachstums
Eichhase (Polyporus umbellatus), getrocknet und gemahlen	1 × 4 g täglich	zur Anregung des Haarwachstums

Hämorrhoiden

Allgemein

Die stark juckenden und teilweise blutenden Stellen liegen zwischen Enddarm und After. Sie sind krampfaderähnlich, ihre knotige Schwellung bzw. die Erweiterung eines Gefäßpolsters ist schmerzhaft, nicht nur beim Stuhlabgang. Häufig damit einhergehend sind auch Analfissuren, Blutungen, Thrombophlebitis, Einklemmungen und periproktitische Abszesse (Abszesse und Analfisteln).

Über eine Rektoskopie muss Dickdarmkrebs ausgeschlossen werden. Schwere Lebererkrankungen mit Stauungen im Pfortaderbereich oder Stauungen aufgrund von Herzinsuffizienz sind abzuklären.

Ursachen und Entstehung

Konstitutionelle Schwäche des Bindegewebes, gefördert durch eine sitzende Lebensweise und häufige Verstopfung. Schwangerschaften können ebenfalls ursächlich beteiligt sein.

Allgemeine Therapie

Viel körperliche Bewegung durch Sport und Gymnastik. Umstellung der Ernährung hin zu einer ballaststoffreichen, vitalstoffreichen Kost (Erhöhung des Rohkostanteils), ergänzt mit z. B. schleimbildenden Leinsamen, die den Stuhl weicher machen.

Äußerlich: ansteigende Sitzbäder; bei schweren Entzündungen sind kühle Sitzbäder abends wohltuend. Hämorrhoidensalben und -zäpfchen sind empfehlenswert.

Mykotherapie

Pilze	Dosierung	Wirkung
Igelstachelbart (Hericium erinaceus), getrocknet und gemahlen	1 × 4 g täglich	zur Stuhlregulierung
Shiitake (Lentinula edodes), Extrakt	2 × 500 mg täglich	bei Schwäche des Gefäßbindegewebes
Judasohr (Auricularia auricula-judae), getrocknet und gemahlen	1 × 4 g täglich	bei blutenden Hämorrhoiden

Harnröhrenentzündung
Urethritis

Allgemein
Hier ist die Schleimhaut der Harnröhre entzündet.

Vor der Behandlung muss eine gonorrhoische Infektion (Cystitis) ausgeschlossen werden.

Ursachen und Entstehung
Akute und chronische Nierenbeckenentzündungen werden häufig von einer Urethritis begleitet. Bei häufigeren hartnäckigen Harnwegsentzündungen ist eine Trichomonadeninfektion möglich.

Allgemeine Therapie
siehe „Blasenentzündung"

Mykotherapie

Pilze	Dosierung	Wirkung
Brasil Egerling (Agaricus brasiliensis), Extrakt	3 × 500 mg täglich	immunstärkend

Hautausschlag, akut
Allergisches Exanthem

Allgemein
Meist großflächige Hautveränderung, die entzündet ist.

Ursachen und Entstehung
Medikamente, Lebensmittel, Kosmetika, Hausstaub, Tierhaare und Infektionen können Allergien auslösen.

Allgemeine Therapie
Allergene ausschalten.

Mykotherapie

Pilze	Dosierung	Wirkung
Reishi (Ganoderma lucidum), Extrakt	3 × 500 mg täglich	stoppt die Histamin-Ausschüttung
Igelstachelbart (Hericium erinaceus), getrocknet und gemahlen	1 × 4 g täglich	abführend
Shiitake (Lentinula edodes), Extrakt	2 × 500 mg täglich	entzündungshemmend

Hautausschlag, juckend
Ekzem

Allgemein

Nicht ansteckender Ausschlag der Haut. Bei seborrhoischem Ekzem wird die Haut zusätzlich schuppig, es tritt meist am Kopf auf.

Ursachen und Entstehung

Veranlagung. Nahrungsmittel- oder Genussmittelallergien sind abzuklären. Außerdem sind Stoffwechselanomalien (Diabetes, Gicht, Nieren- und Leberleiden) auszuschließen.

Unterfunktion der Talg- und Schweißdrüsen beim seborrhoischen Ekzem.

Allgemeine Therapie

Wegen des konstitutionellen Moments ist nicht nur das Ekzem zu behandeln, sondern seine Ursache zu suchen. Daher ist eine Therapie im Sinne einer spezifischen Umstellung sinnvoll. Je jünger der Patient ist, umso leichter und rascher gelingt diese Verschiebung der Stoffwechsellage. Diätmaßnahmen wirken direkt auf die Haut (dermatotrop) und unterstützen alle übrigen Behandlungsmaßnahmen. Begleitende Magen- und Darmstörungen müssen berücksichtig werden.

Ernährungsumstellung auf kochsalzarme, vorwiegend vegetabile und vitaminreiche Kost (mit einem Rohkostanteil von mindestens einem Drittel). Verzicht auf Süßigkeiten, Alkohol und Schweinefleisch. Einführung von Obst- und Safttagen, Fasten- und Teetagen zur Entwässerung.

Beim konstitutionell-allergischen Ekzem (Neurodermitis) kann zusätzlich ein Klimawechsel zum Therapiebeginn helfen.

Eine Darmsanierung ist wichtig (Symbioselenkung).

Mykotherapie

Pilze	Dosierung	Wirkung
Eichhase (Polyporus umbellatus), getrocknet und gemahlen	1 × 4 g täglich	Unterstützung des Lymphflusses
Reishi (Ganoderma lucidum), Extrakt	3 × 500 mg täglich	bei starkem Juckreiz
Igelstachelbart (Hericium erinaceus), getrocknet und gemahlen	1 × 4 g täglich	zur Regelung der Verdauung
Shiitake (Lentinula edodes), Extrakt	2 × 500 mg täglich	entzündungshemmend
Judasohr (Auricularia auricula-judae), getrocknet und gemahlen	1 × 4 g täglich	bei seborrhoischem Ekzem (Morbus Unna, seborrhoische Dermatitis)

Herzleistung, unzureichend
Koronarinsuffizienz

Allgemein
Durch eine ungenügende Blutversorgung des Herzmuskels oder einen Herzfehler ist die Herzleistung eingeschränkt.

Ursachen und Entstehung
Meist liegt eine Verengung der Herzkranzgefäße (Koronarsklerose) vor.

Abzuklären ist, ob es sich möglicherweise um extrakardiale Ursachen handelt (z. B. Zervikalsyndrom, Entzündung von Zwischenrippennerven, Zwerchfellbruch oder Erkrankungen von Magen und Galle).

Allgemeine Therapie
Striktes Rauchverbot. Beseitigung von Eiterherden. Ärger und Stress vermeiden.

Für einen regelmäßigen Stuhlgang sorgen, Umstellung auf vorwiegend laktovegetabile Kost und kleine Mahlzeiten.

Medikamentöse Behandlung und ggf. chirurgischer Eingriff nötig. Die Mykotherapie ist hier eine begleitende Unterstützung (adjuvant angewendet).

Mykotherapie

Pilze	Dosierung	Wirkung
Reishi (Ganoderma lucidum), Extrakt	2 × 500 mg täglich	zur Verbesserung der Koronardurchblutung
Reishi (Ganoderma lucidum), Extrakt	2 × 250 mg täglich	als Sedativum
Igelstachelbart (Hericium erinaceus), getrocknet und gemahlen	1 × 4 g täglich	für eine geregelte Verdauung
Shiitake (Lentinula edodes), Extrakt	2 × 500 mg täglich	reguliert den Fettstoffwechsel

Herzmuskelschwäche
Myocardinsuffizienz

Allgemein
Durch den geschwächten Herzmuskel ist das Herz nicht mehr in der Lage, die richtige Pumpleistung für den Blutkreislauf zu erbringen.

Ursachen und Entstehung
Eine Herzmuskelschwäche kann aufgrund einer Überlastung des Herzens auftreten (z. B. durch Herzklappenfehler oder Bluthochdruck). Auch Durchblutungsstörungen (koronare Herzkrankheit) können dafür verantwortlich sein. Eine direkte Schädigung des Herzmuskels ist zudem durch Infektionen oder Gifte möglich.

Allgemeine Therapie
Jegliche Therapieform wird am besten mit körperlicher Ruhe und Saftfasten eingeleitet.

Medikamentöse Behandlung und ggf. ein chirurgischer Eingriff sind nötig.

Die Mykotherapie ist hier eine begleitende Unterstützung (adjuvant angewendet).

Mykotherapie

Pilze	Dosierung	Wirkung
Reishi (Ganoderma lucidum), Extrakt	2 × 500 mg täglich	bei Ruhe- und Belastungsinsuffizienz
Judasohr (Auricularia auricula-judae), getrocknet und gemahlen	1 × 4 g täglich	durchblutungsfördernd
Igelstachelbart (Hericium erinaceus), getrocknet und gemahlen	1 × 4 g täglich	Regelung der Verdauung (um Anstrengung beim Stuhlgang zu vermeiden)

Herz, nervös
Cor nervosum

Allgemein
Meist kann bei dieser Diagnose keine anatomische Ursache gefunden werden.

Ursachen und Entstehung
Entweder ist die Erregungsleitung im Nervensystem des Herzens gestört (vegetative Dystonie) oder es liegt eine labile Konstitution vor (Beantwortung physiologischer Reize durch überschießende Reflexe).

Allgemeine Therapie
Geregelter Lebensrhythmus, Kneippsche Anwendungen wie Trockenbürsten oder Wechselduschen. Moderate Bewegung über einen Ausdauersport (z. B. Schwimmen).

Entspannungsmassagen, insbesondere des Brustbereichs, mit Massageölen, denen wenige Tropfen echtes Lavendelöl zugesetzt wurde.

Mykotherapie

Pilze	Dosierung	Wirkung
Chinesischer Raupenpilz (Cordyceps sinensis), Extrakt	1 × 500 mg täglich	bei zu niedrigem Blutdruck
Reishi (Ganoderma lucidum), Extrakt	2 × 250 mg täglich	als Tagessedativum
Shiitake (Lentinula edodes), getrocknet und gemahlen	1 × 4 g täglich	bei reizbarer Schwäche (vorwiegend bei brünetten Frauen)
Reishi (Ganoderma lucidum), Extrakt	1 × 250 mg täglich	bei hochaufgeschossenen Kindern und asthenischen Erwachsenen (vorwiegend blond und blauäugig)
Igelstachelbart (Hericium erinaceus), getrocknet und gemahlen	1 × 4 g täglich	bei Herzangst
Reishi (Ganoderma lucidum), Extrakt	1 × 250 mg abends	bei Schlafstörungen

Impotenz
Erektile Dysfunktion

Allgemein
Der Mann kann bei einer Erektionsstörung den Geschlechtsverkehr nicht mehr ausreichend ausführen.

Ursachen und Entstehung
Seelische Probleme (z. B. Stress, Depression), hormonelle Umstellungen oder Störungen sowie auch Störungen im Herz-Kreislauf-System (Durchblutungsschwäche, Bluthochdruck) und Wirbelsäulenverletzungen können zu einer Impotenz führen. Ab 50 Jahren sind außerdem Diabetes und Prostataveränderungen in die Überlegung einzubeziehen.

Allgemeine Therapie
Therapie entsprechend den abgeklärten Ursachen. Bei Bedarf auch Psycho- oder Körpertherapie.

Fallbeispiel
62-jähriger Frührentner, der vor einem Jahr eine Prostatakarzinom-Operation gut überstanden hatte, fühlt sich noch immer nicht stabilisiert. Erhöhter Blutdruck und Durchblutungsstörungen liegen vor, weshalb der Arzt ihm von Mitteln wie Viagra abrät. Seine Sexualität scheint erloschen, was zu Problemen in der Partnerschaft zu seiner wesentlich jüngeren Ehefrau führt.

Aufgrund der drei Problemfelder kamen hier auch drei unterschiedliche Pilzpräparate zum Einsatz.

Nach sechs Wochen kann der Patient mit Einverständnis seines Arztes seinen Blutdrucksenker reduzieren. Sein Liebesleben sei wieder zufriedenstellend.

Mykotherapie)

Pilze	Dosierung	Wirkung
Shiitake (Lentinula edodes), Extrakt	2 × 500 mg täglich	blutdrucksenkend
Judasohr (Auricularia auricula-judae), getrocknet und gemahlen	1 × 4 g täglich	durchblutungsfördernd
Chinesischer Raupenpilz (Cordyceps sinensis), Extrakt	2 × 500 mg täglich	libidosteigernd

Juckreiz
Pruritus

Allgemein
Juckreiz der Haut, der zum Kratzen führt. Die Haut wird gerötet, es bilden sich Krusten, Hautverfärbungen sowie flechtenartige Areale und eitrige Hautentzündungen (Pydermien).

Chronischer Juckreiz ist häufig therapieresistent.

Ursachen und Entstehung
Häufig ist dies nur ein Symptom für eine andere Erkrankung. Beispielsweise kann auch

eine allergische Reaktion über Histaminausschüttung zum Juckreiz führen, daher müssen allergische Reaktionen ausgetestet und Giftstoffe ausgeschlossen werden.

Auch Diabetes mellitus kann dazu führen, ebenso wie Erkrankungen der Haut, Leber und Galle.

Fast 70 % von Pruritus-Patienten leiden einer Studie zufolge an psychosomatischen oder psychiatrischen Erkrankungen.

Allgemeine Therapie
Grunderkrankungen behandeln nach Abklärung der Herkunft des Juckreizes.

Mykotherapie

Pilze	Dosierung	Wirkung
Reishi (Ganoderma lucidum), Extrakt	3 × 250 mg täglich	als Sedativum
Igelstachelbart (Hericium erinaceus), getrocknet und gemahlen	1 × 4 g täglich	Regelung der Verdauung

Weitere Formen
Juckreiz am After aufgrund von Hämorrhoiden (Therapie siehe *Pruritus ani)*.

Juckreiz an den äußeren weiblichen Genitalien: *Pruritus vulvae*. Dieser hat seine Ursache in einer Entzündung, die durch Ausfluss, Pilzbefall (Candida albicans), Diabetes mellitus, zerfallende Tumoren oder Würmer ausgelöst werden kann. Daher ist hier die Mykotherapie begleitend eingesetzt (adjuvante Therapie).

Mykotherapie

Pilze	Dosierung	Wirkung
Judasohr (Auricularia auricula-judae), getrocknet und gemahlen	1 × 4 g täglich	bei Pruritus ani (Hämorrhoiden)
Judasohr (Auricularia auricula-judae), getrocknet und gemahlen	2 × 4 g täglich	bei Juckreiz mit Hautnässen
Reishi (Ganoderma lucidum), getrocknet und gemahlen	2 × 4 g täglich	bei unklarem Jucken
Igelstachelbart (Hericium erinaceus), getrocknet und gemahlen	1 × 4 g täglich	Regelung der Verdauung

Karies
Zahnfäule

Allgemein
Zahnkaries zählt zu den häufigsten Erkrankungen in den Industrienationen. Häufig treten zuvor weißliche oder bräunliche Stellen auf. Schmerzt der Zahn bereits, dann ist der Zahnschmelz schon zerstört.

Ursachen und Entstehung
Stoffwechselprodukte bestimmter Bakterien, die auf Zahnbelag (Plaque) leben, greifen den Zahnschmelz an und schädigen so den Zahn. Sie verwandeln den Zucker in der Nahrung um in schädigende Säuren, die in der Lage sind, die Mineralien (auch Calcium) aus den Zähnen herauszulösen. Karies kann auch auf

[Handschriftliche Notiz: Mykotherapie bei Schuppenflechte?]

Katarrh
Entzündung der Schleimhaut

Allgemein

Entzündung der Schleimhäute, hauptsächlich jene der Atmungsorgane. Zusätzlicher Schnupfen oder Bronchitis, die auch eitriges Sekret hervorbringen können, mit verstärkter Schleimbildung.

Ursachen und Entstehung

Infektionen, die aufgrund einer angegriffenen Schleimhaut (zu trockene Luft oder Immunschwäche) nicht mehr abgewehrt werden können.

Allgemeine Therapie

Vitaminreiche gemischte Vollkost. Auf ausreichende Zinkversorgung achten.

Kamille- oder Sole-Dampfbäder, evtl. Nasendusche mit Emser Salz.

Striktes Rauchverbot.

Luftverdampfer in trockenen Räumen aufstellen.

[Linke Spalte, fragmentarisch sichtbar:]

...iche Flecken... äh-
...n treten häufig erst später
...Zahnschmelz meist schon

...en Stadium ist der Prozess
...t regelmäßiges und gründ-
...wichtig. Zur Säuberung
...räume Zahnseide, Zahn-
...schenraumbürsten verwenden.

Zucker- und Süßigkeitenkonsum einschränken.

Ist Karies zu weit fortgeschritten, muss der Zahnarzt die befallene Stelle entfernen und das Loch mit einer Füllung versehen.

Mykotherapie

Pilze	Dosierung	Wirkung
Shiitake (Lentinula edodes), Extrakt	2 × 500 mg täglich	Kräftigung des paradontalen Gewebes
Judasohr (Auricularia auricula-judae), getrocknet und gemahlen	2 × 3 g täglich	fördert die lokale Durchblutung und reguliert die Funktion der Mundschleimhaut
Shiitake (Lentinula edodes), getrocknet und gemahlen	1 × 4 g täglich	entzündungshemmend, reguliert den Mineralstoffhaushalt

Mykotherapie

Pilze	Dosierung	Wirkung
Reishi (Ganoderma lucidum), Extrakt	3 × 500 mg täglich	als Hauptmittel bei allen Arten von Erkältungen
Shiitake (Lentinula edodes), Extrakt	3 × 250 mg täglich	bei Husten
Shiitake (Lentinula edodes), Extrakt	2 × 500 mg täglich	zur Grippeprophylaxe

Kehlkopfentzündung
Laryngitis

Allgemein
Es gibt akute und chronische Kehlkopfentzündungen. Bei der Akutform können entweder die Stimmbänder entzündet sein oder ein Teil der oberen Luftröhre (sog. Pseudokrupp). Chronisch ist die Erkrankung, wenn sie über drei Wochen geht.

Jede Heiserkeit, die länger als 14 Tage geht, muss differenzialdiagnostisch abgeklärt werden (Tumorbildung).

Ursachen und Entstehung
Häufig sind Infektionen im Bereich der oberen oder unteren Luftwege die Ursache. Es kann sich aber auch um eine Überbeanspruchung handeln oder Reizstoffe (Staub, Gase, Nikotin, Alkohol) sind der Grund dafür.

Allgemeine Therapie
Striktes Rauchverbot, insbesondere bei Raucherkatarrh.

Umstellung auf eine kochsalzarme, laktovegetabile Ernährung.

Quarkwickel oder feuchtkalte Halsumschläge mit einem darübergewickelten Schal.

Mykotherapie

Pilze	Dosierung	Wirkung
Reishi (Ganoderma lucidum), Extrakt	3 × 500 mg täglich	bei akuter Kehlkopfentzündung
Brasil Egerling (Agaricus brasiliensis), Extrakt	2 × 500 mg täglich	unterstützt das Immunsystem
Shiitake (Lentinula edodes), Extrakt	2 × 500 mg täglich	entzündungshemmend
Judasohr (Auricularia auriculajudae), getrocknet und gemahlen	1 × 4 g täglich	durchblutungssteigernd in den Schleimhäuten

Kinderwunsch, unerfüllt

Allgemein
Beim Mann oder bei der Frau liegt eine Unfruchtbarkeit (Infertilität oder Sterilität) vor.

Ursachen und Entstehung
Organische und hormonelle Ursachen sind bei Mann und Frau abzuklären. Teilweise auch altersabhängig, auf Zykluswerte achten.

Auch die Zunahme der Umweltgifte hat einen Einfluss auf die gestiegene Unfruchtbarkeit.

Allgemeine Therapie
Es gibt auch einige Möglichkeiten zu einer natürlichen Hormontherapie.

Organische Ursachen, sofern möglich, beseitigen. Wirbelsäulenprobleme mit einbeziehen, die zu einer Falschlage des Uterus führen können (manuelle Therapie, Krankengymnastik, Yoga).

Bioresonanztherapie hat sich hier bewährt.

Ernährungsumstellung auf eine vitalstoffreiche Biokost.

Vermeidung von Giftstoffen (auch Nikotin).

Fallbeispiel
38-jährige Steuerberaterin mit unerfülltem Kinderwunsch, die zunächst in ihrem Leben keine Kinder eingeplant hatte. Nachdem sie den richtigen Partner gefunden hatte, entstand der Wunsch nach eigenen Kindern.

Organisch war bei beiden laut Untersuchung der behandelnden Ärzte alles in Ordnung. Eine künstliche Befruchtung wurde überlegt, auch wenn ihnen die Ärzte keine Garantie – trotz der hohen Kosten – geben konnten.

Vier Monate nach der unten genannten Behandlung stellte sich eine Schwangerschaft ein. Die beiden sind nun stolze Eltern einer kleinen Tochter.

Mykotherapie bei der Frau

Pilze	Dosierung	Wirkung
Brasil Egerling (Agaricus brasiliensis), Extrakt	3 × 500 mg täglich (3 Monate)	entgiftend und immunstärkend
Chinesischer Raupenpilz (Cordyceps sinensis), Extrakt	3 × 500 mg täglich (3 Monate)	positive Beeinflussung der Geschlechtshormone, Stärkung der Fortpflanzungsorgane
Reishi (Ganoderma lucidum), Extrakt	3 × 500 mg täglich (3 Monate)	fertilitätsfördernd

Mykotherapie beim Mann

Pilze	Dosierung	Wirkung
Chinesischer Raupenpilz (Cordyceps sinensis), Extrakt	3 × 500 mg täglich	positive Beeinflussung der Geschlechtshormone, Stärkung der Fortpflanzungsorgane

Krampfadern
Varizen

Allgemein
Als Krampfadern werden knotig-erweiterte, oberflächliche Beinvenen bezeichnet. Kleine Krampfadern werden auch Besenreiser genannt. Die Beine fühlen sich schwer und gespannt an.

Ursachen und Entstehung
Krampfadern liegt eine konstitutionelle Bindegewebsschwäche zugrunde, die auch erblich bedingt sein kann. Langes Stehen, Schwangerschaft und Verstopfung sind begünstigende Faktoren.

Komplikationen müssen abgeklärt werden: Ödeme, chronische Ekzeme, Ulcus cruris, Blutungen, Thrombose (auch akute Thrombosen der oberflächlichen Venen), Lungenembolie.

Allgemeine Therapie
Vermehrtes Hochlegen der Beine bei stehender Tätigkeit, Kompressions- oder Stützstrümpfe.

Beingymnastik und täglich sportliche Bewegung.

Bei Fettleibigkeit ist eine Gewichtsreduktion wichtig.

Kneippsche Anwendungen wie Wechselduschen und anschließendes Trockenbürsten.

Ernährungsumstellung auf eine vitalstoffreiche Vollwertkost, damit der Stuhlgang wieder regelmäßig wird.

Mykotherapie

Pilze	Dosierung	Wirkung
Igelstachelbart (Hericium erinaceus), getrocknet und gemahlen	1 × 4 g täglich	zur Stuhlregulierung
Judasohr (Auricularia auricula-judae), getrocknet und gemahlen	2 × 4 g täglich	als Thrombose-Prophylaxe
Reishi (Ganoderma lucidum), Extrakt	2 × 250 mg täglich	herz- und kreislauffördernd
Judasohr (Auricularia auricula-judae), getrocknet und gemahlen	1 × 4 g täglich	zur Nachbehandlung über mehrere Wochen

Kupferrose
Rosacea

Allgemein
Verbreitet hauptsächlich bei Frauen zum Beginn der Wechseljahre. Stecknadelkopfgroße Knötchen und Pusteln im Gesicht (Wangen, Nase, Stirn und Kinn), die gedehnte Blutgefäße hinterlassen.

Die Gesichtsröte geht mit Blutwallung und Hitzegefühl einher. Die empfindliche Haut neigt zu Verdickung und Wucherung bis hin zur Knollennase (Rhinophym).

Die Erkrankung kann einen chronischen Verlauf nehmen.

Begleitend können entzündliche Veränderungen im Augenbereich (Blepharitis, Konjunktivitis, Keratitis) auftreten.

Ursachen und Entstehung
Eine gesteigerte Talgdrüsentätigkeit kann zu Entzündungen führen, die zusammen mit gestauten Gefäßen (Stauungsdermatose) eine Kupferrose hervorrufen.

Allgemeine Therapie
Die Gesichtshaut keiner Wärmestrahlung aussetzen.

Striktes Alkohol- und Kaffeeverbot sowie kein Schweinefleisch. Die verzehrten Lebensmittel dürfen weder zu heiß noch eiskalt sein. Kochsalzreduzierte und gewürzarme Kost.

Regulierung des Stuhlgangs.

Manuelle Lymphdrainage im Gesicht kann gegen die Stauungen zusätzlich helfen.

Eine Gesichtsmaske mit Magerquark, der mit Heilerde angerührt wurde, wirkt kühlend.

Mykotherapie

Pilze	Dosierung	Wirkung
Brasil Egerling (Agaricus brasiliensis), Extrakt	2 × 250 mg täglich	gegen Blutansammlungen
Eichhase (Polyporus umbellatus), getrocknet und gemahlen	1 × 4 g täglich	bei fettiger Haut
Shiitake (Lentinula edodes), Extrakt	2 × 500 mg täglich	bei eiternden Stellen
Judasohr (Auricularia auricula-judae), getrocknet und gemahlen	1 × 4 g täglich	bei Blepharitis und Konjunktivitis

Leberentzündung
Hepatitis

Allgemein

Es ist zwischen einer *Virushepatitis* und einer *Arzneimittelhepatitis* zu unterscheiden.

Die Erkrankung an einer Virushepatitis verläuft häufig ohne Symptome und Viele wissen gar nicht, dass sie infiziert sind. So kann das Virus unbeabsichtigt auf andere übertragen werden.

Der Verlauf einer Leberschädigung durch Medikamente (Arzneimittelhepatitis) kann entweder gallestauend oder einer Hepatitis ähnlich sein.

Ursachen und Entstehung

Virushepatitis: Infektion mit dem Hepatitis-B-Virus, der über Blut oder durch ungeschützten Geschlechtsverkehr übertragen werden kann. Vorsicht ist daher geboten beim Besuch von nicht zertifizierten Nagel-, Tattoo- oder Piercingstudios. Bei Fernreisen ist vor Antritt ein Gesundheitscheck hilfreich sowie Informationen über die möglichen Erreger im Urlaubsland.

Arzneimittelhepatitis: Schädigung der Leber durch Nebenwirkungen von Medikamenten, die entweder vorhersehbar oder nicht vorhersehbar sein können.

Allgemeine Therapie

Eine Impfung schützt vor einer Ansteckung mit Viren nur, wenn noch keine Infektion stattgefunden hat.

Antivirale Behandlung bzw. Vermeidung der verursachenden Substanzen.

Bei Übergewicht außerdem Gewichtsreduktion. Umstellung auf eine leicht verdauliche, fettarme Kost ohne Hülsenfrüchte, scharf Angebratenes oder Fleisch. Ausreichend Flüssigkeitszufuhr, absolutes Alkoholverbot.

Leberwickel bei Bedarf.

Mykotherapie

Pilze	Dosierung	Wirkung
Reishi (Ganoderma lucidum), Extrakt	3 × 500 mg täglich	Begleittherapie bei Virushepatitis
Shiitake (Lentinula edodes), getrocknet und gemahlen	1 × 4 g täglich	fördert die Gallenbildung
Reishi (Ganoderma lucidum), Extrakt	2 × 250 mg täglich	dämpfend bei vegetativer Übererregbarkeit
Igelstachelbart (Hericium erinaceus), getrocknet und gemahlen	1 × 4 g täglich	bei Aufstoßen und Aufgeblähtsein
Igelstachelbart (Hericium erinaceus), getrocknet und gemahlen	1 × 4 g täglich	bei Verdauungsbeschwerden

Leberzirrhose, toxisch

Allgemein

Sie ist das Endstadium chronischer Lebererkrankungen und wird auch Schrumpfleber genannt. Durch die Veränderung des Leberzellgewebes wird die Durchblutung des Organs gestört. Die Zirrhose birgt ein erhöhtes Risiko für Leberkrebs.

Ursachen und Entstehung

Mehrere giftige Substanzen, welche die Leber auf Dauer schädigen, sind Ursache der toxischen Leberzirrhose. Alkohol spielt dabei die wichtigste Rolle, aber auch Medikamentenmissbrauch oder andere Giftstoffe (Dämpfe), denen man regelmäßig ausgesetzt ist, sind dafür verantwortlich.

Allgemeine Therapie

Vermeidung der verursachenden Substanzen sowie Gifte und Ausleitungstherapie.

Bei Übergewicht außerdem Gewichtsreduktion. Umstellung auf eine leicht verdauliche, fettarme Kost ohne Hülsenfrüchte, scharf Angebratenes oder Fleisch. Ausreichend Flüssigkeitszufuhr, absolutes Alkoholverbot.

Regelmäßige feuchtwarme Leberwickel zur Förderung der Leberdurchblutung.

Mykotherapie

Pilze	Dosierung	Wirkung
Reishi (Ganoderma lucidum), Extrakt	3 × 500 mg täglich	Begleittherapie bei Virus-Hepatitis
Shiitake (Lentinula edodes), getrocknet und gemahlen	1 × 4 g täglich	fördert die Gallenbildung
Reishi (Ganoderma lucidum), Extrakt	2 × 250 mg täglich	bei Spasmen der Gallenblase
Reishi (Ganoderma lucidum), Extrakt	2 × 250 mg täglich	dämpft vegetative Übererregbarkeit
Igelstachelbart (Hericium erinaceus), getrocknet und gemahlen	1 × 4 g täglich	bei Aufstoßen und Aufgeblähtsein
Igelstachelbart (Hericium erinaceus), getrocknet und gemahlen	1 × 4 g täglich	bei Verdauungsbeschwerden

Lippenherpes
Herpes febrilis, Herpes labialis

Allgemein
Fiebrige Infektionskrankheit mit brennenden und juckenden Bläschen, in der Regel am Übergang zwischen Haut und Schleimhaut.

Ursachen und Entstehung
Virusinfektion, die durch Tröpfchen oder Kontaktinfektion übertragen wird. Unspezifische Reize (Immunschwäche, Fieber, weitere Infektionskrankheiten, UV-Strahlen der Sonne, Menstruation) können als Mitauslöser wirken.
Die genaue Ursache ist von einem Hautarzt zu klären.

Allgemeine Therapie
Antivirale Mittel, die auch im Bereich der Naturmedizin zur Verfügung stehen (z. B. Cystus oder Eukalyptus).
Eine Mykotherapie wird hier begleitend eingesetzt (adjuvante Therapie).
Äußerlich: In 15 ml Basiscreme werden 250 mg Shiitake-Extrakt eingerührt und auf die betroffenen Stellen aufgetragen.

Mykotherapie

Pilze	Dosierung	Wirkung
Shiitake (Lentinula edodes), Extrakt	3 × 250 mg täglich	zur Regeneration der Haut
Brasil Egerling (Agaricus brasiliensis), Extrakt	2 × 500 mg täglich	steigert die körperlichen Abwehrkräfte

Lungenemphysem
Chronische Lungenerkrankung

Allgemein
Reduktion der Lungenoberfläche, die chronisch und nicht mehr umkehrbar ist.

Ursachen und Entstehung
In den meisten Fällen ist Rauchen die Ursache dieser Lungenerkrankung. Aber auch eine chronische Bronchitis, Asthma bronchiale, TBC und eine Erweiterung der Bronchien können dazu führen. Ätzende Gase schädigen die Lungenoberfläche ebenfalls. Zudem kann der Brustkorb aufgrund einer Verschiebung der Brustwirbelsäule deformiert sein (Skoliose oder auch Kyphoskoliose), was eine mangelnde Lungenausdehnung bedeutet. Im Alter kann zudem die abnehmende Elastizität des Lungengewebes zu einem Altersemphysem führen.

Allgemeine Therapie
Absolutes Rauchverbot.
Reichlich Bewegung in frischer Luft. Regelmäßige Atemübungen (morgens und abends, am besten bei offenem Fenster), die darauf abzielen, möglichst lange die Ausdehnung und Beweglichkeit des Brustkorbs (Exkursionsfähigkeit) zu erhalten und die Ausatmung fördern (z. B. Pranayama oder funktionelle Atemschule). Zusätzlich gymnastische Übungen, die verstärkt den Schultergürtel und die

Arme integrieren, und regelmäßige Summübungen.

Zur Anregung der Durchblutung in den Extremitäten regelmäßige lauwarme Duschen und Kneippsche Anwendungen wie Trockenbürsten und ansteigende Fuß- bzw. Unterarmbäder.

Umstellung der Ernährung auf eine vitaminreiche gemischte Vollkost.

Eine Mykotherapie wird hier begleitend eingesetzt (adjuvante Therapie).

Mykotherapie

Pilze	Dosierung	Wirkung
Reishi (Ganoderma lucidum), Extrakt	2 × 500 mg täglich	Unterstützung des Herzens
Brasil Egerling (Agaricus brasiliensis), Extrakt	2 × 500 mg täglich	steigert die körpereigene Abwehr
Judasohr (Auricularia auricula-judae), getrocknet und gemahlen	1 × 4 g täglich	auswurffördernd, befeuchtet die Schleimhäute
Shiitake (Lentinula edodes), Extrakt	2 × 500 mg täglich	bei Krampfhusten
Reishi (Ganoderma lucidum), Extrakt	1 × 500 mg täglich	beruhigend und stimmungsaufhellend
Chinesischer Raupenpilz (Cordyceps sinensis), Extrakt	2 × 250 mg täglich	verbessert die Sauerstoffaufnahme im Blut

Magen-Darm-Entzündung
Gastroenteritis acuta

Allgemein

Magen-Darm-Entzündungen führen zu Durchfall und Übelkeit. Diese auch als Brechdurchfall bekannte Krankheit gehört weltweit noch immer zu den häufigsten Ursachen für Kindersterblichkeit.

Ursachen und Entstehung

Gastroenteritis wird meist durch Bakterien verursacht, es gibt aber auch virale Erreger (Magen-Darm-Grippe).

Allgemeine Therapie

Anfangs allgemeine Fastentherapie und Zufuhr von mindestens 3 l Flüssigkeit (stilles, zimmerwarmes Wasser und lauwarmer dünner Kräutertee, der mit etwas Vollsalz und Zucker verrührt wurde). Anschließend Apfeldiät: Dazu wird insgesamt 1 kg säuerliche Bioäpfel mit Schale gerieben und über zwei Tage verabreicht. Danach langsamer Kostaufbau mit leicht gesalzenen Breien aus Reis oder Haferflocken. Bettruhe und Wärme in Form von feuchten oder trockenen Leibumschlägen.

Mykotherapie

Pilze	Dosierung	Wirkung
Igelstachelbart (Hericium erinaceus), getrocknet und gemahlen	3 × 3 g täglich	schützt die Magenschleimhaut
Reishi (Ganoderma lucidum), Extrakt	2 × 500 mg täglich	herzstärkend

Magenschleimhautentzündung, akut
Gastritis acuta

Allgemein
Die Entzündung der Magenschleimhaut ist eine der häufigsten Erkrankungen des Verdauungstrakts.

Ursachen und Entstehung
Übermäßiger Alkoholgenuss, schleimreizende Medikamenten (z. B. Antiphlogistika und Sulfonamide) sowie Bakterien der Paratyphusgruppe und Staphylokokken (in verunreinigten Lebensmitteln). Außerdem kann die Magenschleimhaut bei Allgemeininfektionen mitbeteiligt sein. Auch Stress kann eine der Ursachen dieser Erkrankung sein.

Allgemeine Therapie
Zwei Fastentage, an denen der Körper nur mit reichlich Flüssigkeit (mindestens 3 l) versorgt wird – entweder in Form von dünnen, lauwarmen Kräutertees oder stillem Wasser. Im Anschluss vorsichtiger Aufbau einer vitaminreichen Schonkost.

Mykotherapie

Pilze	Dosierung	Wirkung
Igelstachelbart (Hericium erinaceus), getrocknet und gemahlen	3 × 3 g täglich	bei Schmerzen
Reishi (Ganoderma lucidum), Extrakt	3 × 250 mg täglich	bei Erbrechen
Eichhase (Polyporus umbellatus), getrocknet und gemahlen	1 × 4 g täglich	bei Darmmykosen

Mandelentzündung, akut
Angina tonsillaris

Allgemein
Eine Angina wird häufig als harmlos betrachtet. Sie kann aber zu Polyarthritis, Glomerulonephritis oder Endokarditis führen. Bei Fieber ist deshalb strenge Bettruhe bis zum dritten Tag zu halten. Nach Abklingen des Fiebers sind Herz, Nieren und Blutdruck für mehrere Wochen zu beobachten.

Differenzialdiagnostisch ist abzuklären, ob es sich um Diphtherie, Scharlach oder eine Plaut-Vincent-Angina (Monozyten-Angina) handelt. Diese müssen entsprechend mit spezifischen Antibiotika behandelt werden.

Bei ständig wiederkehrenden Mandelentzündungen muss fachärztlich abgeklärt werden, ob die Mandeln entfernt werden müssen. Da die Tonsillen jedoch ein wichtiger Teil des lymphatischen Systems sind, ist dies naturmedizinisch betrachtet von Nachteil.

Ursachen und Entstehung
Bakterielle Infektionen, am häufigsten durch hämolytische Streptokokken.

Allgemeine Therapie
Gründliches Abführen und Fasten mit rohen Obstsäften über ein bis drei Tage.
  Gurgeln mit natürlichen Antibiotika, z. B. Salbeitee oder 2 Tropfen Teebaumöl in lauwarmes Wasser getropft.
  Halswickel, z. B. Quark- oder Kohlwickel.
  Die Mykotherapie wird hier begleitend eingesetzt (adjuvante Therapie).

Mykotherapie

Pilze	Dosierung	Wirkung
Shiitake (Lentinula edodes), Extrakt	2 × 500 mg täglich	entzündungshemmend
Eichhase (Polyporus umbellatus), getrocknet und gemahlen	1 × 4 g täglich	bei lymphatischer Konstitution
Brasil Egerling (Agaricus brasiliensis), Extrakt	2 × 500 mg täglich	steigert die körperlichen Abwehrkräfte
Reishi (Ganoderma lucidum), Extrakt	2 × 500 mg täglich	bei Fieber herz- und kreislaufstützend
Reishi (Ganoderma lucidum), Extrakt	2 × 250 mg täglich	als Nachbehandlung
Eichhase (Polyporus umbellatus), getrocknet und gemahlen	1 × 4 g täglich	bei Seitenstrangangina

Menière-Krankheit
Morbus Menière

Allgemein
Bei der in Schüben über mehrere Jahre verlaufenden, anfallsartigen Erkrankung sind Hör- und Gleichgewichtsorgan betroffen. Vor dem Anfall wird oft über ein Druckgefühl im Ohr berichtet. Nach vielen Anfällen bleibt oft eine Hörstörung zurück. Beim Anfall, der von Minuten bis Stunden andauern kann, kommt es zu einseitiger Hörminderung, Drehschwindel und Ohrgeräuschen (Tinnitus), teils begleitet von Übelkeit und Erbrechen.

  Differenzialdiagnostisch muss abgeklärt werden, ob es sich bei den Beschwerden möglicherweise um eine Entzündung des Hör- oder Gleichgewichtsnervs handelt. Auch eine Mittel- oder Innenohrentzündung muss in Erwägung gezogen werden, ebenso Leukämie, MS oder ein Kleinhirn-Brückenwinkeltumor.

Ursachen und Entstehung
Ursache ist ein plötzlicher Überdruck in den flüssigkeitsgefüllten Innenohrräumen (Endolymphe). Die genaue Entstehung der Krankheit ist noch immer unklar. Auch toxische oder allergische Ursachen sind möglich, ebenso Durchblutungsschwierigkeiten (Arteriosklerose). Auch an einen posttraumatischen Grund ist zu denken.

Allgemeine Therapie
Bei Vorliegen einer Erkrankung, die unter Differenzialdiagnose genannt wurde, ist diese Grunderkrankung zu behandeln. Die vielen Vorschläge (konservativ und operativ) zeigen, wie schwer dieses Krankheitsbild zu behandeln ist.

Teilweise bringen auch osteopathische Behandlungen Linderung.

Vermeidung von Lärm, Stress, Alkohol und Nikotin.

Mykotherapie

Pilze	Dosierung	Wirkung
Reishi (Ganoderma lucidum), getrocknet und gemahlen	1 × 4 g täglich	zur Stressbewältigung
Judasohr (Auricularia auricula-judae), getrocknet und gemahlen	1 × 4 g täglich	durchblutungsfördernd
Reishi (Ganoderma lucidum), getrocknet und gemahlen	1 × 4 g täglich	bei vasomotorischen Schwindelanfällen
Chinesischer Raupenpilz (Cordyceps sinensis), Extrakt	2 × 500 mg täglich	gegen Ohrensausen
Shiitake (Lentinula edodes), Extrakt	3 × 250 mg täglich	zur Behandlung der Arteriosklerose

Menstruationsbeschwerden und azyklische Blutungen

1. Unregelmäßigkeiten im Zyklus

Allgemein
Alle wiederkehrenden Unregelmäßigkeiten im weiblichen Zyklus müssen gynäkologisch abgeklärt werden.

Ursachen und Entstehung
Die verschiedenen Ursachen sind bei den im Folgenden genannten Beschwerden erläutert.

Allgemeine Therapie
Naturgemäße Lebensweise, viel Bewegung an frischer Luft und Sport.

Kohlensäurebäder und mehrmals wöchentlich abends ansteigende Sitzbäder mit anschließendem Teil- oder Leibwickel.

Für regelmäßigen Stuhlgang sorgen.

1.1. sekundäre Amenorrhö

Allgemein
Wenn der Zyklus bereits regelmäßig war, wird das Ausbleiben der Regelblutung länger als drei Monate als sekundäre Amenorrhö bezeichnet.

Ursachen und Entstehung
Eine Schwangerschaft oder ein Abgang (Abort) können die Ursache sein. Auch ein

Schwangerschaftsabbruch mittels Ausschabung kann dazu führen. Zudem liegt möglicherweise eine Unterfunktion der Hypophyse vor oder schwere Erkrankungen, körperliche und seelische Traumata, Milieu- oder Klimawechsel, Unterernährung, Alkoholismus und Drogensucht.

Allgemeine Therapie
Siehe „Schwangerschaftserbrechen" (Seite 174) und vorne bei Punkt 1 sowie Behandlung der jeweiligen Ursache.

Mykotherapie

Pilze	Dosierung	Wirkung
Brasil Egerling (Agaricus brasiliensis), Extrakt	2 × 500 mg täglich	für eine regelmäßige Menstruation
Igelstachelbart (Hericium erinaceus), getrocknet und gemahlen	1 × 4 g täglich	reguliert den Stuhlgang
Reishi (Ganoderma lucidum), Extrakt	2 × 250 mg täglich	bei psychosomatischer Labilität

1.2 primäre Amenorrhö

Bei einer primären Amenorrhö hat das Mädchen bereits das 16. Lebensjahr erreicht, aber es ist noch keine Periodenblutung eingetreten.

1.3 Oligo- und Hypomenorrhö
siehe „sekundäre Amenorrhö" (Seite 155)

1.4 Menorrhagie, Hyper- und Polymenorrhö

Allgemein
Hiervon spricht man, wenn die Menstruation zu lange anhält, zu stark oder zu häufig ist.

Ursachen und Entstehung
Abknickung der Gebärmutter nach hinten oder vorne, Myome, Polypen, Ovarialtumore aber auch eine Schilddrüsenüberfunktion können Ursache sein.

Allgemeine Therapie
Siehe „Schwangerschaftserbrechen" (Seite 174) und vorne bei Punkt 1 sowie Behandlung der jeweiligen Ursache.

Mykotherapie

Pilze	Dosierung	Wirkung
Brasil Egerling (Agaricus brasiliensis), Extrakt	2 × 250 mg täglich	vorbeugend
Reishi (Ganoderma lucidum), Extrakt	2 × 500 mg täglich über mind. 3 Monate	zyklusregulierend
Brasil Egerling (Agaricus brasiliensis), Extrakt	3 × 250 mg täglich	hormonausgleichend

2. Dysmenorrhö

Allgemein
Schmerzhafte Menstruation.

Ursachen und Entstehung
Abknickung der Gebärmutter nach hinten, entzündliche Erkrankungen des Uterus und der Eierstöcke oder Myome können Ursache von Dysmenorrhö sein. Psychische Labilität ist teils begleitend festzustellen.

Allgemeine Therapie
Siehe „Schwangerschaftserbrechen" (Seite 174) und vorne bei Punkt 1 sowie Behandlung der jeweiligen Ursache.

Mykotherapie

Pilze	Dosierung	Wirkung
Igelstachelbart (Hericium erinaceus), getrocknet und gemahlen	1 × 4 g täglich	für regelmäßigen Stuhlgang
Reishi (Ganoderma lucidum), getrocknet und gemahlen	1 × 4 g täglich	bei psychischer Labilität
Brasil Egerling (Agaricus brasiliensis), Extrakt	2 × 500 mg täglich	bei schmerzhafter oder zu schwacher Menstruation

3. Metrorrhagie

Allgemein
Darunter sind Gebärmutterblutungen außerhalb der Menstruation zusammengefasst.

Ursachen und Entstehung
Erosionen der Schleimhaut aufgrund mechanischer Einflüsse, Gebärmutterhalsentzündung, Endometriose, krankhafte Verdickung der Gebärmutteschleimhaut, Schwangerschaft außerhalb der Gebärmutter. Krankheiten wie Syphilis und TBC können ebenfalls dazu führen.

Allgemeine Therapie und Mykotherapie
Mykotherapie erst nach Abklärung durch einen Gynäkologen. Maßnahmen wie „Dysmenorrhö".

4. Prämenstruelles Syndrom

Allgemein
Bei jedem Monatszyklus auftretende, äußerst komplexe Beschwerden bei Frauen. Dazu zählen prämenstruelle auftretende seelische Depressionen, migräneartige Kopfschmerzen, Spannungsgefühl in den Brüsten mit besonderer Empfindlichkeit. Auch Krämpfe der glatten und quergestreiften Bauchmuskulatur gehören dazu sowie Unterschenkelödeme und ein Gefühl der Aufgedunsenheit.

Differenzialdiagnostisch sollte Endometriose abgeklärt werden.

Ursachen und Entstehung
Wie sich PMS entwickelt und warum es so unterschiedlich ausgeprägt sein kann, ist trotz zahlreicher Studien noch immer nicht bekannt. Aus Erfahrung lässt sich aber sagen, dass ein hormonelles Ungleichgewicht von Östrogen und Progesteron, Stressbelastung

und die Ernährung sowie Nikotinkonsum eine Rolle spielen dürften. Aufgrund der unterschiedlichen Symptome sprechen Experten hier auch von multifaktoriellen Ursachen.

Allgemeine Therapie

Eine vitaminreiche Ernährung mit mehrfach ungesättigten Fettsäuren kann zur Linderung des PMS beitragen.

Lymphdrainage, Akupunktur und Massagen können hilfreich sein.

Mykotherapie

Pilze	Dosierung	Wirkung
Brasil Egerling (Agaricus brasiliensis), Extrakt	2 × 500 mg täglich	bei hormonellen Störungen
Chinesischer Raupenpilz (Cordyceps sinensis), Extrakt	2 × 500 mg täglich	bei Schmerzen im Unterbauch
Reishi (Ganoderma lucidum), getrocknet und gemahlen	2 × 500 mg täglich	bei depressiven Verstimmungen
Schmetterlingsporling (Trametes versicolor), getrocknet und gemahlen	2 × 3 g täglich	bei Wassereinlagerungen und Lymphspeicherungen

Migräne

Allgemein

Anfallsweise auftretende Krämpfe in den Hirngefäßen. Bei Frauen häufiger als bei Männern, häufig familiäre Vorbelastung.

Ursachen und Entstehung

Eine Vergrößerung der Hirnarterien kann dazu beitragen. Migräne kann auch aufgrund von Stress, hormonellen Faktoren, zu wenig oder zu viel Schlaf entstehen. Häufig ist auch Alkohol auslösend, zudem manche Arzneimittel sowie glutamat-, tyramin-, histamin- und serotoninhaltige Lebensmittel.

Allgemeine Therapie

Bioresonanztherapie und Akupunktur.

Vermeidung der auslösenden Stoffe: keine Schokolade, kein Rotwein oder Käse.

Mykotherapie

Pilze	Dosierung	Wirkung
Reishi (Ganoderma lucidum), Extrakt	3 × 500 mg täglich	Hauptmittel bei Migräne
Chinesischer Raupenpilz (Cordyceps sinensis), Extrakt	2 × 500 mg täglich	zur Durchblutung und Kontraktion der erweiterten Gefäße im Gehirngebiet
Shiitake (Lentinula edodes), Extrakt	3 × 500 mg täglich	zusätzlich bei sehr starken Schmerzen
Brasil Egerling (Agaricus brasiliensis), Extrakt	2 × 500 mg täglich	bei Hormonstörungen

Mundschleimhautentzündung
Stomatitis

Allgemein
Die Mundschleimhaut ist gerötet und geschwollen. Mundgeruch und Geschwüre treten auf. Die Nahrungsaufnahme ist schmerzhaft und häufig verliert man den Appetit.

Ursachen und Entstehung
Häufig reichen bei geschwächter Abwehrkraft thermische, chemische oder mechanische Reize (z. B. schlecht sitzende Prothesen) in Verbindung mit Bakterien, Viren oder Pilzen aus und eine Stomatitis tritt oft begleitend bei zahlreichen Infektionskrankheiten auf. Meist geht ihr eine Zahnfleischentzündung voraus.

Eine unzureichend Zahn- und Mundpflege sowie Magen-Darm-Leiden und übermäßiger Alkoholkonsum tragen ebenso dazu bei. Auch eine übertriebene Mundhygiene (Antiseptika) kann diese Entzündungen entstehen lassen. Die Nebenwirkungen einer Chemotherapie oder einer Therapie der rheumatoiden Arthritis können auch zu einer Stomatitis führen.

Mangel an den Vitaminen A, B und C oder Eisen wie auch eine unzureichende Flüssigkeitszufuhr können ebenfalls eine Mundschleimhautentzündung entstehen lassen.

Allgemeine Therapie
Behandlung des Grundleidens und Sanierung des Gebisses sowie regelmäßige Mundpflege. Vermeidung von Nikotin und Alkohol. Umstellung auf obst- und gemüsereiche Kost.

Mykotherapie

Pilze	Dosierung	Wirkung
Judasohr (Auricularia auricula-judae), getrocknet und gemahlen	1 × 4 g täglich	fördert die lokale Durchblutung
Brasil Egerling (Agaricus brasiliensis), Extrakt	2 × 500 mg täglich	steigert die körperlichen Abwehrkräfte
Igelstachelbart (Hericium erinaceus), getrocknet und gemahlen	2 × 4 g täglich	fördert die Regeneration

Mundwinkelrisse
Rhagaden

Allgemein
In den Mundwinkeln bildet sich Schorf. Bei Mundöffnung bluten sie leicht.

Ursachen und Entstehung
Eine Pilzinfektion (Candida albicans) oder Allergie (z. B. Prothesenmaterial) kann Rhagaden hervorrufen. Verdauungsstörungen und eine konstitutionelle Schwäche sind zu berücksichtigen. Mundwinkelrisse können auch ein Hinweis auf eine Leberschwäche sein.

Differenzialdiagnostisch muss abgeklärt werden, ob es sich evtl. um Scharlach, Syphilis, ein endogenes Ekzem, Gebissanomalien, fehlende Zähne, Blutarmut (entweder mikrozytäre – zu kleine Erythrozyten – oder perniziöse – Vitamin-B$_{12}$-Mangel – Anämie).

Allgemeine Therapie
Die Therapie richtet sich nach den Ursachen.

Längerfristig ist die generelle Stabilisierung des Immunsystem mithilfe einer Darmsanierung zu überlegen.

Eine Ergänzung mit Zink, das in einer für den Körper gut verwertbaren Form vorliegt (z. B. als Citrat oder Orotat) ist hilfreich. Evtl. ist eine Kur mit einem Vitamin-B-Komplex angezeigt.

Verbesserung des Allgemeinzustands durch moderaten Ausdauersport (z. B. Wandern, Schwimmen, Radfahren, Nordic Walking).

Mykotherapie

Pilze	Dosierung	Wirkung
Reishi (Ganoderma lucidum), Extrakt	2 × 500 mg täglich	bei konstitueller Schwäche
Brasil Egerling (Agaricus brasiliensis), Extrakt	2 × 500 mg täglich	steigert die körpereigene Abwehr
Eichhase (Polyporus umbellatus), getrocknet und gemahlen	1 × 4 g täglich	bei Candida albicans
Reishi (Ganoderma lucidum), getrocknet und gemahlen	1 × 4 g täglich	als Konstitutionsmittel für Astheniker
Shiitake (Lentinula edodes), getrocknet und gemahlen	1 × 4 g täglich	als Konstitutionsmittel für Pykniker

Muskelschmerzen und Muskelhartspann
Myalgien und Myogelosen

Allgemein
Muskelschmerzen können diffus sein oder lokal eingegrenzt werden. Bei einer Muskelverspannung ist der Muskel verkürzt und fühlt sich hart an. In der Folge können Kopfschmerzen oder das sogenannten Schulter-Arm-Syndrom auftreten.

Häufig sind Muskelschmerzen im Schulter-, Nacken- und Rückenbereich, aber auch Schmerzen im Kieferbereich, der Oberarm- oder Oberschenkelmuskulatur.

Die Schmerzen können chronisch werden und es besteht die Gefahr, dass durch Schonhaltungen längerfristige Fehlstellungen entstehen können.

Differenzialdiagnostisch muss abgeklärt werden, ob möglicherweise stoffwechselbedingte oder neurologische Ursachen oder ein Bandscheibenvorfall vorliegen.

Ursachen und Entstehung
Fehlhaltungen, degenerative Veränderung der Wirbelkörper und Verschleißerkrankungen bei Wirbelkörpern und Bandscheiben können die Ursache von Muskelschmerzen sein. Auch Durchblutungsstörungen und Abkühlung (Zugluft) können dazu führen. Häufig begleiten sie Erkältungskrankheiten. Tumoren können ebenfalls zu Muskelschmerzen und -verspannungen beitragen.

Allgemeine Therapie
Wärmeanwendungen sind hilfreich. Bei Beteiligung der Halswirbelsäule ist zudem eine orthopädische Glissonschlingenbehandlung sinnvoll.

Nach einer akuten Phase mit chronischem Verlauf sollten regelmäßig Massagen, Thermalbäder und Moorpackungen zur Anwendung kommen.

Krankengymnastik zur Stärkung der Antagonisten kann sinnvoll sein.

Mykotherapie

Pilze	Dosierung	Wirkung
Reishi (Ganoderma lucidum), Extrakt	3 × 500 mg täglich	im Akutfall mit nervlicher Belastung
Reishi (Ganoderma lucidum), getrocknet und gemahlen	2 × 4 g täglich	bei Patienten mit Schmerzen im Schultergürtel- und Armbereich mit morgendlicher Verschlimmerung (Zervikalsyndrom)
Maitake (Grifola frondosa), Extrakt	2 × 500 mg täglich	bei Muskelschwund
Judasohr (Auricularia auricula-judae), getrocknet und gemahlen	2 × 3 g täglich	bei Ohrgeräuschen

Nasennebenhöhlenvereiterung, akut
Sinusitis

Allgemein
Fieber, Kopfschmerzen und Abgeschlagenheit begleiten die Erkrankung. Bei einer akuten Vereiterung der Nasennebenhöhlen sind manchmal auch Kiefer- und Stirnhöhlen betroffen, seltener die Siebbeinzellen oder Keilbeinhöhlen. Pansinusitis bezeichnet die Beteiligung aller Nasennebenhöhlen.

Ursachen und Entstehung
Die Erkrankung entsteht meist nach einem Schnupfen, nach Angina und aufgrund von Infektionskrankheiten. Bei Erkältungskrankheiten können die Schleimhäute so anschwellen, dass ein Abfließen des Sekrets aus den Nebenhöhlen nicht mehr möglich ist.

Auslöser können bakterielle oder virale Infektionen sein, auch allergische Reaktionen können die Ursache dafür sein. Eine bakterielle Sinusitis ist an ihrer Symptomdauer von mehr als sieben Tagen zu erkennen, zudem zeichnet sie sich durch Einseitigkeit aus (nur auf einer Seite schmerzt das Gesicht, eitriger Ausfluss nur aus einem Nasenloch). Eine virale Sinusitis weist meist beidseitige Beschwerden aus. Sie ist über Tröpfcheninfektion übertragbar.

Allgemeine Therapie
Rotlicht und Kamille- oder Salzdampfbäder. Nasenspülungen mit Emser Salz, Inhalation mit Eukalyptus.

Nur vorsichtig und ohne Druck schneuzen. Quark- oder Kartoffelauflagen auf die betroffenen Stellen.

Absolutes Alkohol- und Nikotinverbot. So viel wie möglich trinken, damit der Schleim flüssig bleibt (z. B. Thymiantee).

Mykotherapie

Pilze	Dosierung	Wirkung
Brasil Egerling (Agaricus brasiliensis), Extrakt	2 × 250 mg täglich	steigert die körpereigene Abwehr
Shiitake (Lentinula edodes), Extrakt	3 × 500 mg täglich	gegen Schleimhautentzündungen
Judasohr (Auricularia auricula-judae), getrocknet und gemahlen	2 × 3 g täglich	bei schleimig-eitrigem Sekret
Reishi (Ganoderma lucidum), Extrakt	2 × 500 mg täglich	zur Prophylaxe und Nachbehandlung

Nervenentzündungen / -schädigungen
Polyneuritis und Polyneuropathien

Allgemein
Bei diesem Krankheitsbild sind immer mehrere Nerven gleichzeitig betroffen, die aufgrund einer Entzündung geschädigt werden. Sie gehören zu den Krankheiten des peripheren Nervensystems.

Ursachen und Entstehung
Infektionen wie Grippe, Typhus oder Malaria können dazu führen. Auch toxische Schäden (z. B. durch Alkohol, Blei, Quecksilber, Arsen, Talkum) verursachen diese Beschwerden. Hinzu kommen Stoffwechselstörungen (z. B. Diabetes mellitus, Gicht, Hypovitaminosen), die Nerven in Mitleidenschaft ziehen können. Druckschäden, Überlastung und sonstige Traumata sind weitere Auslöser.

Allgemeine Therapie
Striktes Alkohol- und Nikotinverbot.

Behandlung der Grundleiden nach Abklärung (z. B. Blutzuckereinstellung mit Medikamenten bei diabetischer Polyneuropathie). Bei Virus- und toxischen Erkrankungen muss ein Facharzt konsultiert werden.

Symptomatische Behandlung zur Schmerzlinderung und Verringerung der Missempfindungen.

Mykotherapie

Pilze	Dosierung	Wirkung
Judasohr (Auricularia auricula-judae), getrocknet und gemahlen	1 × 4 g täglich	durchblutungsfördernd
Brasil Egerling (Agaricus brasiliensis), Extrakt	2 × 500 mg täglich	steigert die körpereigene Abwehr
Shiitake (Lentinula edodes), getrocknet und gemahlen	1 × 4 g täglich	entzündungshemmend
Shiitake (Lentinula edodes), Extrakt	3 × 500 g täglich	bei Autoimmunerkrankungen
Igelstachelbart (Hericium erinaceus), getrocknet und gemahlen	2 × 4 g täglich	nervenunterstützend, senkt zu hohe Homocysteinwerte
Eichhase (Polyporus umbellatus), getrocknet und gemahlen	1 × 4 g täglich	Unterstützung der Nieren, diuretisch ohne Kaliumausscheidung im Urin

Nervenschmerzen
Neuralgien

Allgemein
Die Schmerzzustände können selbst nach dem Abklingen der Entzündungserscheinungen länger fortbestehen, z. B. als schmerzende Zwischenrippennerven oder als Gesichtsneuralgien nach Herpes zoster.

Ursachen und Entstehung
siehe „Nervenentzündungen" (Seite 162)

Nicht bei allen idiopathischen Formen des Gesichtsschmerzes steckt eine Trigeminusneuralgie dahinter.

Allgemeine Therapie
Behandlung des Grundleidens. Bei Virus- und toxischen Erkrankungen muss ein Facharzt konsultiert werden.

Mykotherapie

Pilze	Dosierung	Wirkung
Reishi (Ganoderma lucidum), getrocknet und gemahlen	3 × 3 g täglich	bei Trigeminusneuralgien, besonders im 2. + 3. Ast des Trigeminusnervs
Reishi (Ganoderma lucidum), Extrakt	2 × 500 mg täglich	bei Interkostalneuralgie
Chinesischer Raupenpilz (Cordyceps sinensis), Extrakt	2 × 250 mg täglich	bei Narbenschmerzen im Kopfbereich
Shiitake (Lentinula edodes), Extrakt	2 × 500 mg täglich	bei Ischiasbeschwerden
Reishi (Ganoderma lucidum), Extrakt	3 × 500 mg täglich	bei Zahn-Kiefer-Neuralgien

Nierenbeckenentzündung, akut
Pyelonephritis acuta

Allgemein
Falls das Fieber länger als acht Tage andauert, ist die Einweisung in eine Klinik bzw. zum Urologen angeraten.

Ursachen und Entstehung
Häufig ohne erkennbare Ursache. Kälte oder Nässe können zu einer Auskühlung der Nieren führen, was dann in eine Nierenbeckenentzündung münden kann.

Meist sind bakterielle Infektionen die Ursache (vorwiegend gramnegative Erreger, hauptsächlich Colibakterien).

Allgemeine Therapie
Für regelmäßigen Stuhlgang und Bettruhe sorgen.

Dreimal täglich feuchtwarme Lendenwickel für je 30 Minuten auflegen.

Umstellung der Ernährung auf eine vegetabile Normalkost oder auch Rohkost mit ausreichender Flüssigkeitszufuhr (mindestens 3 l in Form von Kräutertees und stillem Wasser).

Die Mykotherapie wird hier begleitend eingesetzt (adjuvante Therapie).

Eine Harnkontrolle drei Monate nach Behandlungsende ist zur Sicherheit angebracht.

Mykotherapie

Pilze	Dosierung	Wirkung
Eichhase (Polyporus umbellatus), getrocknet und gemahlen	1 × 4 g täglich	diuretisch
Brasil Egerling (Agaricus brasiliensis), Extrakt	2 × 500 mg täglich	steigert die körperliche Abwehr
Igelstachelbart (Hericium erinaceus), getrocknet und gemahlen	1 × 4 g täglich	regelt die Verdauung

Nierenbeckenentzündung, chronisch
Pyelonephritis chronica

Allgemein
Im Vergleich zur akuten Nierenbeckenentzündung kann die Erkrankung schleichend oder schubweise fortschreiten. Nicht immer sind dabei auch die typischen Symptome vorherrschend, eher sind eine generelle Abgeschlagenheit, Kopfschmerz und Appetitlosigkeit zu beobachten. Aber auch hier weist häufiges Wasserlassen trotz nicht gefüllter Blase auf die Erkrankung hin. In der Folge können Niereninsuffizienz und Schrumpfnieren entstehen.

Ursachen und Entstehung
Auch bei der chronischen Nierenbeckenentzündung handelt es sich um eine bakterielle Infektion (meist durch Colibakterien).
Differenzialdiagnostisch ausschließen, dass eine Verstopfung oder sonstige Störung die Ursache ist (z. B. Prostataadenom, Nierenstein, Zystenniere).

Allgemeine Therapie
Einführung einer 18-tägigen Schaukel-Trenn-Diät, bei der eine Trennkost mit einer abwechselnd basischen und säuernden Kost kombiniert werden. Dadurch wird Erregern das Wachstum erschwert, denn es findet ein ständiger Milieuwechsel statt. Aufgrund der Trennung von Kohlenhydraten und Eiweißen wird zusätzlich der Stoffwechsel entlastet.

Wichtig ist die laufende Kontrolle des Harns über einen längeren Zeitraum (Monate).

Die Mykotherapie wird hier begleitend eingesetzt (adjuvante Therapie).

Mykotherapie

Pilze	Dosierung	Wirkung
Brasil Egerling (Agaricus brasiliensis), Extrakt	3 × 500 mg täglich	bakterizid
Eichhase (Polyporus umbellatus), getrocknet und gemahlen	1 × 4 g täglich	diuretisch
Shiitake (Lentinula edodes), Extrakt	2 × 500 mg täglich	immunstärkend
Igelstachelbart (Hericium erinaceus), getrocknet und gemahlen	1 × 4 g täglich	zur Regelung der Verdauung

Nierensteine
Nephrolithiasis

Allgemein
Nierensteine werden nach der Reihenfolge ihrer Häufigkeit unterschieden: Calciumoxalatsteine, Cystinsteine, Harnsäuresteine, Calciumphosphatsteine und Xanthinsteine.

Eine Nierenfunktionsprüfung sollte regelmäßig gemacht werden.

Ursachen und Entstehung
Auch wenn momentan noch nicht alle Zusammenhänge klar sind, spricht doch einiges für die Annahme, dass Nierensteine ernährungsbedingt sind.

Allgemeine Therapie
Für einen regelmäßigen Stuhlgang sorgen.

Reichliche Flüssigkeitszufuhr mit mindestens 2½ l pro Tag, sofern der Kreislauf stabil ist. Das spezifische Gewicht des Urins muss unter 1012 liegen (Messkontrolle). Zur Durchspülung eignen sich Heilwässer, stilles Wasser mit wenig Fruchtsaft versetzt, wohlschmeckende Kräutertees. Bier und Kaffee sind wegen ihrer diuretischen Wirkungen in normalen Mengen erlaubt.

Einschränkung der Alkoholzufuhr sowie von eiweißhaltigen Lebensmitteln bei **Harnsäuresteinen** mit erhöhtem Serumharnsäurespiegel. Purinreiche Nahrungsmitteln sind dabei zu meiden (Innereien und Wild; auch Bier). Umstellung auf eine Ernährung, die reich an Obst und Gemüse ist.

Bei Steinarten, die **Calcium** enthalten, sind Milch und Milchprodukte zu meiden.

Die **Oxalatsteinbildung** lässt sich nicht durch die Ernährung beeinflussen. Die Mengen an Oxalaten in Spinat, Tomaten und Schokolade sind beim Genuss normaler Mengen so gering, das sie nicht ins Gewicht fallen.

Mykotherapie

Pilze	Dosierung	Wirkung
Eichhase (Polyporus umbellatus), getrocknet und gemahlen	1 × 4 g täglich	diuretisch
Brasil Egerling (Agaricus brasiliensis), Extrakt	2 × 500 mg täglich	steigert die körpereigene Abwehr
Igelstachelbart (Hericium erinaceus), getrocknet und gemahlen	1 × 4 g täglich	zur Regelung der Verdauung

Osteoporose
Knochenschwund

Allgemein
Vorallem Frauen in den Wechseljahren sind davon betroffen, aber auch Männer leiden an dieser Erkrankung, die zu schnelleren Knochenbrüchen führt. Die Knochendichte nimmt dabei rapide ab.

Ursachen und Entstehung
Fehl- und Mangelernährung sowie Nieren- und Milzstörungen tragen zum Entstehen des verstärkten Knochenabbaus bei. Auch hormonelle Faktoren spielen eine Rolle sowie ständige Entzündungen, Abführmittelmissbrauch und Medikamente wie Zytostatika und Cortison.

Allgemeine Therapie
Körperliche Bewegung, da durch sie die Knochen durch die abwechselnde Belastung wieder zum Knochenaufbau angeregt werden. Regelmäßige Sonnenbestrahlung der Haut, in der dunklen Jahreszeit zusätzlich Vitamin-D-Gaben. Vitamin D ist für den Calciumeinbau in den Knochen nötig.

Umstellung auf eine calcium- und basenreiche Vollwerternährung mit der Vermeidung säurebildender Lebensmittel. Auch an Alkohol und Stress denken, denn sowohl Giftstoffe (Nikotin) als auch psychischer Stress wirken übersäuernd.

Magnetfeldtherapie kann hilfreich für die Stimulation des Knochenaufbaus sein.

Mykotherapie

Pilze	Dosierung	Wirkung
Maitake (Grifola frondosa), Extrakt	3 × 500 mg täglich	stimuliert die Knochenbildung und -mineralisation
Shiitake (Lentinula edodes), Extrakt	3 × 500 mg täglich	Schmerzlinderung, bei Diabetes
Chinesischer Raupenpilz (Cordyceps sinensis), Extrakt	2 × 250 mg täglich	bei Nierenproblemen
Reishi (Ganoderma lucidum), getrocknet und gemahlen	2 × 4 g täglich	bei Schmerzen und Entzündungen
Brasil Egerling (Agaricus brasiliensis), Extrakt	2 × 500 mg täglich	liefert Vorstufe des Vitamins D

Fallbeispiel
67-jährige Diabetikerin (Typ 2) mit Oberschenkelhalsbruch vor einem halben Jahr mit starken Schmerzen, nicht nur auf der betroffenen Seite. Sie benötigte eine Gehhilfe und klagte über Schwindel. Eine Osteoporose war festgestellt worden.

Schulmedizinisch wurde eine Hüftkopf erhaltende Operation durchgeführt mit dreiwöchiger stationärer Behandlung. Im Anschluss kam sie für weitere drei Wochen in eine Rehabilitationsklinik. Gegen die Schmerzen wurde Paracetamol verschrieben. Ihr wurde eine calciumreiche Ernährung empfohlen. Sie galt als austherapiert, trotz der Beschwerden.

Neben der Mykotherapie mit Maitake und Shiitake kamen folgende Behandlungen zum Ansatz: Beinlängenausgleich mit entsprechender Empfehlung, einen Absatz der Schuhe zu erhöhen. Bioresonanztherapie und Sauerstoff nach Ardenne, zusätzlich intravenöse Infusionen mit Magnesium.

Sechs Wochen nach der Behandlung war sie wieder schmerzfrei. Nach drei Monaten hatten sich die Blutzuckerwerte normalisiert. Sechs Monate später hatte sich die Osteoporose verbessert und nach einem Jahr war diese nicht mehr nachweisbar.

Paradontose
Zahnbetterkrankungen

Allgemein

Bei Paradontitis steht die Entzündung im Vordergrund, die Paradontose beschreibt den Abbau des Zahnhalteapparats im Kiefer. Die Übergänge zwischen beiden sind fließend.

Ursachen und Entstehung

Bakterielle Ursachen (siehe auch „Zahnfleischentzündung", Seite 191). Erbliche Veranlagung sowie mangelnde Mundhygiene, Karies und Nikotin tragen auch zur Entstehung bei. An Diabetes ist zu denken. Auch hormonelle Umstellungen, die Auswirkungen auf das Bindegewebe haben (Schwangerschaft), können dazu beitragen.

Allgemeine Therapie

Naturgemäße Lebensweise unter Vermeidung von Süßigkeiten. Umstellung auf eine vitaminreiche Kost, bei der Vollkornbrot und Rohkosttage eine Rolle spielen.

Sorgfältige Mundpflege mit regelmäßigem Zähneputzen (mindestens morgens und abends) und Massage des Zahnfleischs. Sanierung der Mundhöhle und Korrektur schlecht sitzender Füllungen, Kronen usw.

Mykotherapie

Pilze	Dosierung	Wirkung
Shiitake (Lentinula edodes), Extrakt	2 × 500 mg täglich	kräftigt das paradontale Gewebe
Igelstachelbart (Hericium erinaceus), getrocknet und gemahlen	2 × 3 g täglich	fördert die lokale Durchblutung, reguliert die Funktion der Mundschleimhaut
Shiitake (Lentinula edodes), getrocknet und gemahlen	1 × 4 g täglich	entzündungshemmend, reguliert den Mineralstoffhaushalt

Psychische Reiz- und Erschöpfungszustände
Vegetative Dystonie

Allgemein

Als vegetative Fehlsteuerungen werden Zustände unterschiedlichster Ursachen bezeichnet, die sich zwischen Gesundheit und Krankheit bewegen. Die Symptome überschneiden sich oft vielfältig, es wird von somatoformen Beschwerden gesprochen. Üblicherweise pendelt das autonome (vegetative) Nervensystem die sympathischen und parasympathischen

Aktivitäten aus – also jene zwischen aktivem und entspanntem Zustand. Sind diese Vorgänge gestört, kann sich das auch zu Organstörungen entwickeln.

Ursachen und Entstehung
Eine erhöhte Ansprechbarkeit des vegetativen Nervensystems kann auch Veranlagung sein. Häufig sind diese Störungen verbunden mit einer emotionalen Labilität.

Die Ursachen sind zudem in einer Reizüberflutung und unzweckmäßiger Lebensführung (unregelmäßiger Tagesablauf, fehlende Muße) sowie Stress („Stress-Syndrom") zu finden.

Nikotinabhängigkeit und psychische, meist unbewusste Konflikte spielen bei der Entstehung ebenfalls eine Rolle.

Allgemeine Therapie
Vegetative Umstimmungstherapie durch eine laktovegetabile, kochsalzarme und vitaminreiche Kost.

Physikalische Maßnahmen wie Trockenbürsten, Massagen, Wechselduschen, Teil- und Sprudelbäder.

Höhensonne und atemtherapeutische Maßnahmen wie Heilatmung, Auflösung der psychoenergetischen Blockaden.

Moderater Ausdauersport (z. B. Schwimmen, Radfahren, Wandern).

Mykotherapie

Pilze	Dosierung	Wirkung
Reishi (Ganoderma lucidum), Extrakt	2 × 500 mg täglich	als Tagessedativum
Brasil Egerling (Agaricus brasiliensis), Extrakt	2 × 500 mg täglich	bei Aufregung und Ärger (reizbare Schwäche bei psycholabilen Frauen)
Reishi (Ganoderma lucidum), Extrakt	1 × 250 mg abends	bei Schlaflosigkeit wg. ständiger Gedanken
Reishi (Ganoderma lucidum), Extrakt	3 × 500 mg täglich	bei geistiger Erschöpfung („Nervenversagen")
Reishi (Ganoderma lucidum), Extrakt	2 × 250 mg täglich	bei Erschöpfungszuständen, Überforderungssyndrom von Schulkindern, zur Nachbehandlung von Asthenikern
Brasil Egerling (Agaricus brasiliensis), Extrakt	2 × 500 mg täglich	bei klimakterischen Depressionen, nervöser Erschöpfung, klimakterischer Launenhaftigkeit
Reishi (Ganoderma lucidum), Extrakt	2 × 250 mg täglich	bei schwachen Nerven
Reishi (Ganoderma lucidum), Extrakt	3 × 250 mg täglich	bei Gereiztheit, hektischer Geschäftigkeit
Igelstachlbart (Hericium erinaceus), getrocknet und gemahlen	3 × 3 g täglich	bei nervösen Magenbeschwerden

Reizdarm
Colon irritabile

Allgemein

Die Erkrankung wird auch als Reizkolon oder Colica mucosa bezeichnet. Ein unregelmäßiger Stuhlgang, der zwischen Verstopfung und „Durchfall" schwankt, ist bezeichnend dafür. Der Durchfall ist hierbei immer nur eine Folge des angestauten Stuhls, der über den Schleimhautreiz die Sekretion verstärkt. Nach der Obstipationsphase kommt es daher zu heftigen Entleerungen.

Schleimabsonderungen kommen vor, Blut im Stuhl ist hier untypisch. Durch die belastenden Ausdehnungen des Dickdarmes können kolikartige Krämpfe entstehen.

Je nach psychischer Verfassung werden bestimmte Nahrungsmittel unterschiedlich toleriert.

Ursachen und Entstehung

Die genauen Ursachen sind ungeklärt. Viele Patienten weisen auffällige Persönlichkeitsstrukturen auf (neurotisch, ängstlich oder depressiv). Psychische Belastungen gelten als häufige Auslöser.

Aber auch die Ernährung kann das Entstehen eines Reizdarm verursachen, besonders eine ballaststoffarme Kost.

Allgemeine Therapie

Viel körperliche Bewegung und moderate Ausdauersportarten (z. B. Wandern, Laufen, Nordic Walking). Auch Gymnastik oder Yoga, mit Übungen für die Körpermitte, sind hilfreich.

Kneippsche Anwendungen wie Wechselduschen und Bürstenmassagen haben sich bewährt.

Eine Ernährungsumstellung mit erhöhtem Rohkostanteil und viel gedünstetem Gemüse, kombiniert mit einer ballaststofffreichen Lebensmittelauswahl, ist angezeigt.

Mykotherapie

Pilze	Dosierung	Wirkung
Reishi (Ganoderma lucidum), Extrakt	2 × 250 mg täglich	dämpft die vegetative Übererregbarkeit
Reishi (Ganoderma lucidum), Extrakt	2 × 250 mg täglich	bei Unruhe und leichter Schlaflosigkeit
Igelstachelbart (Hericium erinaceus), getrocknet und gemahlen	2 × 3 g täglich	bei nervösem Magen
Judasohr (Auricularia auricula-judae), getrocknet und gemahlen	1 × 4 g täglich	verhindert Divertikel, setzt den Darminnendruck herab

Reizmagen
Gastropathia nervosa

Allgemein

Der Magen reagiert dabei überempfindlich auf die Magensäure. Die Symptomatik reicht von Appetitstörungen bis Erbrechen, Magendruck, -krämpfe und -schmerzen kommen in allen Ausprägungen vor. Der Befund ist in der Regel dürftig, weshalb diese Erkrankung auch häufig mit „psychosomatisch" deklariert wird.

Ursachen und Entstehung

Eine bakterielle Beteiligung von Helicobacter pylori liegt nahe. Stress und psychische Probleme wirken verstärkend, ebenso Nikotin. Häufig sind davon Menschen betroffen, die dem inneren und äußeren Druck nicht mehr gewachsen sind und Durchsetzungsschwierigkeiten haben.

Eine organische Ursache muss ausgeschlossen werden (Endoskopie), ebenso Nahrungsmittelunverträglichkeiten, die ähnliche Symptome aufweisen können.

Allgemeine Therapie

Geregelte Lebensweise, bei Vermeidung von Alkohol und Nikotin.

Ernährungsumstellung auf eine vitaminreiche, reizarme Kost. Ausreichende Flüssigkeitszufuhr, bei der abwechselnd auch basische Kräutertees getrunken werden.

Mykotherapie

Pilze	Dosierung	Wirkung
Reishi (Ganoderma lucidum), Extrakt	3 × 250 mg täglich	bei Appetitlosigkeit, nervösen Verdauungsstörungen
Reishi (Ganoderma lucidum), getrocknet und gemahlen	1 × 4 g täglich	bei Zungenbrennen (ohne objektiven Befund)
Igelstachelbart (Hericium erinaceus), getrocknet und gemahlen	1 × 4 g täglich	bei Völlegefühl, Sodbrennen, Blähungen
Reishi (Ganoderma lucidum), Extrakt	2 × 250 mg täglich	bei Blähbauch, Nabelkoliken bei vegetativ labilen Kindern (akutes Abdomen abklären!)

Rheumatoide Arthritis
Polyarthritis chronica progressiva (primär-chronische Polyarthritis)

Allgemein

Hierbei handelt es sich um eine Autoimmunerkrankung, der Körper ist also nicht mehr in der Lage, zwischen körpereigenen und körperfremden Stoffen zu unterscheiden, und bekämpft beide gleichermaßen. Eine Polyarthritis betrifft daher nie nur das Gelenk, das Beschwerden verursacht, sondern den ganzen Organismus.

Abgeschlagenheit, allgemeines Unwohlsein, Appetit- und Lustlosigkeit sowie depressive Verstimmungen kommen zusätzlich vor.

Autoimmunerkrankungen erfolgen schubweise, dabei kann eine erhöhte Körpertemperatur bis hin zu leichtem Fieber vorkommen.

Differenzialdiagnostisch müssen folgende Erkrankungen abgeklärt werden: Polyarthritis acuta, Polyarthritiden bei TBC-Genesung, Gonorrhö, Typhus, Gicht, Morbus Reiter, Lupus erythematodes, progressive Sklerodermie, Polyarteriitis nodosa oder Arthrosen im Reizzustand.

Ursachen und Entstehung
Es gibt, obwohl dieses Krankheitsbild immer häufiger anzutreffen ist, bisher noch keine sicheren Aussagen über seine Entstehung. Hormonelle Faktoren können eine Ursache sein, Frauen sind meist häufiger betroffen. Auch eine Überlastung des gesamten Systems mit Giftstoffen, die in Summe Probleme verursachen, kann dazu führen.

Allgemeine Therapie
Bettruhe während eines akuten Schubs, lokale Ruhigstellung der Gelenke und Schutz vor Kälte.

Im chronischen Stadium krankengymnastische Bewegungen und Thermal-, Schwefel-, Moor- oder Radiumbäder.

Diätempfehlung zu strenger Rohkost, die für einige Zeit eingehalten wird. Danach Umstellung auf eine fleischarme Kost, die reich ist an Omega-3-Fettsäuren und Gammalinolensäure. Alkoholverbot und bei Adipositas Gewichtsreduktion.

Mykotherapie

Pilze	Dosierung	Wirkung
Shiitake (Lentinula edodes), Extrakt	3 × 500 mg täglich	bei fieberhaftem Rückfall
Reishi (Ganoderma lucidum), getrocknet und gemahlen	2 × 4 g täglich	bei Myalgien
Eichhase (Polyporus umbellatus), getrocknet und gemahlen	3 × 3 g täglich	bei andauernden Gelenkschwellungen
Maitake (Grifola frondosa), Extrakt	2 × 250 mg täglich	als Konstitutionsmittel
Eichhase (Polyporus umbellatus), getrocknet und gemahlen	3 × 3 g täglich	zur Ableitung über Niere und Lymphe
Igelstachelbart (Hericium erinaceus), getrocknet und gemahlen	1 × 4 g täglich	zur Ableitung über den Darm

Scheidenentzündung
Kolpitis

Allgemein
Die Entzündung wird begleitet von einem verstärkten Ausfluss, der je nach Infektion unterschiedlich ausfällt. Meist tritt sie auf, wenn der natürliche Schutzmechanismus der Scheidenschleimhäute gestört ist.

Die Scheide ist stark gerötet, Juckreiz und Brennen sind typisch.

Eine Kolpitis kann hochsteigen, eine Blasenentzündung kann sich daraus entwickeln.

Ursachen und Entstehung

Entzündungen der Gebärmutter, Eierstöcke oder Gebärmutterschleimhaut sowie Östrogenmangel können die Ursache dafür sein. Aber auch Polypen oder Tumoren im Gebärmutterhals sowie eine Fehllage der Gebärmutter sind möglich. Trichomonadeninfektion oder ein Befall mit Candida albicans kann ebenso zu einer Kolpitis führen. Auch ein drückendes Pessar kann eine solche Entzündung hervorrufen. Körperliche und seelische Belastung können die Erkrankung bedingen.

Allgemeine Therapie

Behandlung der Grunderkrankung.

Kamillenbäder, zwei- bis dreimal wöchentlich Fichtennadelbäder, auch Sitzbäder mit Milchsäureaufbereitungen haben sich bewährt.

Ernährungsumstellung auf eine kochsalz- und gewürzarme, laktovegetabile Kost.

Die Mykotherapie wird hier begleitend eingesetzt (adjuvante Therapie).

Mykotherapie

Pilze	Dosierung	Wirkung
Judasohr (Auricularia auricula-judae), getrocknet und gemahlen	2 × 4 g täglich	bei lange andauerndem Ausfluss
Brasil Egerling (Agaricus brasiliensis), Extrakt	2 × 500 mg täglich	bei gleichzeitiger Dysmenorrhö
Brasil Egerling (Agaricus brasiliensis), Extrakt	2 × 500 mg täglich	bei ovarieller Überfunktion
Judasohr (Auricularia auricula-judae), getrocknet und gemahlen	1 × 4 g täglich	bei Ausfluss im Klimakterium
Reishi (Ganoderma lucidum), getrocknet und gemahlen	2 × 4 g täglich	bei asthenischen Frauen
Shiitake (Lentinula edodes), Extrakt	3 × 250 mg täglich	bei fettleibigen Frauen mit geringer Menstruation

Schnupfen, gewöhnlich
Rhinitis acuta

Allgemein

Beim gewöhnlichen Schnupfen läuft die Nase und ist verstopft, weil die Nasenschleimhäute geschwollen sind.

Eine Erkältung kann ebenso mit einer Rhinitis beginnen. Gewöhnlicher Schnupfen dauert in der Regel höchstens eine Woche.

Ursachen und Entstehung

Hauptsächlich sogenannte Rhinoviren sorgen für den meist harmlosen Infekt. Es gibt jedoch über 200 Viren, die einen Schnupfen auslösen können, bis hin zu Polio- und Influenzaviren.

Allgemeine Therapie
Abends Kamilledampfbäder und ansteigende Halbbäder mit anschließender Schwitzpackung.

Rotlichtbestrahlung hat sich bewährt. Nasenspülungen mit oder ohne Emser Salz sind hilfreich.

Eine ausreichende Flüssigkeitszufuhr in Form von Erkältungs- oder Schnupfentees sorgt dafür, dass die Schleimhäute nicht austrocknen.

Mykotherapie

Pilze	Dosierung	Wirkung
Shiitake (Lentinula edodes), Extrakt	2 × 500 mg täglich	bei Erkältungsschnupfen
Shiitake (Lentinula edodes), Extrakt	3 × 500 mg täglich	bei eitrigem Schnupfen
Brasil Egerling (Agaricus brasiliensis), Extrakt	3 × 500 mg täglich	steigert die körperliche Abwehr

Schnupfen, nicht allergisch
Rhinitis vasomotorica

Allgemein
Dieser Schnupfen taucht ebenso plötzlich auf, wie er wieder verschwindet. Meist begleiten ihn Niesanfälle.

Ursachen und Entstehung
Möglicherweise ist eine erhöhte Durchblutung der Nasenschleimhaut die Ursache, bei der die Schleimhäute anschwellen und die Nase läuft. Heftige Temperaturwechsel, warme Getränke, Alkohol oder auch psychische Belastungen können Auslöser für diese Art von Schnupfen sein. Die genaue Ursache, da es sich nicht um eine allergische Reaktion handelt, ist noch immer ungeklärt.

Allgemeine Therapie
Nasenspülungen mit lauwarmem Wasser, in das wenig Meersalz eingerührt wurde, sind hilfreich. Inhalationen, z. B. mit Thymian, haben sich bewährt.

Von konventionellen Nasensprays wird aufgrund des schnellen Gewöhnungseffekts abgeraten.

Viel frisches Obst und Gemüse, auch in Form frisch gepresster Säfte, wirken unterstützend.

Mykotherapie

Pilze	Dosierung	Wirkung
Reishi (Ganoderma lucidum), getrocknet und gemahlen	1 × 4 g täglich	schützt die Schleimhäute
Shiitake (Lentinula edodes), Extrakt	3 × 250 mg täglich	entzündungshemmend
Chinesischer Raupenpilz (Cordyceps sinensis), Extrakt	2 × 250 mg täglich	stimuliert die Nebennierenhormone

Schwangerschaftserbrechen
Hyperemesis gravidarum

Allgemein
Lang anhaltende starke Übelkeit mit Erbrechen, das zu Flüssigkeitsverlust, Mineralienmangel und Gewichtsreduktion führen kann. Meist ist auch der Kreislauf betroffen.

Ursachen und Entstehung
Eine genaue Ursache ist noch unbekannt, sicherlich sind hormonelle Faktoren beteiligt.

Allgemeine Therapie
Frischer Ingwer hat sich bewährt.

Umstellung auf eine vitaminreiche Kost, die in häufigeren, dafür aber kleineren Mahlzeiten verzehrt wird. Auf ausreichende Flüssigkeits- und Mineralienzufuhr achten.

Psychotherapie, Bauchatmung und Milieuwechsel wirken unterstützend.

Mykotherapie (in Absprache m. d. Gynäkologen!)

Pilze	Dosierung	Wirkung
Reishi (Ganoderma lucidum), getrocknet und gemahlen	1 × 4 g täglich	bei Rückenschmerzen erschöpfter Mütter
Judasohr (Auricularia auriculajudae), getrocknet und gemahlen	1 × 3 g täglich	durchblutungsfördernd, Thromboseprophylaxe
Reishi (Ganoderma lucidum), getrocknet und gemahlen	1 × 4 g täglich	entgiftend durch Regeneration der Leber

Schweißdrüsenstörungen
Hyperhidrosis

Allgemein
Funktionelle Störungen der Schweißdrüsen, die zu übermäßigem Hand-, Fuß-, und Achselschweiß führen, der unangenehm riechen kann. Juckreiz begleitet teilweise die Hyperhidrosis, der bis zu Hautentzündungen führen kann.

Differenzialdiagnostisch müssen TBC und Schilddrüsenerkrankungen, neurologische Erkrankungen sowie Diabetes ausgeschlossen werden.

Ursachen und Entstehung
Veranlagung und klimakterische Hormonschwankungen sowie vegetative Dystonie können diese Störung verursachen. Psychische Erregung verstärkt die Schweißproduktion. Auch psychische Störungen wie Angst- und Panikattacken bringen dieses übermäßige Schwitzen mit sich. Auch Giftstoffe können daran beteiligt sein.

Allgemeine Therapie
Stabilisierung des inneren Milieus, bei Bedarf Ausleitungstherapien.

Salbeitee und ausreichende Flüssigkeitszufuhr wegen des starken Flüssigkeitsverlusts.

Bei Bedarf Autogenes Training, Biofeedback- oder Psychotherapie.

Akupunktur kann hilfreich sein.

Mykotherapie

Pilze	Dosierung	Wirkung
Shiitake (Lentinula edodes), Extrakt	2 × 500 mg täglich	reguliert den Fettstoffwechsel
Eichhase (Polyporus umbellatus), getrocknet und gemahlen	1 × 4 g täglich	entgiftet den Lymphfluss
Reishi (Ganoderma lucidum), Extrakt	2 × 250 mg täglich	bei psychischer Erregung

Tinnitus aurium
Ohrklingeln

Allgemein
Je später man mit einer Behandlung beginnt, desto schwieriger ist das Problem zu beseitigen. Ein Tinnitus ist sehr belastend, er kann zu Konzentrationsschwäche, Unausgeglichenheit und Schlafstörungen führen.

Zischen, Rauschen, Knacken oder Klopfen sowie Brumm- oder Pfeiftöne in verschiedenen Lautstärken und Tonhöhen nehmen die Betroffenen wahr. Teilweise sind die Schallwellen messbar (objektiver Tinnitus).

Ursachen und Entstehung
Ohrgeräusche treten bei vielen Ohrenerkrankungen auf, sie können auch Folge eines Hörsturzes sein.

Ein Tinnitus kann neurologische Ursachen haben, auch Verschleißerscheinungen der Halswirbelsäule (HWS) sind zu berücksichtigen.

Allgemeine Therapie
Lärm- und Stressvermeidung, zusätzlich Qi Gong, Autogenes Training oder progressive Muskelentspannung nach Jacobsen.

Behandlung der Grunderkrankungen, die zum Tinnitus führen. Bei Durchblutungsproblemen haben sich auch Ginkgo-Präparate bewährt.

Neuraltherapie oder Sauerstofftherapie können hilfreich sein.

Mykotherapie

Pilze	Dosierung	Wirkung
Shiitake (Lentinula edodes), Extrakt	3 × 250 mg täglich	bei Otosklerose, Zerebralsklerose sowie funktionellen und neurotischen Hörstörungen
Judasohr (Auricularia auricula-judae), getrocknet und gemahlen	2 × 4 g täglich	bei Ohrengeräuschen im Klimakterium
Maitake (Grifola frondosa), Extrakt	2 × 250 mg täglich	bei Ohrengeräuschen durch HWS-Syndrom
Reishi (Ganoderma lucidum), Extrakt	2 × 250 mg täglich	bei Stress

Tumorerkrankungen und Krebs

Angesichts des Ausmaßes, das Krebserkrankungen heute angenommen haben, gehören sie zu Recht zu den gravierendsten Gesundheitsproblemen der Gegenwart. Heilpilze können nicht nur die schulmedizinische Behandlung unterstützen, sondern lindern vor allem deutlich ihre schweren Nebenwirkungen.

Gutartige (benigne) und bösartige (maligne) Tumore

Wenn von einem Tumor die Rede ist, denken die meisten Menschen an Krebs. Doch nicht alles, was als Zellneubildung Tumor genannt wird, ist bösartig. Deshalb wird bei einem Krebsverdacht oft eine Gewebeprobe entnommen und mikroskopisch untersucht. Zu den gutartigen Tumoren gehören zum Beispiel Muttermale, Lipome und Myome.

Im Gegensatz zu bösartigen Tumoren bilden sie keine Metastasen, wachsen also nicht in das umgebene gesunde Gewebe hinein oder bilden Tochtergeschwülste. Gutartige Tumoren lassen sich gut behandeln und sind in der Regel ungefährlich. Allerdings können auch sie so üppig wachsen, dass sie auf benachbarte Organe drücken und dadurch Komplikationen auslösen. Deshalb müssen auch sie beobachtet werden.

Grundsätzlich kann jedes Organ von einer Krebserkrankung betroffen sein. Ganz oben in der Statistik stehen jedoch der Brustkrebs bei Frauen und der Prostatakrebs bei Männern sowie Darm- und Lungenkrebs bei beiden Geschlechtern. Trotz immer weiter entwickelter Behandlungsmethoden sind Krebserkrankungen nach wie vor mit Schmerzen und Leiden verbunden und gehören zu den häufigsten Todesursachen. Dennoch bedeutet heutzutage die Diagnose Krebs – bei frühzeitiger Entdeckung und Behandlung – längst kein Todesurteil mehr.

Einer der wichtigsten Risikofaktoren für die Krebsentstehung ist die steigende Lebenserwartung der Bevölkerung. Beispiele wie Leukämie oder Hautkrebs zeigen aber, dass Tumorerkrankungen durchaus auch bei jüngeren Menschen oder sogar bei Kindern auftreten können. Die Gründe dafür sind vielfältig und noch längst nicht hinreichend erforscht. Ein genetischer Einflussfaktor ist erwiesen. Darüber hinaus erhöhen äußere Einflüsse wie Rauchen, falsche Ernährung, Umweltbelastungen und radioaktive Strahlung das Krebsrisiko deutlich.

Bei Krebserkrankungen entscheidet der Zeitpunkt ihrer Diagnose wesentlich über die Heilungschancen. Im Anfangsstadium entdeckt, sind viele Krebsarten sehr gut behandelbar. Deshalb kommt der Früherkennung eine große Bedeutung zu, wenn auch diagnostische Methoden, zum Beispiel die Mammografie aufgrund ihrer Strahlenbelastung für die Patientinnen, nicht ganz unumstritten sind.

Ein vertrauensvolles Miteinander von Arzt und Patient ist daher sehr wichtig, um unter Berücksichtigung des individuellen Krankheitsrisikos die jeweils optimalen Vorsorgemaßnahmen zu treffen.

Den ganzen Patienten behandeln
Die Verdachtsdiagnose ergibt sich oft bereits aus den Symptomen, die der Patient schildert. Sie unterscheiden sich je nach Lokalisation des Tumors. Bei Darmkrebs sind Verdauungsstörungen und Blutauflagerung im Stuhl typisch. Bei Lungenkrebs kommt es zu chronischem Husten, ein Knoten in der Brust ist oft tastbar. Darüber hinaus gibt es jedoch auch generelle Anzeichen als Hinweis auf eine Krebserkrankung. Sehr viele Menschen, bei denen die Diagnose Krebs gestellt wird, leiden unter nächtlichen Schweißausbrücken, verlieren an Gewicht, haben eine leicht erhöhte Körpertemperatur, sind blass und ständig müde.

Eine ärztliche Untersuchung mit Analyse der Blutwerte sowie je nach Krebsart Röntgenuntersuchungen, Ultraschall, Darmspiegelung, Computertomografie (CT) oder Magnetresonanztomografie (MRT; auch Kernspintomografie genannt) geben genauen Aufschluss über Lage und Ausmaß des veränderten Gewebes. Meist wird eine Gewebeprobe entnommen und im Labor untersucht. Die Ergebnisse fließen in die Entscheidung über die zu wählende Therapie ein. Nach wie vor besteht die häufigste Behandlung darin, den Tumor operativ zu entfernen. Daran anschließend folgen eine Chemotherapie und/oder eine Bestrahlung des operierten Gewebes, um die Zellneubildung zu hemmen beziehungsweise im Operationsgebiet verbliebene Tumorzellen abzutöten. Je nach Krebsart erfolgt oft auch eine hormonelle Behandlung bei Tumoren, deren Wachstum auf das Vorhandensein bestimmter Hormone zurückgeführt wird.

Von großer Bedeutung für eine erfolgreiche Behandlung ist die psychische Verfassung des Betroffenen. Die Diagnose Krebs ist zunächst einmal ein Schock, den es zu überwinden gilt. Eine Therapiestrategie, die den Patienten nicht als bloßes Objekt verschiedener Behandlungsformen sieht, sondern ihn aktiv in den Heilungsprozess einbindet, ist daher sehr erfolgversprechend. Nur wer von einer Behandlung überzeugt ist, wird ihre optimale Wirkung erfahren können. Im Zweifel ist es besser, den Rat eines weiteren Facharztes einzuholen, als sich zu einer Therapie überreden zu lassen, deren Wirksamkeit man nicht erkennen kann. Eine psychologische Unterstützung speziell für Krebspatienten hilft nicht nur, neuen Mut zu fassen, sondern entlastet auch die Angehörigen. Selbsthilfegruppen sind empfehlenswerte Anlaufstellen, um Informationen zu sammeln und daraufhin die eigene Entscheidung über den Behandlungsweg treffen zu können.

Vitalpilze wirken auf mehreren Ebenen

Dass sich Vitalpilze bei der begleitenden Behandlung von Krebserkrankungen (natürlich auch vorbeugend) längst bewährt haben, hat mehrere Gründe. So weiß man heute, dass die enthaltenen Polysaccharide die Immunantwort aktivieren und auf diese Weise hemmend auf das Wachstum von Tumoren wirken. Sie verhindern nachweislich, dass Zellen geschädigt oder Umweltgifte in krebserregende Stoffwechselprodukte umgewandelt werden. Darüber hinaus sind Vitalpilze bei einer bereits fortgeschrittenen Krebserkrankung hilfreich, da sie allgemein stärkend wirken und das psychische Befinden deutlich verbessern.

Besonders effektiv ist der begleitende Einsatz von Vitalpilzen während einer Strahlen- oder Chemotherapie. Nebenwirkungen wie Übelkeit, Schwäche, Gewichtsverlust und Haarausfall können deutlich verringert werden. Außerdem stärken Vitalpilze gezielt das durch eine Chemo- oder Strahlentherapie belastete Immunsystem. Viele Patienten erliegen nicht dem Krebsleiden selbst, sondern verhältnismäßig harmlosen Infekten, die der Körper dann nicht mehr abwehren kann. Dieses Risiko kann verringert werden, wenn durch eine begleitende Therapie die immunstimulierende, aber auch antibakterielle und antivirale Wirkung der Vitalpilze genutzt wird.

Bei der Krebsbehandlung ist oft eine Kombination verschiedener Vitalpilze angezeigt, um das Immunsystem auf allen Ebenen zu unterstützen. Im Folgenden werden die Wirkungen der einzelnen Pilze in der Tumortherapie dargestellt, die Tabelle gibt dazu einen Überblick. Ein erfahrener Mykotherapeut kann durch Austestung die für den einzelnen Patienten geeignete Kombination empfehlen. Informationen zur Dosierung finden sich auch auf Seite 196 und 198. Die Hinweise ab Seite 105 sind dabei zu beachten.

Die Pilze und ihre Wirkungen in der Krebstherapie

Die bisher höchste Polysaccharid-Konzentration wurde im **Brasil Egerling** *(Agaricus brasiliensis,* siehe auch Seite 13) nachgewiesen. Er wurde daher in zahlreichen klinischen Studien bei Krebserkrankungen eingesetzt. Dieser Pilz stoppte in vielen Fällen höchst erfolgreich das Tumorwachstum und wirkte auch rückbildend bei Krebsarten in diversen Organen wie Darm, Lunge, Unterleib, Brust, Bauchspeicheldrüse, Prostata, Leber sowie bei Leukämie. Begleitend im Rahmen einer Chemo- oder Strahlentherapie eingesetzt, besserten sich bei den Patienten Haarausfall, Schwächezustände und das Allgemeinbefinden.

Der **Shiitake** *(Lentinula edodes,* siehe auch Seite 26) ist besonders wirksam bei Tumorerkrankungen der Verdauungsorgane, der Leber und der Bauchspeicheldrüse sowie bei Lungenkrebs, Eierstockkrebs, Brustkrebs und bei Leukämie. In der begleitenden Krebstherapie wurden merkliche Besserungen im Blutbild

Einsatzmöglichkeiten der Heilpilze in der adjuvanten Krebstherapie und in der Krebsnachsorge

Erkrankungen/Pilze	Brasil Egerling (Agaricus brasiliensis), Extrakt	Chinesischer Raupenpilz (Cordyceps sinensis), Extrakt	Reishi (Ganoderma lucidum), Extrakt	Maitake (Grifola frondosa), Extrakt	Schmetterlingsporling (Trametes versicolor), Extrakt	Shiitake (Lentinula edodes), Extrakt	Eichhase (Polyporus umbellatus), getrocknet und gemahlen	Igelstachelbart (Hericium erinaceus), getrocknet und gemahlen
Bindegewebstumor	x				x	x	x	
Blasenkrebs	x	x			x			
Brustkrebs	x		x	x	x	x	x	
Darmkrebs	x		x	x	x	x	x	x
Gebärmutterhalskrebs	x		x	x	x	x	x	
Gehirntumor	x			x	x			x
Hautkrebs			x			x		
Leberkrebs			x	x	x	x		
Leukämie	x							
Lungenkrebs	x		x	x	x	x	x	
Magenkrebs			x	x				x
Nasenrachenkrebs			x		x			
Pankreaskrebs			x	x				
Prostatakrebs	x					x	x	
Speiseröhrenkrebs			x			x	x	x

und im Allgemeinbefinden festgestellt. In Japan wird aus Shiitake ein Krebsmedikament hergestellt.

Der auch als Glänzender Lackporling bezeichnete **Reishi** *(Ganoderma lucidum* siehe auch Seite 22) erwies sich in US-amerikanischen Studien als wirksam bei verschiedenen Krebserkrankungen des Magens, der Leber, der Lunge und der Haut. Patienten, die mit einem Extrakt dieses Pilzes behandelt wurden, litten deutlich weniger unter Infektionen, da sich ihre Antikörperproduktion stark verbesserte. In verschiedenen anderen Studien wirkten sich Reishi-Extrakte in hoher Dosierung besonders positiv bei der Nachbehandlung von Lungenkrebs, Gehirntumoren, Leber-, Nieren- und Bauchspeicheldrüsenkrebs aus. Bei gleichzeitiger Einnahme während einer Chemotherapie zeigten sich eine geringere Neigung zu Entzündungen, weniger Haarausfall und eine Verbesserung des Allgemeinbefindens.

Der **Schmetterlingsporling** *(Coriolus* oder *Trametes versicolor,* siehe auch Seite 24) zeigte in neueren Studien positive Effekte auf hormonabhängigen Brust- und Prostatakrebs. Bei Leber-, Lungen-, Magen- und Speiseröhrenkrebs, bei Gebärmutterhals-, Darm-, Blasen- und Hautkrebs, ferner bei Leukämie, Lymphomen, Gehirntumoren und bei Metastasierung wurden nach Einsatz des Schmetterlingsporling-Extrakts auch die Hemmung des Krebswachstums und die Rückbildung von Tumoren beobachtet. In der Begleitung einer Chemo- oder Strahlentherapie konnten mit dem Schmetterlingsporling Besserungen der Hormon- und Schleimhautregulation sowie der Blutbildung beobachtet werden. Aus diesem Pilz werden die Polysaccharid-Protein-Komplexe PSP und PSK als Krebsmedikamente gewonnen.

In klinischen Studien führte der **Igelstachelbart** (*Hericium erinaceus*, siehe auch Seite 18) zu bemerkenswerten Ergebnissen bei der Behandlung von Speiseröhren-, Magen- und Darmkrebs. In der begleitenden Krebstherapie wirkte er sich positiv bei Appetitlosigkeit, Durchfall, Entzündungen, Haarausfall und Depressionen aus.

Der **Eichhase** (*Polyporus umbellatus*, siehe auch Seite 17) ist besonders wirksam bei Krebserkrankungen von Lunge, Leber, Prostata und bei Leukämie. Des Weiteren stärkt er das während einer Chemo- oder Strahlentherapie besonders geforderte Lymphsystem.

Klinische Studien bestätigten dem **Chinesischen Raupenpilz** (*Cordyceps sinensis*, siehe auch Seite 15) bei Lungen-, Prostata-, und Hautkrebs, dass sein Einsatz zu einer merklichen Besserung führte. In der begleitenden Krebstherapie gab es weniger Infektionen, die Antriebskraft wurde gesteigert und depressive Verstimmungen gelindert.

Untersuchungen brachten zutage, dass der **Maitake** (*Grifola frondosa*, siehe auch Seite 20) die Metastasenbildung verringert und den Krankheitsverlauf bei Krebs insgesamt günstig beeinflusst. In Japan gehört Maitake bei Leukämie, bei hormonabhängigen Krebsarten sowie bei Lungen- und Hautkrebs zur Standardmedikation. In der begleitenden Krebstherapie werden Besserungen des Allgemeinbefindens und insbesondere der Blutbildung festgestellt.

Wir konnten mit der Mykotherapie und den oben genannten Heilpilzen viele Patienten im Laufe der letzten zehn Jahre bei ihren schweren Krebserkrankungen begleiten. Wir konnten ihnen Lebensmut, Vitalität und Hoffnung wiedergeben und sie mit der Mykotherapie bei der Heilung ihrer Erkrankung erfolgreich unterstützen.

Dosierungen von Vitalpilzen

Die Dosierungsempfehlungen als Extrakt oder als getrocknetes und gemahlenes Pulver müssen stets individuell auf die Bedürfnisse der Patienten abgestimmt werden. Dennoch kann hier eine allgemeine Aussage zu den Verzehrempfehlungen getroffen werden:

In **Akutsituationen** zur initialen Stoßtherapie entweder 2 2 × täglich 500 mg Extrakt oder 2 × täglich ca. 4 g Pulver.

Als **Erhaltungstherapie** oder **vorbeugend** entweder 2 × täglich 250 mg Extrakt oder 1 × täglich ca. 4 g Pulver.

Die Dosierung kann auf die zwei- bis dreifache Menge oder mehr erhöht werden (initial bis zu 5 × 750 mg Extrakt, bei der Erhaltungstherapie bis zu 3 × 750 mg Extrakt täglich). Von den Pulvern können bis zu 9 g täglich empfohlen werden.

Alle Verzehrempfehlungen sind Durchschnittswerte und müssen durch den Arzt oder Therapeuten angepasst werden. Die wirksamen Verzehrmengen hängen sowohl vom Patienten als auch von der Art und dem Ausmaß seiner Beschwerden ab.

Brustkrebs
Mammakarzinom

Fallbeispiel
39-jährige, geschiedene Frau, die einen neuen Mann kennengelernt hatte, entdeckte beim morgendlichen Eincremen zufällig eine Verdickung in der linken Brust. Der Besuch beim Frauenarzt brachte das Ergebnis: Brustkrebs. Die Operation erfolgte kurzfristig. Ein betroffener Lymphknoten wurde mit der Brust entfernt. Die folgende Chemotherapie war sehr belastend für sie. Die Haare fielen büschelwiese aus, sie war sehr schlapp und immer müde. Nach fünf Chemotherapien brach sie die Behandlung ab und suchte nach Alternativen.

Der Patientin ging es nach der unten gezeigten Behandlung von Mal zu Mal besser. Nach drei Monaten wurde die Mykotherapie auf 2 × 250 mg täglich pro Pilz reduziert. Seither kein Rückfall mehr.

Postoperative Therapie in der Praxis
Insgesamt zehn Behandlungen mit Ozon-Sauerstoff Therapie, Magnetfeld-Therapie sowie Injektionen mit Regeneresen (seit 2012 nicht mehr im Handel). Ab der dritten Behandlung kamen begleitend die Heilpilze dazu.

Mykotherapie

Pilze	Dosierung
Reishi (Ganoderma lucidum), Extrakt	3 × 500 mg täglich
Brasil Egerling (Agaricus brasiliensis), Extrakt	3 × 500 mg täglich

Darmkrebs
Rektumkarzinom

Fallbeispiel
Ein 73-Jähriger klagte über häufigen Durchfall, immer nach dem Essen. Als Begründung seines Problems führte er an, dass er zu viel Obst esse. Vor einem Jahr habe er seine Er-

nährung umgestellt, weil er sein Gewicht reduzieren wollte. Er fühle sich ansonsten leistungsstark und aktiv.

Eine Darmspiegelung lehnte er zunächst ab, die Stuhluntersuchung brachte dann das Ergebnis: Verdacht auf Darmkrebs, der auch durch eine weitere Stuhlprobe bestätigt wurde. Die Darmspiegelung zeigte ein kolorektales Karzinom. Eine sofortige Operation wurde angeraten, bei der nicht nur ein Stück des Darms entfernt wurde, sondern auch zwei Lymphknoten, die bereits befallen waren.

Aufgrund der Tumorgröße wurde vom Krankenhaus eine vierwöchige orale Chemotherapie verordnet. Der Patient nahm begleitend Pilzextrakte zu sich.

Nach der schweren Operation ging es dem Patienten sehr schlecht. Er hatte stark abgenommen, zeigte depressive Tendenzen und seine Lebenskraft war geschwächt. Eine angeratene postoperative Chemotherapie lehnte er ab.

Dem Patienten ging es nach zehn Behandlungen (fünf Wochen) mit den unten genannten Maßnahmen erheblich besser, seine Depressionen hatten sich in neue Zukunftsplanungen verwandelt. Er ist weiter unter ärztlicher Beobachtung. Die letzte Untersuchung ergab nach einem Jahr keinerlei Rezidive. Eine Erhaltungsdosis von allen drei Pilzen mit 3 x 250 mg täglich nimmt er auf eigenen Wunsch weiter.

Postoperative Therapie in der Praxis
Ozon-Sauerstoff-Therapie, Bioresonanztherapie und Injektionen mit Regeneresen (seit 2012 nicht mehr im Handel).

Mykotherapie

Pilze	Dosierung
Reishi (Ganoderma lucidum), Extrakt	3 × 500 mg täglich für 6 Monate
Brasil Egerling (Agaricus brasiliensis), Extrakt	3 × 500 mg täglich für 6 Monate
Maitake (Grifola frondosa), Extrakt	3 × 500 mg täglich für 6 Monate

Gebärmutterhalskrebs
Zervixkarzinom

Fallbeispiel
Bei einer 55-Jährigen war im Rahmen einer gynäkologischen Routineuntersuchung ein Zervixkarzinom festgestellt worden. Der Gynäkologe riet zur sofortigen Operation.

Da die Patientin keinerlei Beschwerden hatte, wollte sie sich zunächst mit naturheilkundlichen Mitteln behandeln lassen. Unter ärztlicher Beobachtung nahm sie die für drei Monate empfohlenen Heilpilze. Bei Verschlechterung der Diagnose müsse sie sich einer Operation unterziehen.

Nach einem halben Jahr waren bei einer Kontrolluntersuchung keine Tumorzellen mehr vorhanden, die Schleimhäute hatten sich regeneriert und eine Operation war nicht mehr notwendig.

Die Pilzprodukte nahm sie in reduzierter Dosierung noch ein Jahr weiter. Nach einem Jahr konnten keinerlei Rezidive festgestellt werden.

Mykotherapie

Pilze	Dosierung
Shiitake (Lentinula edodes), Extrakt	3 × 500 mg täglich für 3 Monate
Schmetterlingsporling (Trametes versicolor), Extrakt	3 × 500 mg täglich für 3 Monate

Hautkrebs
Malignes Melanom

Fallbeispiel

Nach einer Hautkrebs-Operation sucht eine 42-jährige, hellhäutige, blonde Dame mit blauen Augen Hilfe. Sie war immer noch durch Urlaub und Sonnenbank stark gebräunt.

Sie erzählte, dass sie schon als Kind empfindlich auf Sonnenstrahlen reagierte, und hatte damals öfter einen Sonnenbrand. Aus diesem Grund sei sie als Erwachsene später regelmäßig auf die Sonnenbank gegangen, um ihre Haut an die Sonne zu gewöhnen – und weil sie durch die Bräune auch gesund aussehe.

Bei ihrem letzten Urlaub bemerkte ihr Mann beim Eincremen mit Sonnenmilch einen dunklen Fleck auf ihrem Rücken. Zu Hause suchte die Patienten einen Dermatologen auf, um die Hauterscheinung abklären zu lassen. Nach eingehender Untersuchung und einer Biopsie war die Diagnose eindeutig: Hautkrebs. Eine Operation erfolgte kurzfristig.

Anschließend wurden fünf Chemotherapien angeordnet, die in den darauffolgenden fünf Wochen ambulant durchgeführt wurden. Die Chemotherapie hatte sie stark mitgenommen und sie suchte nach unterstützenden Therapien.

Nach einem Jahr geht es der Patientin wieder sehr gut, die Folgeuntersuchungen ergaben keinerlei Rezidive. Die beiden Pilzprodukte nimmt sie auf eigenen Wunsch weiter in einer reduzierten Dosis von je 2 × 500 mg täglich ein. Seit ihrer Erkrankung meidet sie die Sonnenbank und direkte Sonnenstrahlung.

Mykotherapie

Pilze	Dosierung
Shiitake (Lentinula edodes), Extrakt	3 × 500 mg täglich
Maitake (Grifola frondosa), Extrakt	3 × 500 mg täglich

Hodenmalignom
Teratom

Fallbeispiel
32-Järiger nach operativer Entfernung eines Hodens kam in schlechtem Gesamtzustand in die Behandlung. Der junge Betriebswirtschaftler hatte eine zukunftsversprechende Anstellung bekommen, als er mit der Diagnose Hodenmalignom konfrontiert wurde. Nach der OP bekam er zwei Chemotherapien.

Der Patient war sehr blass, nervös, hatte stark abgenommen und war an einer alternativen Behandlung interessiert.

Nach einem halben Jahr und erneuter Nachuntersuchung ohne Befund wurden die Pilzprodukte auf je 2 × 500 mg täglich reduziert. Nach einem Jahr nahm er dann nur noch die beiden Extrakte von Reishi und Brasil Egerling mit je 2 × 500 mg täglich.

Heute, einige Jahre danach, hat er promoviert, ist verheiratet und Vater eines kleinen Mädchens. Seither gab es keinerlei Rezidive oder erneute gesundheitliche Probleme.

Mykotherapie

Pilze	Dosierung
Brasil Egerling (Agaricus brasiliensis), Extrakt	3 × 500 mg täglich
Shiitake (Lentinula edodes), Extrakt	3 × 500 mg täglich
Reishi (Ganoderma lucidum), getrocknet und gemahlen	3 × 500 mg täglich

Knoten in der Brust, gutartig
Mastopathie

Fallbeispiel
22-jährige Studentin, die in ihrem jungen Leben schon einige Operations-Strapazen hinter sich gebracht hatte, hatte seit zwei Jahren immer wieder Spannungen in der Brust. Diese veränderten sich mit der Zeit in kleine Knoten, die ihr Frauenarzt aus Vorsicht immer wieder in einer Frauenklinik operativ entfernen ließ. Die kleine straffe Brust war übersät mit Operationsnarben. Da sich der Vorgang in diesen zwei Jahren mehrfach wiederholt hatte, stieg ihre Angst und sie suchte andere Wege.

Gutartige Knoten in der Brust nennt man auch Mastopathien. Sie bilden sich häufig durch ein hormonelles Ungleichgewicht im Körper und sind gekennzeichnet durch eine erhöhte Druckempfindlichkeit sowie Schmerzen und Schwellungen in der Brust. Hier können biologische Behandlungsmethoden gut helfen. In der Mykotherapie stehen dafür zwei Pilze besonders im Vordergrund: Reishi hat einen positiven Einfluss auf das vegetative Nervensystem, Brasil Egerling baut das aus dem Gleichgewichte geratene Hormonsystem wieder auf. Ergänzend kann bei Lymphstauungen noch Eichhase in Pulverform mit 1 × 4 g täglich verabreicht werden.

Zusätzlich zu den im Folgenden genannten Maßnahmen wurde ihr eine Lymphsalbe empfohlen, mit der sie ihren Busen jeden Abend einrieb. Einige Patientinnen empfinden zudem auch eine örtliche Wärmeanwendung oder feucht-warme Brustwickel als angenehm.

Nach einem Jahr wurde die Dosis bei beiden Produkten auf je 2 × täglich 250 mg reduziert. Nach zwei Jahren hatte sie keinerlei Beschwerden mehr.

Mykotherapie

Pilze	Dosierung
Reishi (Ganoderma lucidum), Extrakt	3 × täglich 500 mg für 6 Monate
Brasil Egerling (Agaricus brasiliensis), Extrakt	3 × täglich 500 mg für 6 Monate

Lungenkrebs
Bronchialkarzinom

Fallbeispiel
72-jährige, sehr gepflegte Nichtraucherin und Mitglied im Wanderverein, litt seit einiger Zeit an einem leichten Reizhusten. Sie meinte, sie habe sich wohl erkältet. Der röntgenologische Befund der Lungen war ohne Ergebnisse.

Daher wurden ihr nur ein leichtes Herzmittel und ein homöopathisches Mittel für die Bronchen verordnet.

Doch der Husten wurde in dem Jahr nicht besser, worauf sie den Arzt wechselte. Der neue Facharzt stellte nun die Diagnose Lungenkrebs. Der Tumor war in der Zwischenzeit bereits auf eine Größe angewachsen, die inoperabel war. Man riet ihr zu einer Chemotherapie, die jedoch die Größe des Tumors auch nicht stark verändern könne. Es gebe also keine Hilfe mehr für sie.

Die Patientin entschied sich dennoch für die Chemotherapie und nahm begleitend Pilzextrakte ein, um die Chemotherapie zu unterstützen und die Nebenwirkungen einzugrenzen. Nach sechs Wochen stellten die Ärzte erstaunt fest, dass der Tumor so weit zurückgegangen war, dass einer Operation nichts mehr im Weg stand.

Die Operation verlief gut und die Patientin wollte die Pilzprodukte weiter einnehmen. Inzwischen seit sechs Monaten in gleicher Dosierung, mit der es ihr sehr gut geht, außerdem gönnt sie sich viel Ruhe.

Mykotherapie

Pilze	Dosierung
Reishi (Ganoderma lucidum), Extrakt	3 × 500 mg täglich
Maitake (Grifola frondosa), Extrakt	3 × 500 mg täglich

Prostatakarzinom

Fallbeispiel

72-jähriger pensionierter Lehrer hatte Blasenentleerungsstörungen. Die Biopsie beim Urologen bestätigte: Prostatakarzinom. Diese bösartige Tumorerkrankung geht vom Drüsengewebe der Vorsteherdrüse aus.

Eine Operation wurde durchgeführt und die Prostata wurde entfernt. Nach drei Monaten hatte er diese einigermaßen gut überstanden. Laut der vorliegenden medizinischen Befunde waren keine Metastasen vorhanden.

Ihm wurde eine Chemotherapie nahegelegt, die er aber ablehnte. Auf Drängen seiner Ehefrau wollte er nun etwas zur Vorbeugung eines Rezidivs einnehmen. Wir empfahlen eine Mykotherapie:

Nach drei Monaten wurde die Dosis auf je 3 × 250 mg täglich reduziert und für weitere drei Monate empfohlen. Die Nachsorgeuntersuchung nach sechs Monaten war ohne Befund.

Der Patient nimmt die Heilpilze weiter mit je 1 × 250 mg täglich. Nach einem Jahr ging es ihm sehr gut, weiterhin keine Beschwerden oder Rezidive.

Mykotherapie

Pilze	Dosierung
Brasil Egerling (Agaricus brasiliensis), Extrakt	3 × 500 mg täglich für 3 Monate
Maitake (Grifola frondosa), Extrakt	3 × 500 mg täglich für 3 Monate

Prostatatumor, gutartig
Prostataadenom

Allgemein

Patienten mit Prostataadenom müssen unter ärztlicher Kontrolle bleiben und sollten regelmäßig den PSA-Wert bestimmen lassen. Ungefähr 50 % aller Männer über 60 Jahre weisen diese Erkrankung auf, die auch als benigne Hyperplasie (BPH) bezeichnet wird. Beschwerden beim Wasserlassen, verminderter Harnstrahl, nächtlicher Harndrang und Restharn sind typische Symptome.

Ursachen und Entstehung

Die Entstehung ist im Einzelnen noch nicht geklärt. Hormonelle Faktoren sind an der Entstehung jedoch sicher beteiligt. Die Erkrankung ist altersabhängig. Autoimmunreaktionen (Entzündungen) scheinen eine Rolle zu spielen.

Allgemeine Therapie

Ernährungstherapie mit schlackenreicher, reizloser Kost (keine scharfen Gewürze), die unterbrochen wird von strengen Rohkostphasen, die mit Kürbiskernen ergänzt werden.

Verbot von hochprozentigem Alkohol und kohlensäurehaltigen, kalten Getränken.

Striktes Rauchverbot, dafür reichlich körperliche Bewegung.

Sitzbäder mit Kamille sind hilfreich, die Darmtätigkeit muss reguliert werden.

Ab Stadium III ist eine Operation unvermeidlich, die Stadien I und II können Prostata-erhaltend behandelt werden.

Mykotherapie

Pilze	Dosierung	Wirkung
Eichhase (Polyporus umbellatus), getrocknet und gemahlen	1 × 4 g täglich	Miktionserleichterung
Brasil Egerling (Agaricus brasiliensis), Extrakt	3 × 500 mg täglich	bei Schmerzen (Miktion und Harndrang), als Zusatzmedikation bei Hormon- und Antibiotikabehandlung
Shiitake (Lentinula edodes), Extrakt	2 × 500 mg täglich	bei Miktionsstörungen ohne pathologischen Befund
Igelstachelbart (Hericium erinaceus), getrocknet und gemahlen	1 × 4 g täglich	zur Regelung der Verdauung
Brasil Egerling (Agaricus brasiliensis), Extrakt	2 × 250 mg täglich	unterstützt das Immunsystem bei Prostataentzündungen
Reishi (Ganoderma lucidum), Extrakt	2 × 500 mg täglich	unterstützt das Nervensystem bei Prostataentzündungen

Verstopfung, chronisch
chronisch-habituelle Obstipation

Allgemein

Frauen sind häufiger von dieser funktionellen Störung der Dickdarmtätigkeit betroffen als Männer.

Differenzialdiagnostisch muss ein akutes Abdomen ausgeschlossen werden.

Ursachen und Entstehung

Neben konstitutionellen Momenten (Bindegewebsschwäche) und psychischen Ursachen (übertriebenes Schamgefühl) spielen äußere Faktoren wie mangelnde körperliche Bewegung und ballaststoffarme Kost eine Rolle.

Allgemeine Therapie

Ernährungsumstellung auf eine ballaststoffreiche, am besten vegetarische Ernährung mit einem hohen Rohkostanteil, bei dem grüne Blattsalate vorherrschen. Flohsamenschalen können hilfreich sein.

Kneippsche Anwendungen wie Wechselbäder oder -duschen und Bürstenmassage sind hilfreich.

Täglich ausreichend körperliche Bewegung (z. B. Laufen oder Schwimmen), ergänzend auch gymnastische Übungen, welche die Körpermitte betonen, oder Yoga.

Mykotherapie

Pilze	Dosierung	Wirkung
Igelstachelbart (Hericium erinaceus), getrocknet und gemahlen	1 × 4 g täglich	zum Aufbau der Darmflora
Reishi (Ganoderma lucidum), Extrakt	2 × 250 mg täglich	bei psychischen Belastungen

Wassereinlagerung in den Beinen
Ödeme

Allgemein
Flüssigkeitsansammlung im Gewebe, die z. B. Beine oder Füße deutlich anschwellen lässt. Der Lymphabfluss ist gestört und die Stellen sind häufig sehr schmerzempfindlich.

Ursachen und Entstehung
Mangelnde Bewegung und einseitige Belastung (langes Stehen) sowie eine Venenschwäche können zu geschwollenen Beinen führen. Fehl- oder einseitige Ernährung sowie hormonelle Faktoren oder Durchblutungsprobleme können ebenfalls Ursachen der Wassereinlagerungen sein. Auch Allergien, Infektionen oder mechanische Einwirkungen (Druck, Quetschung) können dazu beitragen. Die Grunderkrankung muss immer differenzialdiagnostisch abgeklärt werden, denn Ödeme können auch Hinweise sein auf Rechtsherzinsuffizienz, Nieren- und Lebererkrankungen und Schilddrüsenunterfunktion.

Allgemeine Therapie
Lymphdrainage, beginnend mit zwei Behandlungen pro Woche über fünf Wochen.

Ernährungsumstellung auf eine kochsalzarme, gemüsereiche und tiereiweißfreie Kost mit deutlichem Rohkostanteil (frische Salate). Ausreichende Flüssigkeitszufuhr von mindestens 2 l stillem Wasser täglich.

Basische Mineralstoffkomplexe zur Anregung der Nierenfunktion können ergänzend eingesetzt werden.

Stützstrümpfe, sofern sie toleriert werden. Abends Kneippsche Anwendungen für die Beine, z. B. Wechselbäder oder -duschen. Danach Beine und Füße mit Franzbranntwein einreiben.

Venentraining und Ausgleichssport sind hilfreich.

Fallbeispiel
49-jährige Friseurmeisterin mit schmerzhaften, schweren, dicken Beinen und Füßen, die seit einiger Zeit unter Venenschwäche leidet. Vor vielen Jahren hatte sie sich die Krampfadern mit der Stripping-Methode operativ entfernen lassen. Danach hatte sie einige Jahre keine Beschwerden.

In den letzten Jahren spürte sie die Auswirkungen ihrer stehenden Tätigkeit. Dazu kamen der Stress, die unregelmäßigen Essenszeiten (oft Fast Food) und selten Zeit, tagsüber ausreichend zu trinken.

Der Hausarzt hatte ihr Stützstrümpfe empfohlen, die sie aber nach fünf Tagen (im Sommer) nicht mehr ertrug.

Nachdem die Patientin mit den unten genannten Maßnahmen begonnen hatte, ging es ihr schnell besser. Zudem hatte sie durch die Ernährungsumstellung 5 kg abgenommen.

Inzwischen sind ihre Beine und Füße schmerzfrei, leicht und schlank. Alle drei Pilzprodukte nimmt sie auf eigenen Wunsch weiter mit einer verringerten Dosis von je 2 × 250 mg täglich.

Mykotherapie

Pilze	Dosierung	Wirkung
Reishi (Ganoderma lucidum), getrocknet und gemahlen	3 × 250 mg täglich	herzunterstützend und stressabbauend
Eichhase (Polyporus umbellatus), getrocknet und gemahlen	3 × 250 mg täglich	entschlackt das Lymphsystem, entwässernd, ohne Kalium auszuscheiden
Judasohr (Auricularia auricula-judae), getrocknet und gemahlen	3 × 250 mg täglich	blutverdünnend, beugt Thrombosen und Herzinfarkt vor

Wechseljahrsbeschwerden
Klimakterische Beschwerden

Allgemein
Ab 45 Jahren stellt sich bei Frauen das Hormonsystem um und sie kommen in die Wechseljahre, die meist bis zum Alter von 60 Jahren abgeschlossen sind. Dies ist ein natürlicher Vorgang, dennoch stellen sich bei vielen Frauen wechseljahrsbedingte Beschwerden ein, die behandelt werden müssen.

Die Symptome sind körperlich und psychisch. Dazu zählen Hitzewallungen, Schwindel, trockene Schleimhäute, Haarausfall, migräneartige Kopfschmerzen, Herzjagen, Schlafstörungen und Missempfindungen. Aber auch nervöse Unruhe, Abgeschlagenheit, Stimmungsschwankungen, Depression und leichte Reizbarkeit bis zu Aggressionen kommen vor.

Ursachen und Entstehung
Veränderungen und Umstellungen des gesamten Hormonhaushalts während der Wechseljahre.

Allgemeine Therapie
Kneippsche Anwendungen wie kühlende Fußbäder, kalte Wadenwickel oder Wechselfußbäder.

Sport und regelmäßige Bewegung. Auch kühlende Atemübungen können hilfreich sein, zudem gibt es beispielsweise spezielles Hormonyoga.

Bei depressiver Verstimmung ist es wichtig, sich neue Aufgaben und Ziele zu suchen.

Umstellung auf eine gesunde, vitaminreiche, ballaststoffreiche Ernährung mit Tofu und Leinsamen, eine vegetarische Kost hat sich bewährt. Auf ausreichende Vitamin-D-Versorgung ist zu achten.

Mykotherapie

Pilze	Dosierung	Wirkung
Maitake (Grifola frondosa), getrocknet und gemahlen	1 × 3 g täglich	Osteoporoseprophylaxe
Chinesischer Raupenpilz (Cordyceps sinensis), Extrakt	2 × 500 mg täglich	bei depressiver Verstimmung oder Frigidität
Judasohr (Auricularia auricula-judae), getrocknet und gemahlen	1 × 4 g täglich	bei Trockenheit der Schleimhäute
Brasil Egerling (Agaricus brasiliensis), Extrakt	3 × 250 mg täglich	bei zu früh ausbleibender Menstruation
Eichhase (Polyporus umbellatus), getrocknet und gemahlen	2 × 3 g täglich	bei Hitzewallungen, Schweißausbrüchen
Reishi (Ganoderma lucidum), Extrakt	2 × 250 mg täglich	bei Kreislaufstörungen

Weichteilrheumatismus
Fibromyalgie

Allgemein

Fibromyalgie wird auch Weichteilrheumatismus genannt, denn sie befällt nicht die Gelenke, sondern die Muskulatur. Meist ist kein erhöhter Rheumafaktor nachweisbar, daher wird die Fibromyalgie nicht dem Bereich der Rheumatologie zugeordnet, sondern als Schmerzsyndrom eingestuft.

Es sind deutlich mehr Frauen als Männer betroffen. Die Diagnose wird aufgrund der Druckempfindlichkeit bestimmter Punkte gestellt, die über den Körper verteilt sind (sogenannte „Tender Points").

Ursachen und Entstehung

Die Gründe für die Entstehung dieser Krankheit sind noch immer weitgehend unbekannt. Erbliche Faktoren scheinen eine Rolle zu spielen. Immer mehr rücken aber auch Umweltgifte in den Fokus. Schwere Traumata in der Kindheit erhöhen das Risiko.

Allgemeine Therapie

Wärmeanwendungen, Massagen und Bewegungstherapie.

Ernährungsumstellung auf eine vitalstoff- und vitaminreiche Ernährung mit viel Obst, Gemüse und Vollkornprodukten und deutlich reduzierter Zufuhr an Fleisch, fetten und süßen Nahrungsmitteln. Tryptophanreiche Lebensmittel sind zu bevorzugen.

Entspannungsübungen und psychotherapeutische Behandlung können hilfreich sein.

Mykotherapie

Pilze	Dosierung	Wirkung
Shiitake (Lentinula edodes), Extrakt	3 × 500 mg täglich	bei starken Schmerzen
Reishi (Ganoderma lucidum), Extrakt	3 × 500 mg täglich	bei Stress und Ängsten
Chinesischer Raupenpilz (Cordyceps sinensis), Extrakt	2 × 250 mg täglich	bei Müdigkeit und Abgeschlagenheit
Brasil Egerling (Agaricus brasiliensis), Extrakt	2 × 500 mg täglich	bei Hormonverschiebungen

Weisheitszähne, Durchbruchprobleme
Dentitio difficilis

Allgemein
Zahnfleischentzündung mit heftigen Schmerzen bis zur Abszessbildung, meist fiebrig. Das Zahnfleisch ist stark geschwollen, eine ganze Mundöffnung nicht mehr möglich. Oft betrifft sie den Unterkiefer.

Ursachen und Entstehung
Platzmangel beim Durchbruch der zuletzt hervorkommenden Zähne. Dabei können sich Taschen bilden, die schwer zu reinigen sind und sich leicht durch Bakterien entzünden können.

Allgemeine Therapie
Reinigung der Zahnfleischtasche beim Zahnarzt, der das entzündete Gewebe zurückschiebt, evtl. auch entfernen muss. Ein Abszess muss von ihm geöffnet werden, damit der Eiter abfließen kann. Meist ist eine Antibiotikagabe nötig. Tritt die Problematik häufiger auf, muss der Zahn entfernt werden.

Regelmäßige und gründliche Mundhygiene. Spülungen mit Salbei oder Ölziehkuren haben sich bewährt, auch eine lokale Bestreichung mit Nelkenöl ist hilfreich.

Mykotherapie

Pilze	Dosierung	Wirkung
Reishi (Ganoderma lucidum), Extrakt	2 × 500 mg täglich	bei Schmerzen

Zahnfleischentzündung
Gingivitis

Allgemein
Bei einer Gingivitis kann nur die Umgebung einzelner Zähne betroffen, sein, sie kann sich aber auch auf den gesamten Zahnfleischsaum ausdehnen.

Ursachen und Entstehung
Mangelnde Mundpflege, die eine bakterielle Infektion begünstigt.

Zahnfleischverletzungen, Temperatur- oder chemische Reize können ebenfalls dazu führen.

Sie kann auch ein Hinweis auf Vitaminmangelerscheinungen sein.

Allgemeine Therapie
Regelmäßige und gründliche Mundpflege. Sanierung des Gebisses und Entfernung von Zahnstein.

Umstellung auf eine gemüsereiche Kost, vegetarische Ernährung hat sich bewährt.

Mykotherapie

Pilze	Dosierung	Wirkung
Brasil Egerling (Agaricus brasiliensis), Extrakt	2 × 250 mg täglich	bei starken Schwellungen
Igelstachelbart (Hericium erinaceus), getrocknet und gemahlen	1 × 4 g täglich	zur Verbesserung der Schleimhaut

Häufig gestellte Fragen: FAQ

Als Arzt, Apotheker, Heilpraktiker und Mykotherapeut werden Sie immer wieder mit Fragen interessierter Patienten konfrontiert. Mit den im Folgenden aufgelisteten Fragestellungen und entsprechenden Ausführungen möchten wir Sie hierbei unterstützen, damit Sie sich in erster Linie um die Diagnose und Behandlung kümmern können.

Gibt es Nebenwirkungen von Heilpilzen?

Die Mykotherapie ist im Gegensatz zu vielen medikamentösen Behandlungen frei von schädlichen Nebenwirkungen. Allerdings kommt es in Einzelfällen vor, dass Menschen, die unter Lebensmittelallergien oder unter Penicillin-Allergie leiden, auch bei der Einnahme von Vitalpilzprodukten mit allergischen Erscheinungen reagieren können. Besonders bei frischem Shiitake und bei der Einnahme von Shiitake-Pulver wurde bei Personen mit entsprechender Disposition ein juckender Hautausschlag beobachtet. Die Erfahrung zeigt, dass in der Regel nicht der Shiitake das Problem ist, sondern eine gestörte Darmflora. Daher ist eine Darmsanierung zu empfehlen. Eine Stuhlprobe ist dabei in einem Fachlabor auf Candida albicans zu untersuchen.

Wenn in der Anamnese eine *Penicillin-Allergie* genannt wird, ist es besser, keinen frischen Shiitake und auch kein Shiitake-Pulver zu verabreichen. Shiitake-Extrakt wird hingegen sehr gut vertragen.

In Einzelfällen wird bei der Einnahme von Kapseln über Magenbeschwerden berichtet. Abhilfe bringt, die Kapseln zu öffnen und ihren Inhalt Speisen hinzuzufügen.

Oft nimmt die fortschreitende Heilung auch einen zyklischen Verlauf: So kann z.B. bei einer Behandlung von Bluthochdruck oder Allergie bereits nach einer Woche eine deutliche Verbesserung eintreten, die jedoch nach vier Wochen wieder nachlässt. Die Vitalpilze sollten hier weiter eingenommen werden, denn nach einigen, immer schwächer werdenden Rückfällen kommt es meist zu einer konstanten Verbesserung.

Nein. Bei den hier beschriebenen Vitalpilzen sind bei gleichzeitiger Einnahme von Medikamenten oder anderen Naturheilmitteln keine Wechselwirkungen zu erwarten. Im Gegenteil: Manche Wirkung kann durch die Gabe der genannten Vitalpilze sogar positiv unterstützt werden.	*Gibt es ungünstige Wechselwirkungen der Heilpilze mit Medikamenten?*
Ja, das ist kein Problem, im Gegenteil. Oft ergänzen sich die Wirkungen der Mykotherapie mit denen anderer ganzheitlicher Therapiemethoden. Wichtig ist immer, den Behandler oder Therapeuten darüber zu informieren, wenn Vitalpilzprodukte eingenommen werden, um sich mit ihm gegebenenfalls über die Wahl eines geeigneten Vitalpilzes zu beraten.	*Können Heilpilze bedenkenlos parallel zu anderen Naturheilverfahren eingenommen werden?*
Nein, auf keinen Fall! Die ärztlich verordneten Medikamente müssen weiterhin eingenommen werden. Dies gilt auch, wenn parallel Vitalpilze zum Einsatz kommen. Wenn sich jedoch im Laufe der Zeit eine deutliche Verbesserung der Beschwerden zeigt, kann in Abstimmung mit dem Arzt eine niedrigere Dosierung der Medikamente erfolgen und vielleicht kann dieser nach einer ausschleichenden Dosis der Medikamente sogar einem Verzicht unter Umstellung auf Vitalpilze zustimmen.	*Kann man Medikamente gegen Bluthochdruck selbstständig absetzen?*
Ja. Gerade während einer solch belastenden Therapie profitieren Patienten sehr von der Unterstützung durch Vitalpilze. Idealerweise sollte bereits vor der Chemotherapie mit der Einnahme der Vitalpilze begonnen werden, um mögliche Nebenwirkungen der medizinischen Behandlung gering zu halten. Zahlreiche Studien belegen, dass Vitalpilze die Nebenwirkungen einer Chemotherapie entscheidend reduzieren können. Bei Tamoxifen, einem Medikament, das in der Nachbehandlung von Brustkrebs zum Einsatz kommt, ist bei der Dosierung eine Rücksprache zwischen Mykotherapeut und behandelndem Onkologen sinnvoll, da	*Darf man während einer Chemotherapie Heilpilze nehmen?*

dieser Wirkstoff in der Leber verstoffwechselt wird. Da Reishi eine umfassende positive Wirkung auf die Leber hat (Hemmung der Lipidakkumulation, Förderung der Leberregeneration, antifibrotische Wirkung), ist er bei dieser Therapie zu berücksichtigen.

Durch eine Chemotherapie wird häufig die Darmflora mit Candida besiedelt und es kann bei der gleichzeitigen Einnahme von frischem Shiitake oder Shiitake-Pulver zu sogenannten Flushs (Hautreaktionen) kommen. Hier ist dann der Extrakt die bessere Wahl.

Was ist bei einer Hormontherapie und hormonabhängigen Tumoren zu beachten?

Aromatasehemmer werden bei fortgeschrittenen Brustkrebserkrankungen (bei Frauen nach den Wechseljahren) oder nach der Entfernung der Eierstöcke eingesetzt, wenn Antiöstrogene nicht mehr ansprechen oder angezeigt sind. Bei einer Therapie mit Antiöstrogenen und Aromatasehemmern ist der Einsatz des Chinesischen Raupenpilzes wegen der anregenden Wirkung auf die Geschlechtsorgane, die Produktion von Geschlechtshormonen, die bei der Fortpflanzung und dem Geschlechtstrieb beteiligten neurologischen Systeme und die Regulation von Hypothalamus mit Hypophyse und Nebennieren kontraindiziert. Brasil Egerling kann hingegen gut eingesetzt werden, da er wegen seines extrem hohen Polysaccharidgehalts stark immunmodulierend ist. Auch Shiitake und der Schmetterlingsporling sind wichtige Unterstützer einer Tumortherapie; dies gilt auch für hormonabhängige Tumoren. Wichtig zur adjuvanten Therapie sind auch der Maitake (seine Vitamin-D-Vorstufe Egosteron schützt vor Osteoporose, einer möglichen Nebenwirkung von Aromatasehemmern), der Austernpilz (sein Vitamin-B-Komplex und seine probiotische Wirkung unterstützen Magen- und Darmschleimhäute) und der Igelstachelbart (schützt Nerven und unterstützt das Abwehrsystem durch seine positive Wirkung auf die Schleimhäute im Magen-Darm-Trakt).

Hoden- und Prostatakrebs, Brust- und Eierstockkrebs sowie das Nebennierenrindenkarzinom – ein äußerst seltener bösartiger Tumor – sind allesamt hormonabhängige Krebserkrankungen. Dabei sind aphrodisierende Lebensmittel zu meiden, z. B. Kaviar, Austern, Hummer, Kokosnuss, Nüsse, Paprika, Basilikum, Spargel, Rettich, Kardamom, Vanille, Liebstöckl, Eier, Knoblauch, Feigen usw. Da Sojaprodukte Phytoöstrogene enthalten, werden diese teilweise ebenfalls kritisch bewertet. Letztlich sollte auf den übermäßigen Verzehr von Trüffeln verzichtet werden.

Kann man zeitgleich mit Heilpilzen auch andere Nahrungsergänzungsmittel einnehmen?

Ja, das ist möglich, oft aber gar nicht nötig. Da Vitalpilze zahlreiche bioaktive Substanzen enthalten, ist der Körper mit ihnen meist schon ausreichend versorgt. Im Einzelfall können eine Blutuntersuchung oder andere Testverfahren Aufschluss darüber geben, ob Mangelzustände bestehen. Diese können dann nach der Überprüfung möglicher Ursachen durch gezielte Gaben von Nahrungsergänzungsmitteln behoben werden.

Bei manchen Krankheitsbildern unterstützen sich Nahrungsergänzungsmittel und Heilpilze positiv, z. B. Omega-3-Fettsäuren, Mistelpräparate und Olivenblattextrakte bei Bluthochdruck, höher dosiertes Vitamin C und Zink bei Infekten, Vitamin E und Zink bei Unfruchtbarkeit, Maulbeerblatttee mit Vitamin B_3 und Zink bei Blutzuckerproblemen, Ginseng zum Ausgleich bei Anspannung.

Kann man eine Heilpilzbehandlung in Eigentherapie durchführen?

Grundsätzlich ja. Dennoch ist es oft sinnvoll, wenn man die Hilfe eines in der Mykotherapie erfahrenen Therapeuten in Anspruch nimmt. So kann das für den Patienten am besten wirkende Vitalpilzprodukt bestimmt werden. In jedem Fall sollte der Therapeut darüber informiert werden, wenn parallel zu anderen Mitteln auch Vitalpilze eingenommen werden.

Wie bestimmt ein Therapeut ohne große Erfahrung den richtigen Heilpilz?

Für zahlreiche Beschwerden liegen gesicherte Ergebnisse für den Einsatz bestimmter Vitalpilze vor. Eine Fülle von Informationen wurde auch in diesem Kompendium zusammengetragen. Um zu bestimmen, welcher Vitalpilz für eine erfolgreiche Behandlung in Frage kommt, können bestimmte Testverfahren zum Einsatz kommen. Unter Verwendung eines Testsatzes von Vitalpilzen haben sich der Vega-Test, der Bioresonanztest, der Biotensor, die Kinesiologie (Muskeltest), der Pendeltest und die Irisdiagnose bewährt.

Wie müssen die Heilprodukte dosiert werden, damit sie optimal wirken?

Pauschale Angaben zur richtigen Dosierung können nicht gemacht werden, zu sehr sind diese sowohl von Art und Ausmaß der Beschwerden, als auch vom individuellen körperlichen Reaktionsvermögen des Patienten abhängig. Als Richtwert kann jedoch gesagt werden, dass zur Linderung von Beschwerden eine übliche tägliche Dosierung bei 250–1000 mg Pilzextrakt beziehungsweise bei 3–5 g Pilzpulver liegt. Der Einnahmezeitraum sollte mindestens sechs Monate betragen. Werden Vitalpilze vorbeugend eingenommen, sind die niedrigeren Werte der oben genannten Angaben ausreichend. Bei einer langfristigen Einnahme sind Gewöhnungseffekte nicht zu erwarten.

Ist eine Überdosierung von Heilpilzprodukten möglich?

Nein. Selbst bei der Einnahme wesentlich größerer Mengen als allgemein empfohlen sind keine schädlichen Auswirkungen zu befürchten. Allerdings muss damit gerechnet werden, dass es dann, wie bei einer Überdosierung von Vitaminen, zu leichten Durchfällen kommen kann. Dann ist die Dosierung entsprechend zu verringern.

Wann und wie sollten Pilzprodukte eingenommen werden?

Für eine optimale Verträglichkeit und Wirksamkeit der Vitalpilze sind die Produkte unmittelbar vor einer Mahlzeit mit etwa 100 ml Flüssigkeit (Wasser, Kräutertee, Saft) einzunehmen. Vitamin C verbessert generell die Aufnahme der Pilzwirkstoffe im Verdauungstrakt. Eine Aufteilung der Tagesdosis in zwei oder drei Portionen kann das Auftreten von Blähungen verhindern.

Extrakt-Kapseln immer mit etwas Flüssigkeit (ca. 100 ml) einnehmen. Pilzpulver können auch als Tee aufgebrüht werden oder in Speisen wie Suppen oder Joghurt eingerührt werden. Der eigenartige Geschmack mancher Pilzpulver wird neutralisiert, wenn das Pilzpulver in einen Gemüsesaft eingerührt wird.

In welcher Form werden Heilpilzprodukte angeboten?

Die meisten Extrakte sind in Zellulosekapseln gefüllt (für Bio-Produkte verpflichtend) und enthalten in der Regel 250–400 mg Trockenextrakt, manchmal mit Vitamin C angereichert, um dadurch eine bessere Resorption und Bioverfügbarkeit zu gewährleisten. Aber auch Pilzpulver werden zum Teil in Kapseln abgefüllt. Dabei entsprechen im Durchschnitt 2 ½–3 g eines Pilzpulvers 250–300 mg des Pilzextraktes.

Wie schnell kann man mit ersten Erfolgen rechnen?

Hier ist eine allgemeine Antwort nicht möglich. Oftmals kommt es bereits nach wenigen Stunden (z. B. bei Allergien) oder nach einigen Tagen der Einnahme zu ersten spürbaren Verbesserungen der bestehenden Symptome. Bei chronischen Leiden kann es jedoch durchaus vier bis sechs Wochen dauern, bis deutliche Effekte auftreten. Grundsätzlich gilt, dass Vitalpilze über mindestens sechs Monate eingenommen werden, damit ihre Wirkung dauerhaft ist und die Beschwerden nicht zurückkehren.

Sagt das Kapselgewicht etwas über die Qualität aus?

Das Kapselgewicht der Produkte kann ein wichtiges Indiz für eine mindere Qualität sein. Ein hohes Kapselgewicht könnte auf ein minderwertiges Produkt hinweisen. Die Frage ist generell, was in Kapseln – außer reinem Pilzpulver oder Extrakt – sonst noch enthalten ist. Produkte, die mit Füllstoffen arbeiten, sollten daher vermieden werden.

Wichtig ist eine standardisierte Wirkstoffmenge, nicht das Gewicht, denn es handelt sich ja um Naturprodukte, die natürlichen Schwankungen unterliegen. Diese Schwankungen können das Kapselgewicht beeinflussen.

Weitere Einflüsse kommen von der Maschinenausstattung des Kapselherstellers: Moderne Kapselfüllmaschinen verpressen den Kapselinhalt stärker und können so mehr Extrakt oder Pulver einfüllen. Mit älteren Einrichtungen und beim Befüllen von Hand ist das erreichbare Füllgewicht meist geringer. Ein weiterer Punkt ist das Kapselmaterial: Leere Kapseln aus Gelatine sind schwerer als Zellulosekapseln. Schließlich ist die Kapselgröße entscheidend: Für Vitalpilze werden Kapseln der Größe „1", „0" und eventuell „00" verwendet. Größe „1" kann dichteabhängig mit 300–550 mg Pilzpulver oder -extrakt befüllt werden, Größe „0" mit 400–800 mg und Größe „00" mit bis zu 1.200 mg.

Kann über Kapselhüllen BSE übertragen werden?

Nein. Achten Sie darauf, dass bei den von Ihnen gewählten Produkten die Kapseln nicht aus Gelatine hergestellt werden, sondern zu 100 % aus Zellulose bestehen. So können auch Vegetarier und Veganer Pilzprodukte in Kapseln unbedenklich einnehmen.

Wie lange dauert eine Behandlung mit Heilpilzen?

Eine Regeltherapie dauert – je nach Ausgangszustand – sechs Monate. Dies ist auch davon abhängig, wie lange die Beschwerden bereits bestehen und ob die Therapie mit anderen Maßnahmen, z. B. einer Ernährungsumstellung, unterstützt wird. Wie auf Seite 192 erwähnt, ist bei der Anwendung von Vitalpilzen ein zyklischer Verlauf der fortschreitenden Heilung nicht untypisch. Daher ist es sinnvoll, die Pilze immer über einen längeren Zeitraum einzunehmen und nicht nach der ersten Besserung abzusetzen.

Kann eine dauerhafte Heilpilzeinnahme schädlich sein?

Es spricht nichts gegen eine dauerhafte Einnahme. Im Gegensatz zu vielen Medikamenten gewöhnt sich unser Körper nicht an die Pilze, weshalb auch keine Dosiserhöhung notwendig wird, um weiter den gewünschten Effekt zu erzielen. In vielen Fällen ist diese Dauertherapie jedoch gar nicht notwendig. Sobald sich das Befinden nach der ersten Behandlungsphase von mindestens sechs Monaten stabilisiert hat, reicht meist eine Kur über drei Monate pro Jahr aus.

Kann man mehrere Heilpilze auch kombiniert einnehmen?

Vitalpilze unterstützen sich gegenseitig in ihrer Wirkung. Deshalb ist es in vielen Fällen – besonders bei der begleitenden Krebstherapie – empfehlenswert, verschiedene Pilze kombiniert einzunehmen. Auch die gemischte Einnahme von Extrakten und Pulver ist gängige Praxis. Die Dosierungsempfehlungen gelten bei einer Kombinationstherapie stets für alle Pilze insgesamt. Bei der Einnahme mehrerer Vitalpilze verringert sich also die Einzeldosis.

Zerstört ein Teeaufguss die Inhaltsstoffe der Heilpilze?

In der TCM gehören Aufgüsse mit heißem Wasser zu den üblichen Anwendungsformen. Sie tragen dazu bei, dass bestimmte Spurenelemente besser für den menschlichen Organismus verfügbar sind, da durch die Hitze die Zellwände der getrockneten Heilpflanzen und -pilze aufgebrochen werden. In den Teezubereitungen aus Vitalpilzen bleiben alle wichtigen wasserlöslichen Substanzen erhalten.

Müssen Diabetiker bei Pilzprodukten auf Broteinheiten achten?

Nein. Sowohl Pilzpulver als auch -extrakte haben zwar eine hohe Nährstoffdichte, aber nur wenige Kalorien. Somit müssen diese nicht auf die BE angerechnet werden. Weitere Hinweise zur unterstützenden Therapie bei Diabetes sind auf Seite 126 zu finden.

Kann man Heilpilze auch nur zur Prävention einnehmen?

Ja, denn Vitalpilze haben viele positive Eigenschaften, die dabei helfen, gar nicht erst krank zu werden. Sie enthalten reichlich bioaktive sekundäre Inhaltsstoffe, die unser Körper benötigt. Bemerkenswert ist das stärkende, antioxidative Potenzial der Vitalpilze, das uns vor Erkältungsviren, bakteriellen Infektionen, Diabetes, Herz- und Kreislauf-Erkrankungen, Bluthochdruck, Allergien, Autoimmunerkrankungen und sogar vor Krebs schützen kann.

Sind Heilpilze auch für Kinder geeignet?

Ja, bei Kindern ab drei Jahren ist die Mykotherapie z. B. bei Neurodermitis und anderen Erkrankungen oft erfolgreich. Ein kindlicher Organismus reagiert häufig besonders gut, da noch keine oder kaum Vorbelastungen bestehen. In der Regel ist eine langsam ansteigende Dosis zu empfehlen, da der Verdauungsapparat noch empfindlich ist. Kapseln dabei am besten öffnen und deren Inhalt in Saft oder Joghurt eingerührt verabreichen.

Kann man Heilpilze während Schwangerschaft und Stillzeit einnehmen?

Da eine Schwangerschaft neun Monate dauert und in dieser Zeit sehr viel passieren kann, was überhaupt nichts mit der Verwendung von Vitalpilzen zu tun hat, aber von Dritten der Pilzeinnahme angelastet werden könnte, müssen wir davon abraten, in der Schwangerschaft Vitalpilzprodukte einzunehmen. Dasselbe gilt auch für die Stillzeit, obwohl es viele Berichte darüber gibt, dass Säuglinge, deren Mütter Vitalpilze einnahmen, außerordentlich robust sind, nicht erkranken und sich positiv entwickeln. Sprechen Sie mit Ihrem behandelnden Gynäkologen oder mit der betreuenden Hebamme darüber.

Eine klassische homöopathische Behandlung mit Pilzprodukten ist von einem erfahrenen Therapeuten jederzeit ohne Bedenken zu empfehlen. Dabei kommen beispielsweise die folgenden Homöopathika zum Einsatz: Bovista (bei Zwischenblutungen in der Schwangerschaft), Ustilago maydis (bei drohendem Abort, Zwischenblutungen in der Schwangerschaft) und Secale cornutum (bei Uterusspasmen während der Geburt und um Geburtswehen einzuleiten).

Was ist eine Mykose?

Eine Mykose ist eine Pilzerkrankung des Darmes, die häufig vom Hefepilz Candida albicans verursacht wird. Er kann den Darm z. B. infolge einer Antibiotikabehandlung besiedeln. Sobald das natürliche Gleichgewicht der Mikroorganismen im Darm und an anderen Stellen des Körpers (Vagina, Haut) gestört wird, kommt es zu erheblichen Beeinträchtigungen des Wohlbefindens und zu einer erhöhten Infektanfälligkeit.

Bei der Behandlung von Mykosen ist eine zeitlich begrenzte, strenge Diät sinnvoll. Die Vitalpilze werden dabei unterstützend eingesetzt.

Können Pilzprodukte verunreinigt oder belastet sein?

Alle Vitalpilze werden – ob in China, Japan, den USA oder Europa – in speziellen Räumen kultiviert. Sie wachsen die meiste Zeit unter sterilen Bedingungen. Eine Belastung mit Umweltgiften aus Boden und Luft findet dabei nicht statt. Wenn allerdings Vitalpilzprodukte von Pestiziden belastet sind, trifft dies für Pilzpulver und Pilzextrakt gleichermaßen zu. Da von Pilzextrakten in der Regel geringere Dosierungen verwendet werden als von Pilzpulver, ist eine Einnahme von Extraktprodukten bezüglich einer möglichen Pestizidbelastung im Vergleich unbedenklicher.

Am besten ist es, wenn nur Produkte zertifizierter Unternehmen zum Einsatz kommen. Inzwischen gibt es auch in China Pilzerzeuger, die nach EU-Norm biozertifiziert sind und deren Produkte Bio-Qualität haben. Um auf der sicheren Seite zu sein, ist es sinnvoll, alle Hersteller – egal ob aus Asien, den USA oder Europa – nach diesen Kriterien zu beurteilen und generell auf eine durch unabhängige Labore ständig kontrollierte Qualität der Drogen – das ist der Fachbegriff für getrocknete Heilpflanzen – Wert zu legen und auf aktuelle Ergebnisse Zugriff zu haben.

Ist die Strahlenbelastung von Waldpilzen ein Problem für den Einsatz dieser Pilze in der Küche?

In manchen Gegenden Deutschlands und Österreichs sind Waldpilze teilweise noch radioaktiv belastet – als Folge des Atomunfalls in Tschernobyl 1986. Dennoch sind diese Werte inzwischen vernachlässigbar gering und es geht keine Gefahr mehr von diesen selbst gesammelten Waldpilzen aus. Importierte Waldpilze (überwiegend Pfifferlinge) kommen zum Teil aus Osteuropa, wo die Strahlenbelastung vermutlich höher ist. Deshalb müssen Importwaldpilze eine Unbedenklichkeitsbescheinigung haben und werden an den Grenzen bei der Einfuhr zusätzlich auf Strahlenbelastung kontrolliert.

Wenn Sie nach der Lektüre des Buches weitere Fragen haben,
wenden Sie sich bitte an den Leserservice des Verlags, der diese dann
an die Autoren weiterleitet:
Leserservice der NaturaViva Verlags GmbH,
Postfach 1203, 71256 Weil der Stadt/Deutschland.

Quellennachweis und weiterführende Literatur

Benner, K. U.: Gesundheit und Medizin heute. Verlagsgruppe Weltbild GmbH, Augsburg, 2002.

Birkfeld, A.: Pilze in der Heilkunde (Die Neue Brehm Bücherei Bd. 135). A. Ziemsen Verlag, Wittenberg, Lutherstadt, 1954.

Bo, L., Yun-sun, B.: Fungi Pharmacopoeia Sinica. The Kinoko Comp. Oakland/USA, 1980.

Cheung, P. C. K. (Edit.): Mushrooms as Functional Foods. A. John Wiley & Sons, Inc. Hoboken, USA, 2008.

Ehlers, S.: Chinesische Heilpilze – Heilerfolge durch uraltes Wissen. Ehrenwirth Verlagsgruppe Lübbe, Bergisch Gladbach, 2003.

Ehlers, S.: Untersuchungen zum Anbau und pharmakologischen Wirkung des Speisepilzes Hericium erinaceus. Herbert Utz Verlag, München, 1999.

Eisenhut, P.: Untersuchungen zur Anbautechnologie und zum ernährungsphysiologischen Wert des Speisepilzes Hericium erinaceus (Bull. Fr.) Pers. Hartung-Gorre Verlag, Kostanz, 1994.

Elsholtz, J. S.: Diaeteticon. (Nachdruck von 1682). Richter Verlag, München, 1984.

Gebhardt, K. H.: Staufers Homöopathisches Taschenbuch. Haug Verlag, Stuttgart, 2004.

Hanssen, H.-P.: Ganoderma – Eine Pilzdroge der ostasiatischen Volksmedizin mit vielfältigen pharmakologischen Wirkungen. Dt. Apotheker Zeitung (128/15, 786–792), 1988

Heseker, H., Heseker B.: Neue Nährwerttabelle der DEG. Neuer Umschau Buchverlag, Neustadt/Weinstraße, 2012.

Hobbs, Ch.: Medicinal Mushrooms – An Exploration of Tradition, Healing and Culture. Botanica Press, Santa Cruz/USA, 1995.

Kappl, A.: Gesund mit Medizinalpilzen. Verlag Gesund + Vital, Regensburg, 2007.

Kronberger, K.: Pilze und Diabetes. Bericht Naturwiss. Gesellsch. Bayreuth (11; 231-235), 1964.

Lelley, J.: Healthy Aspects of Eating Mushrooms. Mushroom News (Febr. 2007; 20–24), 2007.

Lelley, J.: Die Heilkraft der Pilze – Gesund durch Mykotherapie. Econ Verlag, München, 1997.

Lelley, J.: Die Heilkraft der Pilze – Wer Pilze isst, lebt länger. B.O.S.S. Druck und Medien, Goch (4. völlig neubearbeitete und erweiterte Auflage; 1–259), 2008.

Lelley, J.: Medicinal Mushrooms – Their History, Present Use, and the Possibility of Becoming Relevant in Germany. International Journal of Medicinal Mushrooms (Vol. 9; 196), 2007.

Lelley, J.: Pilze aus dem eigenen Garten. BLV Verlagsgesellschaft, München, 1985.

Lindequist, U., Teuscher, E., Narbe, G.: Neue Wirkstoffe aus Basidiomyceten. Zeitschrift für Phytotherapie (11; 139–149), 1990.

Lonicero, A.: Kräuterbuch (Nachdruck von 1679). Verlag Konrad Kölbl, Grünwald, 1962.

Madaus, G.: Taschenbuch für die biologische Praxis. Köln, 1986.

Molitoris, H-P.: Fungi: Companions of Man in Good and Evil. International Journal of Medicinal Mushrooms (7; 49–73), 2005.

N. N.: Pschyrembel – Therapeutisches Wörterbuch. Walter de Gruyter, Berlin, 2012.

Potron, M.: Champignons et diabète. Concours Medicinal (36; 3795–3796), 1956.

Powell, M.: Medicinal Mushrooms, a Clinical Guide. Mycology Press. Friston, East Sussex/England, 2010.

Rätsch, C., Liggenstorfer, R. (Hg.): Pilze der Götter. AT Verlag, Aarau/Schweiz, 1998.

Schultes, R.E., Hofmann, A.: Pflanzen der Götter – Die magischen Kräfte der Rausch- und Giftgewächse. AT Verlag, Aarau/Schweiz, 1996.

Serwas, H.: Heilen mit dem Mandelpilz, Agarcus blazei. Books on Demand, Norderstedt, 2007.

Simonis, W.-Chr.: Die niederen Heilpflanzen. Haug Verlag, Heidelberg, 1979.

Stengler, M.: The Health Benefits of Medicinal Mushrooms. Basic Health Publications Inc., North Bergen/USA, 2005.

Szabó, L., Babulka, P., Födi, A.: A Pecsétviaszgomba (Ganoderma lucidum). DXN Europe Kft. Budapest/Ungarn. 2011

Eine ausführliche Übersicht weiterer Veröffentlichungen zu medizinischen Studien über Heilpilze – aus Platzgründen hier nicht genannt – kann beim Leserservice des Verlags kostenlos angefordert werden: NaturaViva Verlags GmbH, Postfach 1203, 71263 Weil der Stadt/Deutschland. Tel. +49(0)70 33 / 1 38 08 16, Fax +49(0)70 33 / 1 38 08 17.

Stichwortverzeichnis

7-Dehydro-Cholesterol 73

Abdomen, akut 187
abführend 44, 48
Abgeschlagenheit 129, 161, 164, 170, 189
Abmagerung, extrem 110
ABM-Pilz, s. *Brasil Egerling*
Abort 155, 200
abortiv 47
Abszesse im Mund 191
Abwehrkraft, geschwächt 159
Abwehrsystem, Unterstützung 194
Achselschweiß, übermäßig 174
ADHS 110
Adipositas 40, 59, 116, 119, 131, 133, 148, 150
adjuvante Krebstherapie 178 f
adjuvante Therapie 88, 111
Affenkopfpilz, s. *Igelstachelbart*
Agaricum, s. *Lärchenporling*
Agaricus bisporus, s. *Champignon*
Agaricus blazei Murill, s. *Brasil Egerling*
Agaricus brasiliensis, s. *Brasil Egerling*
Aggression 189
AIDS, s. *HIV-Erkrankung*
Akne 112 f
Aktinomyceten 32
Alkoholhepatitis 130
Alkoholiker 70
Alkoholkonsum 134
Allergie 38, 42, 95, 113, 139, 144, 159
Allergie, Prävention 199
allergisches Exanthem 139
Allgemeinbefinden, Besserung 178 f
Allheilmittel der Antike 44
Alopecia areata 137
Alopecia diffusa 137
α-1,3-Glucan 90
α-1,4-Glucan 91
Altersemphysem 151
Alterungsprozesse, Hemmung 42
Amanita muscaria, s. *Fliegenpilz*
Amenorrhö, primär 156
Amenorrhö, sekundär 155
Aminosäuren 61
Ammoniak im Nährboden 32
Amrita 52

Analblutungen 138
Analfissur 138
Analfistel 138
Anämie 80, 159 f
Angina 161
Angina pectoris 107
Angina tonsillaris 153
Ängste 123
Anistramete 48
Anorexia nervosa 110
ANP 75
Anspannung 195
Anti-Aging-Faktor 75
Anti-Aging-Pilz 41 f
antiallergisch 101
antiangiogenetisch 95
antibakteriell 95 f
antibiotisch 43
antidiuretisches Hormon, Mangel 128
antientzündlich 179
antifibrotisch 194
Antigene 94
Anti-HIV-Aktivität 97
antikarzinogen 96
Antikörperproduktion 94, 179
antikrebs-aktiv 14, 90
antimetastatisch 95
antimikrobiell 96
Antiöstrogene 194
Antioxidans 69, 82, 95, 97, 98 f, 199
Antioxidans, indirekt 81
Antioxidanzien, phenolisch 100
antiproliferativ 95
antirachitisch 74
antitumoral 54, 90 ff, 100 f, antiviral 92, 95 f, 112
Antriebskraft, Steigerung 180
Antriebslosigkeit 123
aphrodisisch 38, 47, 195
Apoptose 94
Apoptose, Aktivierung 95
appetitanregend 83
Appetitlosigkeit 79, 159, 164, 170
Appetitlosigkeit, Chemonebenwirkung 180
Appetitstörungen 123, 170
Armillaria mellea, s. *Hallimasch*
Aromatasehemmer 194

Arteriosklerose 76, 114, 131, 154
Arthritis urica 134
Arthritis 116
Arthrose 116
Arthrosen im Reizzustand 171
Arthrosis deformans 116
Arzneimittelhepatitis 149
Asthma bronchiale 122, 151
Asthma 38, 41, 95, 113
Astigmatismus 117
Atemwegserkrankungen, chronisch 70
atriales natriuretisches Peptid 75
Aufgedunsenheit 157
Aufmerksamkeitsdefizitstörung 110
Augendrüsengänge, verstopft 136
Augenkrankheiten 106, 117, 136, 148
Augenlidschwellung 136
Augenschmerzen 136
Auricularia auricula-judae und polytricha, s. *Judasohr*
Ausfluss 39, 144, 171
Ausgebrannt-Sein 123
Austernpilz 10 ff, 27, 37, 60 ff, 64, 68, 70 ff, 77, 81 ff, 92, 98, 100, 194, III, V
Austernpilz, Zubereitung 86
Austernseitling 13
Autoimmunerkrankung 126, 170
Autoimmunerkrankung, Prävention 199
Autolyse des Fruchtkörpers 25

Bakterienbefall bei der Kultivierung 35
ballaststoffarme Ernährung 187
Ballaststoffe 64, 66, 87
Bandscheibenvorfall 160
Bauchkrämpfe 157
Bauchpilze 37
Bauchschmerzen 40
Bauchspeicheldrüsenkrebs 178 f
Bauholzschädling 24
Baumohr, s. *Judasohr*
Baumparasit 20
Becherpilze 10
Beimpfung der Nährlösung 34
Beimpfung des Substrats 29 f, 33
Beine, schwer 147

203

Beinvenen, knotig-erweitert 147
Beklemmung 123
Belastbarkeit,
 Einschränkung 107, 120
Belastungen von Pilzprodukten 200
benigne Hyperplasie 186
benigne Tumore 176
Beriberi 39
Besenreiser 147
Besiedelungsphase 30, 32 f, 35
Bestrahlung 177
β-1,3-Glucan 90 f,
β-1,4-Glucan 91
β-1,4-Verzweigungen 91
β-1,6-Glucan 90 f,
β-Carotin 67
β-Glucane 88, 91 f, 101 f
Betäubungsmittelgesetz 51
Bewegungsapparat, Schmerzen 116
Bewusstseinserweiterung 51
Bindegewebe 73, 81
Bindegewebsschwäche 133, 138, 147, 167, 187
Bindegewebstumor 179
Bindehautentzündung 117
Biokatalysator 69
Biokonversion 11
biological response modifier 90
biologische Wertigkeit,
 Erhöhung 61, 63
Biomasse, mikrobiell, zur
 Kultivierung 30, 33
Bioreaktor zur Myzelanzucht 34
Biosynthese 69
Bioverfügbarkeit der Wirkstoffe,
 Erhöhung 105, 197
Birkenpilz 60, 81
Birkenporling 43, XIV
bitterer Geschmack 97
Blähungen 124
Bläschen im Gürtelbereich 135
Blasendivertikel 128
Blasenentleerungsstörungen 186
Blasenentzündung 118, 171
Blasenkrebs 179 f
Blässe 177
Blei 82
Blepharitiden 117
Blepharitis angularis 117
Blepharitis chronica 117
Blepharitis 148
Blepharokonjunktivitis 117
Blut im Stuhl 177

Blutaktivator 42
Blutarmut 38, 69 f, 80, 159
Blutbild, Besserung bei Krebs 178
blutbildend 180
Blutbildveränderungen 72
Blutdruck 107
Blutdruck, niedrig 119
blutdrucksenkend 79, 92, 97
Bluterguss 44
Blutfarbstoff 80
Blutfette 114, 133
Bluthochdruck 40 ff, 74, 76, 78, 83, 87, 114, 119, 131, 141, 143
Bluthochdruckmedikamente,
 Absetzung 193
Bluthochdruck-Prophylaxe 199
Blutkörperchen, rot 69, 72, 81
Blutkörperchen, weiß 75, 93
Blutkreislauf, Störung 141
blutstillend 48
Blutungen in den Beinen 147
Blutungen, azyklisch 155 ff
Blutwallungen 148
Blutzucker, erhöht 114
Blutzuckerkurve, ausgeglichen 64
Blutzuckerprobleme 195
blutzuckersenkend 92
Boletus satanas, *s. Satansröhrling*
Bornout-Syndrom 123
Botenstoffe im Gehirn 111
Bovista 200
BPH 186
Brasil Egerling 13 f, 27, 110, 113 f, 118, 120 ff, 134 ff, 139, 146 f, 149, 151 f, 154, 156 ff, 162, 164 ff, 168, 172 f, 178 f, 181 f, 184 ff, 190 f, 194, III
Braunkappe 10
Brechdurchfall 152
Brennen beim Wasserlassen 171
BRM 90
Bronchialkarzinom, *s. Lungenkrebs*
Bronchiektasen , *s. Bronchien-
 erweiterung*
Bronchienerweiterung 121, 151
Bronchitis 41, 145
Bronchitis, akut 121
Bronchitis, chronisch 121 f, 151
Broteinheiten 64, 199
Brust, Spannungsgefühl 157
Brustkrebs 74, 176 ff, 193 f
Brut 29, 32
BWS-Verschiebungen 151

Cadmium 82
Calciumoxalatsteine 165
Calciumphosphatsteine 165
Calciumstoffwechsel 74
Candida albicans 9, 144, 159, 172, 200
Carotinoide 96
Chalazion 136
Champignon 9 ff, 14, 21, 27, 32, 58, 60 ff, 64 f, 68, 70 f, 77 ff, 98, 100
Champignon, braun 85, VI
Champignons, Zubereitung 86
Chemotherapie mit ergänzender
 Mykotherapie 193
Chemotherapie 177
Chemotherapie, Neben-
 wirkung 159, 179
Chemotherapie, Nebenwirkung
 reduzieren 193
Chinesische Kernkeule,
 s. Chinesischer Raupenpilz
Chinesischer Raupenpilz 15 f, 34, 37, 103, 113, 119, 122 f, 132 ff, 138 f, 142 f, 147, 152, 155, 158, 163, 166, 173, 179 f, 190, VII, XIV
Chitin 65, 87, 89 f, 102
Chitinmatrix 102
Chitosan 90
Cholecalciferol, *s. Vitamin D₃*
Cholecystitis 133
Cholelithiasis 133
Cholesterin 73, 114
cholesterinsenkend 97, 101
Claviceps purpurea, *s. Mutterkorn*
Colica mucosa 169
Colitis ulcerosa 124
Colon irritabile 169
Coprinus comatus, *s. Schopftintling*
Cor nervosum 142
Cordycepin 34
Cordyceps militaris, *s. Orangegelbe
 Puppenkernkeule*
Cordyceps nutans 16
Cordyceps sinensis, *s. Chinesischer
 Raupenpilz*
Cordyceps-Pilze 15 f
Coriolus versicolor, *s. Schmetterlings-
 porling*
Cortisol 114
Cortison 113, 116, 166
Cystinsteine 165
Cystitis 118, 139

Darmbeschwerden 44, 123
Darmentzündung, chronisch 124
Darmflora, gestört 124, 192
Darmkrebs 176 ff,
Darmpilze als Chemonebenwirkung 194
Darmpilze 9, 70
Darmschleimhaut, Schutz 1694
Darmschmerzen 124
Deckerde 32 f
Dentitio difficilis 191
Depression 71, 123, 132, 143, 157, 189
Depression, Chemonebenwirkung 180
depressive Verstimmung 170
Descensus uteri et vaginae 133
D-Fraktion 91
D-Glukosemoleküle 88
Diabetes mellitus 40, 83, 126, 131 f, 136, 140, 143 f, 162, 167, 174
Diabetes Typ 2 74, 126, 166
Diabetes-Prophylaxe 199
Diabetiker 70, 199
Diabetikerkost 64, 66, 87
diabetische Polyneuropathie 162
Diät bei Bluthochdruck 79
Diät bei Stoffwechselstörungen 87
Diät zur Gewichtsreduktion 59, 65 f, 83, 87
Diarrhoe chronica 127
Dickdarmkrebs 64, 87, 138
Dickdarmschleimhaut, chronisch entzündet 124
Didanosin 112
dietary supplement 55
Diphterie 153
Dosierung von Extrakten und Pilzpulver 102
Dosierung von Vitalpilzen in der adjuvanten Krebstherapie 180 f
Dosierung von Vitalpilzen, Menge und Dauer 196 f
Dosierung, Akutfall 181
Dosierung, Erhaltungstherapie 181
Dosierung, Prävention 181
Drehschwindel 154
Düngerlinge 10
Durchblutungsprobleme in den Beinen 188
Durchblutungsschwäche 143
Durchblutungsstörungen 107, 132, 154

Durchblutungsstörungen, Herz 141
Durchfall 124, 152, 169, 181, 196
Durchfall, Chemonebenwirkung 180
Durchfall, chronisch 47 f, 127
Durchschlafschwierigkeiten 129
Durchspülungstherapie 118
Dysmenorrhö 156
Dyssomnie 128

Echter Zunderschwamm 48, XI
Edelpilze 21
Egerlinge 14
Eichhase 17, 27, 35, 39, 98, 101, 118, 120 f, 127 f, 131, 134, 137 f, 140, 149, 153 f, 160, 162, 164 f, 171, 175, 179 f, 187, 189 f, II
Eierstöcke, Stärkung 38
Eierstockentzündung 157, 172
Eierstockkrebs 178, 194
Einnahmezeitpunkt von Vitalpilzen 196
Einnässen, nächtlich 128
Einschlafstörungen 128
Einstreu 30
Eisen 80, 87
Eisenmangel 80, 159
Eiterfluss 42
Eiterpickel, Augenlid 136
Eiweiß 60 ff
Eiweiß, Tagesbedarf 61
Eiweißbausteine 61
Eiweißstoffwechsel 81, 107, 126
Ekzem 140
Ekzem, chronisch 147
Ekzem, endogen 159
Ekzem, konstitutionellallergisch 140
Elaphomyces granulatus, s. Hirschtrüffel
emotionale Erschöpfung 123
emotionale Labilität 168
Empfindlichkeit gegenüber Düften 113
Emphysem 122
Endokarditis 153
endokrine Störung 128, 137, 143, 158
Endometriose 157
Energiegewinnung 68, 79
energiesteigernd 42
Energiestoffwechsel 69
Energieumsatz 58
Energieumsetzung 79

enterohepatischer Kreislauf 106
Entgiftung 106 f
entwässernd 39
Entwässerungshormon ANP 75
Entzündung der weiblichen Genitalien 144
Entzündung, Chemonebenwirkung 180
Entzündungen 99, 166
entzündungshemmend 92
Entzündungsschmerzen 163
Enuresis nocturna 128
Enzymaktivität 79
Enzyme 81
Enzymschwäche 127
Epilepsie 128
Erblinden 134
Erbrechen 133, 170
Erbrechen, Schwangerschaft 174
erektile Dysfunktion 143
Ergänzungsstoffe 28, 30
Ergänzungswirkung 61
Ergocalciferol, s. Vitamin D_2
Ergosterol 100
Ergosteron 194
Ergothionein 98
Erkältung, akut 129
Erkältungskrankheiten 42, 73, 161, 172
Erkältungsprävention 199
Ermüdung 107, 120
Ernährung, gesund 57
Erschöpfung 123
Erschöpfung 40, 167
Erythrozyten 81
Erythrozytenschutz vor freien Radikalen 99
essenzielle Aminosäuren 61
Ethnomykologie 52 f,
Extrakt 91, 101 ff,
Extrauteringravidität 157

Faserstoffe, s. Ballaststoffe
Fehlernährung 116, 166, 188
Fehlstellung von Gelenken 116, 160
Fermentationsprozesse bei der Kultivierung 31, 33
Fetteinlagerung in der Leber, krankhaft 130
Fettleber 130
Fettleberhepatitis 130
Fettleibigkeit, s. Adipositas
Fettsäuren, Abbau 69

205

Fettsäuren, Bildung   107
Fettstoffwechsel   81, 107
Fettstoffwechsel, gestört   126
Fibromyalgie   190
Fieber   121, 129, 161, 171
Fleisch des Waldes, *s. Austernpilz*
Fliegenpilz   48 f, 52, X
Flushs   194
Flüssigkeitsverlust   174
Folgezersetzer, *s. Saprobiont*
Folsäure   72
Fomes fomentarius, *s. Echter Zunderschwamm*
freie Radikale   114
freie Radikale, Hemmung   95
freie Radikale, Schutz   69, 81 f
freie Radikale, Zerstörung   98
Frigidität   132
Frischware, Pilze   83
Fruchtkörper   10 f, 16, 27, 55
Fruchtkörperbildung   29 f, 33
Früherkennung   176
Frühjahrslorchel   10
fungizid   95 f, 100
Furunkel   132
Furunkulose   132
Fußschweiß, übermäßig   174

Gallenblase   107
Gallenblasenentzündung   133
Gallenflüssigkeit   107
Gallengang   107
Gallenleiden   48, 131, 141
Gallensäure, Bildung   107
Gallensteine   133
Ganoderma lucidum, *s. Reishi*
Ganolucideniksäure   98
Gastroenteritis acuta   152
Gastropathia nervosa   170
Gebärmutter, Fehllage   156 f, 172
Gebärmutterblutungen, azyklisch   157
Gebärmutterentzündung   172
Gebärmutterhalsentzündung   157
Gebärmutterhalskrebs   172, 179 f, 182
Gebärmutterhalspolypen   172
Gebärmutterschleimhaut, krankhaft verdickt   157
Gebärmutterschleimhautentzündung   172
Gebärmuttersenkung   133
Gebissanomalie   159

Geburtshilfe, krampflösend   48
Geburtswehen, Einleitung   200
Gefäßverengung   107
Gegengift   44
Gehirntumor   179 f
Gelbsucht   38, 44, 133
Gelbsucht, chronisch   41
Gelenkentzündungen   41, 63, 116
Gelenkerkrankung, chronisch degenerativ   116
Gelenkschmerzen   63, 134
Gelenktraumata   116
Genitalien-Juckreiz bei der Frau   144
Gereiztheit   123
Gerinnungsfaktoren   107
Gerstenkorn   117, 136
Geschwüre im Mund   159
Geschwüre, bösartig   48
Gesichtsmaske bei Akne   113
Gesichtsneuralgie (Herpes zoster)   163
Gesichtsröte   148
Gewebeschmerzen   134
Gewichtsreduktion   41
Gewichtsreduktion, krankhaft   125, 174, 177
Gicht   42, 62, 83, 87, 131, 134, 140, 162, 171
Gifte, *s.a. Toxizität*
Gingivitis   191
Glänzender Lackporling, *s. Reishi*
Gleichgewichtsnerv, Entzündung   154
Gliederschmerzen   129
Glomerulonephritis   153
Glucan   54
glukosearme Lebensmittel   64
Glutathionperoxidase, Co-Faktor   82
glykosidische Bindung   88
Gonorrhö   39, 171
Gottesgeschenk, Heilmittel   4
Granulozytenaktivierung   93
Grifola frondosa, *s. Maitake*
Grippe   129, 162
Großpilze mit Heilkraft   27
Großpilze   6, 9 ff
Gürtelrose   134

Haarausfall   179, 189
Haarausfall, gleichmäßig verteilt   137
Haarausfall, kreisförmig   137
Haarausfall, Nebenwirkung v. Chemotherapie u. Bestrahlung   178, 180

Haarbalgentzündung   112, 132
Hagelkorn   136
Hallimasch   9 f, 48, 60, 65, XII
halluzinogen   43, 51, 53
Halsschmerzen   129
Haltbarkeit von Pilzen und Pilzgerichten   85
Hämoglobin   80 f,
Hämorrhoiden   39 f, 42, 138, 144
Handschweiß, übermäßig   174
Harndrang, nächtlich   186
Harnröhrenentzündung   139
Harnröhrenstenose   128
Harnsäure   62 f, 134, 165
Harnstoffzyklus   107
Harnstrahl, vermindert   186
harntreibend   39
Harnvolumen, spärlich   39
Harnwegsentzündung   139
Harnzwang   44
Haut, Aufbau und Erhaltung   67
Hautauschlag, akut   139
Hautausschlag, juckend   140
Hautausschlag, rot   135
Hautentzündung, eitrig   143
Hautentzündungen   69, 174
Hauterkrankungen   44, 71
Hautkrebs   176, 179 f, 183
Hautpilze   9
Hautreaktionen   194
Hautschutz   92
Hautveränderung, entzündet   139
Hautveränderungen, dunkle Flecken   183
HDL-Cholesterin   114
Hefepilze   9
Hei Mu Er, *s. Judasohr*
Heilkräfte von Pilzen   49, 55
Heilpilze, *s. Vitalpilze*
Heiserkeit   146
Helicobacter pylori   170
Hemizellulose   65, 87
Hepatitis   149
Hepialus armori-canus   15
Hepialus spp.   15
Hericium erinaceus, *s. Igelstachelbart*
Herpes febrilis   151
Herpes labialis   151
Herpes zoster   134
Herpes zoster ophtalmicus   134
Herz, nervös   142
Herz, Überbelastung   141
Herzerkrankung, Prävention   97, 199

Herzfehler 141
Herzfunktion, Stimulation 97
Herzinfarkt 107, 131
Herzinsuffizienz 74 f, 114, 138
Herzjagen 107, 189
Herzklappenfehler 141
Herzkranzgefäßverengung 141
Herz-Kreislauf-Beschwerden 107, 119, 143
Herzleistung, unzureichend 141
Herzmuskel, Blutversorgung gestört 141
Herzmuskelschäden 79, 141
Herzmuskelschwäche 107, 141
Herzrhythmusstörungen 107
Herzschwäche 114
Herzstolpern 107
Heteropolysaccharide 89
Hexenschuss 38
Hirnarterien, vergrößert 158
Hirschtrüffel 47 f.
Histamin, Hemmung 95, 97
Histaminausschüttung 144
Hitzegefühl 148
Hitzewallungen 189
HIV-Erkrankung 70, 95, 111
Hodenkrebs 194
Hodenmalignom 184
Holunderschwamm, s. *Judasohr*
Holzschwamm, s. *Lärchenporling*
Homöopathie 49, 200
Homöostase 90
Homopolysaccharide 89
Hordeolum, s. *Gerstenkorn*
Hörminderung 154
hormonabhängige Krebsarten 180, 194
hormonelle Krebsbehandlung 177
hormonelle Schwankungen 188
hormonelles Ungleichgewicht 157
Hormonregulation bei Chemo und Bestrahlung 180
Hormontherapie von Tumoren 194
Hormonumstellung 131 f, 143, 166 f, 189
Hörnerv, Entzündung 154
Hörstörung 154
Hörsturz 175
host defense potentiator 90
Husten 38, 121
Husten, chronisch 177
HWS-Verschleißerscheinungen 175
Hydroxybenzoesäure 100

Hygienisierung 31
Hyperaktivität bei Kindern 110
Hyperemesis gravidarum 174
Hyperhidrosis 174
Hypermenorrhö 156
Hypertonie 119
Hypoglykämie 95
Hypomenorrhö 156
Hypophysenunterfunktion 156
Hypotonie 119
Hypovitaminose 162

Igelstachelbart 18, 27, 110 f, 113, 118, 120, 125 ff, 131, 133, 139 ff, 144, 148, 150, 153, 156 f, 159, 162, 164 f, 167 ff, 179 f, 187 f, 191, 194, I
Immunabwehr 93
Immunabwehr, spezifisch 90
Immunabwehr, Stärkung und Reaktivierung 90
Immunantwort, Aktivierung 178
Immunglobuline 94
immunmodulierend 55, 90, 92, 100 f,
Immunschwäche 40, 111
Immunsupression, Hemmung 94
Immunsystem 74 f, 81 f
Immunsystem, geschwächt 129, 135 f,
Impfung des Substrats, s. *Beimpfung*
Impotenz 143
Infektanfälligkeit 195
Infektanfälligkeit, Chemonebenwirkung 180
Infekte der oberen Luftwege, chronisch 122
Infektion 137
Infektionsprävention 199
Infertilität 146
Innenohr, Überdruck 154
Innenohrentzündung 154
Insulinmangel 126
Intercostalneuralgie 163
Interferonbildung 82, 112
interkulturelle Medizin 51

Joule 58
Juckreiz am Auge 136
Juckreiz 143, 174
Judasohr 10, 19, 27, 39, 46, 113, 115, 118, 120 f, 126 f, 131 f, 136, 139 f, 142 ff, 148 f, 152, 155, 159, 161 f, 169, 172, 174 f, 189 f, III

Kachexie 110
Kaffeesäure 100
Kalbfleischpilz, s. *Austernpilz*
Kalium 79, 87
kalorienarme Lebensmittel 87
Kaloriengehalt von Pilzen 58
Kalzium, s. *Calcium*
Kapselgewicht 197
Karbunkel 132
Karies 144
Karzinogene im Darm 65
Katarrh 145
kausale Therapie 88
Kawaratake, s. *Schmetterlingsporling*
Kehlkopfentzündung 146
Keratitis 148
Kieferhöhlenvereiterung 161
Kieferschmerzen 160
Killerzellen 82, 93
Kilojoule 58
Kinder, Mykotherapie 199
Kinderwunsch, unerfüllt 146
Klapperschwamm, s. *Maitake*
Kleinhirn-Brückenwinkel-Tumor 154
Klimakammer 31
klimakterische Beschwerden, s. *Wechseljahrsbeschwerden*
Knieschmerzen 38
Knochen 73
Knochen, Aufbau und Erhaltung 79, 81
Knochenabbau 166
Knochenbrüche, Anfälligkeit 165
Knochendichteabnahme 165
Knochenstoffwechsel 74
Knollenblätterpilz 10
Knollennase 148
Knorpel 73
Knorpelabnutzung in Gelenken 116
Knoten in der Brust, gutartig 177, 184
Kohlenhydrate 63 f, 66
Kohlenhydratstoffwechsel 81, 107
Kohlenhydratstoffwechsel, gestört 126
kolikartige Krämpfe 169
Kollagenfasern 81
kolorektales Karzinom 182
Kolpitis 171
Kombinationstherapie 198
Komedonen 112
Komplementsystem, Aktivierung 93

207

Kompost 30, 33
Konjunktivitis 117, 148
Konservierung von Pilzen,
    Nachteile 84
Konstituion, Stärkung 42
Konstitution, labil 142
Kontaminierung, Sanierung
    durch Pilze 11
Konzentrat 55
Konzentrationsstörungen 123
Kopfschmerzen 42, 44, 71, 107, 120,
    123, 160 f, 164, s.a. Migräne
Kopfschmerzen,
    migräneartig 157, 189
koronare Herzkrankheit 141
Koronarinsuffizienz 141
Koronarsklerose 141
körpereigene Abwehr 56, 73, 92
Körpertemperatur, erhöht 171, 177
kräftesteigernd 40
Kraftlosigkeit in der
    Rekonvaleszenz 38
Kraftlosigkeit 40, 129
Krampfadern 131, 147
Krankheiten, altersbedingt 75
Krankheitsvorbeugung, s. Prävention
Kräuterseitling 10, 82 f, 85, 98
Kräuterseitling, Zubereitung 86
Krebs 38, 74, **176 ff**
Krebsnachsorge 179
Krebs, Rückbildung 178
Krebs, Schutz vor 199
Krebswachstum, Hemmung 180
Krebszellen, Tarnung 94
Kreislauferkrankung, Prävention 199
Krestin 111
Kultivierung von Pilzen 12, 14 f, 17,
    20 ff, **25 ff**
Kultivierung von Pilzen,
    die in der Natur auf dem Boden
    wachsen 30 ff
Kultivierung von Pilzen, die in der
    Natur auf Holz wachsen 28 ff
Kulturchampignon, s. Champignon
Kulturmedium 31
Kulturspeisepilze 12, 19, 26
Kupfer 81, 87
Kupferrose 148
Kurea 161
Kurzatmigkeit 45, 107
Kurzsichtigkeit 42
Kyphoskoliose der BWS 151

Lackporling, s. Reishi
Laetiporus sulphureus,
    s. Schwefelporling
Lagerung von Pilzen und
    Pilzgerichten 85
Langermannia gigantea, s. Riesenbovist
Lärchenporling 43 ff, 46, 49
Laricifones officinalis,
    s. Lärchenporling
Laryngitis 146
LDL-Cholesterin 114
Lebenserwartung, erhöhend 41
Lebensgemeinschaft mit Bäumen 11
Lebenskraft, Erhöhung 57
Lebensmittel 57
Leberentzündung 149
Lebererkrankungen 132, 138
Leber-Galle-Erkrankungen 106
Leberkrebs 150, 178 ff
Leberleiden 48, 140, 188
Leberregeneration 194
Leberschutz 95, 97
leberstärkend 194
Leberzirrhose, toxisch 150
Leistungsdruck 132
Leistungsfähigkeit, reduziert 123
Leistungsfähigkeit, Steigerung 57
Lektine 100 f
Lendenschmerzen 38
Lentinan 54, 90
Lentinula edodes, s. Shiitake
Leukämie 154, 176, 178 ff
Leukorrhö 39
Leukozyten 93
Libido, vermindert 132
Lichtempfindlichkeit 69
Lignin 12, 32, 65
Ling chih, s. Reishi
Ling zhi, s. Reishi
Lipidakkulmulation, Hemmung 194
Lipom 176
Lipoproteine 107
Lippenherpes 151
LSD 53
Lucideniksäure 98
Lungenembolie 147
Lungenemphysem 151
Lungenentzündung 42
Lungenerkrankung,
    chronisch 42, 151
Lungenkrebs 176 ff, 185
Lungenschmerzen 45
Lungenschutz 38

Lupus erythematodes 171
Lustlosigkeit 170
Lymphabfluss, Störung 188
Lymphknoten, befallen bei
    Krebs 181 f
Lymphom 180
Lymphozyten, Aktivierung 82, 93
Lymphsystem, Stärkung bei Chemo-
    oder Strahlentherapie 180

Magenbeschwerden 43, 123
Magen-Darm-Entzündung 152
    -Erkrankungen 106, 159
Magen-Darm-Grippe 152
Magendruck 170
Magengeschwür 41 f
Magenkrämpfe 170
Magenkrebs 178 ff
Magenprobleme 141
Magensäfte, Bildung 83
Magenschleimhaut, Schutz 1694
Magenschmerzen 42, 170
Magenverstimmung 44, 112
Maitake 8, 20, 27, 40, 91, 98, 111,
    116 f, 128, 131, 133, 161, 166, 171,
    175, 179 f, 182 f, 184, 186, 190,
    194, V, IX
Makromyceten 6, 9
Makrophagenaktivierung 93
Malaria 162
maligne Tumore 176
malignes Melanom, s. Hautkrebs
Mammakarzinom, s. Brustkrebs
Mammografie 176
Mandelentzündung 153
Mandelpilz, s. Brasil Egerling
Mangelernährung 166
Mannit 64, 66, 87
Masern 42
Mastfettsucht 130
Mastopathie, s. Knoten in der Brust,
    gutartig
Medikamentennebenwirkungen 132
Medizinalpilze, s. Vitalpilze
Mehltau 9
Meibomitis 117, 136
Menière-Krankheit 154
Menorrhagie 156
Menstruation 80
Menstruationsbeschwerden 155 ff
Menstruation, schmerzhaft 156
Menstruation, zu häufig 156
Menstruation, zu lang 156

208

Menstruation, zu stark 156
Meskalin 53
Metastasen 176, 180
Metastasenbildung, verringert 180
Metastasierung von Brustkrebs 74
Metrorrhagie 157
Migräne 69, 158
Mikrobeneiweiß 32
mikrobielle Metabolite 32
mikrozytäre Anämie 159 f
Milzstörungen 44, 166
Mineralien 101
Mineralienmangel 174
mineralienreiche
  Lebensmittel 82, 87
Mineralstoffgehalt von Pilzen 78 ff
Missbrauch, sexuell 132
Missempfindungen 189
Mitesser 112
mitochondriale Atmungskette 69
Mittelohrentzündung 154
Molekulargewicht von Pilzpoly-
  sacchariden 90
Molekularstruktur von Pilzpoly-
  sacchariden 90
Monosaccharide 88
Monozytenaktivierung 93
Monozyten-Angina 153
Morbus Crohn 124
Morbus Menière 154
Morbus Reiter 171
Morchel 10, 77, 80, XV
Motivationslosigkeit 123
MS, s. *Multiple Sklerose*
Mu Err, s. *Judasohr*
Müdigkeit 177
Müdigkeit, permanent 123
Multiple Sklerose 74, 154
Munderkrankungen 106
Mundgeruch 159
Mundschleimhautentzündung 159
Mundwinkelrisse 159
Muscimol 52
mushroom nutriceuticals 55
Muskelentspannung 79
Muskelfunktion 68
Muskelhartspann 160
Muskelkrämpfe 79
Muskelschmerzen 160
Muskelschmerzen, grippal 129
Mutterkorn 47, 49, X
Muttermal 176
Myalgie 160

Mykologie 6
mykomolekulare Therapie 56
Mykose 200
Mykotherapie 6, 12, **105 ff**
Mykotherapie, Dauer 198
Mykotherapie, Entstehung und
  Grundlagen 54 ff
Myocardinsuffizienz 141
Myogelose 160
Myom 156 f, 176
Myzel 9, 11, 16, 20, 27, 29, 35,
  55, 103
Myzelanzucht in Nährlösung oder
  auf Nährboden 27
Myzelbiomasse 35
Myzelextrakt 16, 35
Myzelkolonien 34
Myzelmasse 17

Nackenschmerzen 160
Nährboden 27 f, 30
Nährboden, fest, zur Myzelan-
  zucht 34
Nährlösung zur Kultivierung 27, 34
Nährstoffdichte von Pilzen 78
Nährstoffe von Speisepilzen 60 ff
Nährstoffsubstitute bei der
  Kultivierung 30
Nährstoffverwertung von
  Speisepilzen 87
Nahrungsergänzungsmittel 55
Nahrungsergänzungsmittel und
  Mykotherapie 195
Nahrungsmittel 57
Nahrungsmittel-
  unverträglichkeit 170
Nasennebenhöhlenvereiterung,
  akut 161
Nasenrachenkrebs 179
Nasenschleimhäute, Schwellung 172
Natrium 78
natriumarme Diät 78, 82, 87
Naturheilverfahren mit ergänzender
  Mykotherapie 193
Nebenhöhleninfekte, chronisch 122
Nebennieren, Stärkung 38
Nebennierenrindenkarzinom 194
Nebenwirkungen von Arzneimitteln,
  weniger stark 112
Nebenwirkungen von Heilpilzen 192
Nephrolithiasis 165
Nerven, Schutz 194
Nervenentzündung/-schädigung 162

Nervenleiden 48
Nervenschmerzen 163
Nervensystem, Störungen 71
Nervenzellfunktion 68
Neuralgien 42, 163
Neurodermitis 140, 199
neurologische Erkrankungen 69, 174
neurologische Ursachen
  für Schmerzen 160
Neurotransmitter 111
Niacin 71
Nierenbeckenentzündung 139, 163
Nierenbeckenentzündung,
  chronisch 164
Nierenentzündung 41
Niereninsuffizienz 75, 164
Nierenkrebs 179
Nierenprobleme 38, 132, 140, 188
Nierensteine 76, 165
Nierentonikum 38
NK-Lymphozyten 97
Nukleinsäuren 62, 72
Nutzpilze 11

O-Beine 116
Oberarmmuskulatur,
  schmerzhaft 160
Oberbauchschmerzen, rechts 133
Oberschenkelhalsbruch 166
Oberschenkelmuskulatur,
  schmerzhaft 160
Obstipation 42, 112, 138, 147, 169,
Obstipation, chronisch-habituell 187
obstruktive Atemwegs-
  erkrankung 121
Ödeme 39, 75, 107, 147, 188
Ohnmacht 44, 107
Ohr, Druckgefühl 154
Ohrgeräusche 154, 175
Oligomenorrhö 156
Opferrituale 52
Orangegelbe Puppen-
  kernkeule 16, 34
orthomolekulare Medizin/
  Mykotherapie 56
orthostatische Regulations-
  störungen 119
ostasiatische Medizin 37
Osteoporose 165 f
  Aromatasehemmer 194
Östrogenmangel 172
Östrogen-Progesteron-
  Dysbalance 157

209

Ovarialtumor   156
Oxalatsteine   165
oxidativer Stress, Schutz   69

Pankreaskrebs, s. *Bauchspeicheldrüsenkrebs*
Pansinusitis   161
Pantherpilz   10
Pantothensäure   71
Paradontitis/Paradontose   167
Parasit   17
Pasteurisierung   31, 33
Pelurotus ostreatus, s. *Austernseitling*
Penicillin-Allergie   192
peripheres Nervensystem, Krankheit   162
periproktitischer Abszess   138
perniziöse Anämie   160
Pferdedung   30
Pfifferling   8 ff, 60, 62, 65, 67, 71, 77, 79, 81, 84, 96, XIII
Pflanzenreste, verrottet   32
pflanzliches Eiweiß   62
phagozytische Aktivität   92
phagozytische Wirkung auf Tumorzellen   90
Phagozytose   97, 112
Phallus impudicus, s. *Stinkmorchel*
pharmakologische Wirkung von Großpilzen   54
Phenolsäuren   100
Phosphor   79 f, 87
Phototropismus   22
pH-Wert, Nährlösung   34
pH-Wert, Substrat   28
Pilzbefall   144
Pilze, getrocknet und gemahlen   27
Pilzeiweiß   87, *s.a. Eiweiß*
Pilzextrakt   54, 101 f.
Pilzfruchtkörper, s. *Fruchtkörper*
Pilzgeflecht   15, 103
Pilzmyzel, s. *Myzel*
Pilzpolysaccharide   90
Pilzpulver   101 f,
Pilzvergiftung   42
Pilzwissenschaft, s. *Mykologie*
Plaque   144
Plaut-Vincent-Angina   153
Pleurotus abalone   99
PMS   157 f
Pneumonie, indurativ   121
Pocken   42
Polyarteriitis nodosa   171

Polyarthritiden bei Tbc   171
Polyarthritis acuta   171
Polyarthritis chronica progressiva   170
Polyarthritis   153
Polyglucosamin   90
Polymenorrhö   156
Polymere von Monosaccharid-Molekülen   88
Polyneuritis   162
Polyneuropathie   162
Polyphenole   99, 101
Polyporus melanopus, s. *Schuppiger Schwarzfußporling*
Polyporus umbellatus, s. *Eichhase*
Polypropylenbeutel zur Kultivierung   28, 30, 35
Polysaccharide   54, 88, 101
Polysaccharidkonzentration   101, 179
Polysaccharid-Peptide   111
Polysaccharid-Protein-Komplex   90
Porlinge   10, 97
potenzsteigernd   48
prämenstruelles Syndrom, s. *PMS*
Prävention mit Vitalpilzen   11 f, 55, 57 f, 75, 92, 199
Primär-chronische Polyarthritis   170
probiotisch   194
Produktion von Pilzextrakten   27
Produktionsausnahmen, Vitalpilze   103
Produktqualität von Vitalpilzen   197
Progesteron-Östrogen-Dysbalance   157
Prostataadenom   186
Prostatakarzinom, s. *Prostatakrebs*
Prostatakrebs   74, 143, 176, 178 ff, 186, 194
Prostatatumor, gutartig   186
Prostataveränderungen   143
Prostatazellen, Hemmung   74
Proteine   60, 100
Proteinsynthese   107
Protocatechusäure   100
Provitamin A   67
Pruritus ani   144
Pruritus vulvae   144
Pruritus   143
PSA-Wert   74, 186
Pseudokrupp   146
Psilocybe cubensis   52
Psilocybe mexicana   52
Psilocybin   52 f,

PSK   111, 180
PSP   111, 180
psychedelische Pilze   52
psychische Befindlichkeit, Besserung   178
Psychoanalyse   53
psychologische Unterstützung für Krebspatienten   177
Psychotherapie   53
Pubertät   112
purinarme Ernährung   62 f, 87
Purine   62
Purine, Abbau   69
purinreiche Kost   134
Purinstoffwechsel, Störung   134
Pydermie   143
Pyelonephritis acuta   163
Pyelonephritis chronica   164

Qualität von Pilzpolysachhariden, klinisch   91
Quecksilber   82
Quetschung   44

Radikalfänger   98, *s.a. Antioxidans*
Raucher   70
Raupenpilze   16, 27, 34 f, 38
Rauschmittel   52
Rechtsherzinsuffizienz   188
Regeltherapie, Dauer   198
Reinkultur von Heilpilzen   29 f, 34
Reishi   8, 11, 22, 27, 29, 40, 91, 97, 101, 110 ff, 114 f, 118 ff, 125 ff, 135 ff, 144 ff, 150, 152 ff, 160 ff, 166, 168 ff, 179, 181 f, 184 f, 187 ff, 194, VI ff
Reizbarkeit, schnell   189
Reizdarm   169
Reizhusten   185
Reizkolon   169
Reizmagen   170
Reizüberflutung   168
Reizzustände, psychisch   167
Rektumkarzinom, s. *Darmkrebs*
religiöse Verwendung von Pilzen   51 f
Resorptionsfähigkeit der Wirkstoffe, Erhöhung   105, 197
Restharn   186
Rhagaden   159
Rheuma   87
rheumatoide Arthritis   159, 170 f
Rhinitis acuta   172

Schuppenflechte

Rhinitis vasomotorica 173
Rhinophym 148
Riboflavin 68
Riesenbovist 47, 49, XII
Riesenhallimasch 9
Riesenschirmpilz 10
Rippenfellverdickung 121
Roggenparasit 47
Rohprotein 60
Rosacea 148
Rostpilze 9
Rückenschmerzen 123, 160
Russula emetica, *s. Speitäubling*

salzarme Diät 83
Sanierung belasteter Böden und Gewässer 11
Saprobiont 14, 17 ff, 22
Satansröhrling 48, XI
Sättigungsgefühl 65 f,
Sauerstofftransport 80
schamanische Verwendung von Pilzen 51 ff
Scharlach 153, 159
Scheidenentzündung 171
Scheidensenkung 133
Schilddrüsenerkrankungen 156, 174, 188
Schimmelpilze 9, 29, 35, 100
Schizophyllan 90
Schlafstörungen 41, 123, 189
Schlaganfall 114
Schlankheitsmittel 41
Schlauchpilze 37
Schleimabsonderungen im Stuhl 124, 169
Schleimhäute, Aufbau und Erhaltung 67
Schleimhäute, trocken 189
Schleimhautentzündung der oberen Atemwege 145
Schleimhautentzündungen 69
Schleimhautreaktionen, stark 113
Schleimhautregulation bei Chemo und Bestrahlung 180
Schleimproduktion in den Bronchien 121
schmerzstillend 97
Schmetterlingslarven 15
Schmetterlingsporling, *s. Schmetterlingstramete*
Schmetterlingstramete 24, 42, 111 f, 158, 179 f, 183, 194, II, V

Schnupfen 129, 145, 161, 172
Schnupfen, nicht allergisch 173
Schonhaltung 160
Schopftintling 14, 25, 27, 127, I
Schrumpfleber 150
Schrumpfnieren 164
Schulter-Arm-Syndrom 160
Schulterschmerzen 160
Schuppiger Schwarzfußporling 48
Schwäche 42, 79, 107
Schwäche, Nebenwirkung von Chemotherapie und Bestrahlung 178
Schwangerschaft außerhalb der Gebärmutter 157
Schwangerschaft 79, 147, 155, 200
Schwangerschaftsabbruch 156
Schwangerschaftsbeschwerden 45
Schwangerschaftserbrechen 174
Schwefelporling 48, X
Schweißausbrüche, nächtliche 177
Schweißdrüseninfektion 136
Schweißdrüsenstörungen 140, 174
Schwermetalle 82
Schwindel 44, 71, 107, 189
Schwindsucht 48
seborrhoisches Ekzem 140
Secale cornotum 200
Sehkraft 67
Sehprobleme 107
Seitling 12
Sekretstauung am Auge 136
sekundäre Pilzinhaltsstoffe 55, 88
Sekundärzersetzer 14
Selbstmedikation 195
Selen 82, 87
Senioren 70, 166
Sexualstörungen 42
sexuelle Unlust der Frau 132
Shiitake/Shii-take 8, 26 f, 29, 42, 60, 81, 83, 85, 90, 98, 100 ff, 115 ff, 127, 130 f, 133 ff, 145, 149 ff, 154 f, 158, 160, 162 ff, 166 f, 171 ff, 175, 178 f, 183 f, 187, 190, 194, IV, VIII
Shiitake, Zubereitung 86
Sinusitis 161
Sinusvenenthrombose 134
Sklerodermie, progressiv 171
Sklerotium 17
Skoliose der BWS 160
Skorbut-Schutzschwelle 73
Soma 52
Sonnenallergie 113
Spaltblättling 90

Speisepilze 10, 12, 17 ff, 25 f, 62
Speiseröhrenkrebs 180
Speitäubling 49
spezifische Abwehr 92 f,
Spina bifida occulta 128
Spurenelemente 81 f, 87, 101
Ständerpilze 37
stärkearme Lebensmittel 64, 66
stärkend 178
Stärkungsmittel 41, 112
Stauungsbronchitis 122
Stauungsdermatose 148
Steatosis hepatis 130
Steinpilz 10 f, 60, 62, 65, 71, 77, 79, XIII
Sterilisation des Kulturmediums 35
Sterilisation des Substrats 29 f
Sterilität 47, 146
Sterole 100
Stillzeit 79, 200
Stimmbänderentzündung 146
Stimmungsschwankungen 123, 189
Stinkmorchel 48, XI
Stirnhöhlenvereiterung 161
Stoffwechsel 68, 106
Stoffwechselstörung 62 f, 69, 132, 162
Stomatitis 159
Streptomyceten 32
Stress 114, 129, 131 f, 143, 157 f, 170
Stress-Syndrom 168
Stroh 30 ff
Stuhl, blutig 125
Stuhlbeschwerden 133
Stuhlgang, unregelmäßig 169
Stuhlverfärbung 133
Stützgewebe, Bildung und Erhaltung 73
Substrat 28 ff
Substrattemperatur 29 f, 33
superfood 58
Superoxiddismutase 81
symptomatische Therapie 88
Symptomverbesserung 197
Synthese lebenswichtiger Stoffe 80
Syphilis 157, 159

Talgdrüseninfektion 136
Talgdrüsensekretionsstörung 112
Talgdrüsenüberfunktion 148
Talgdrüsenunterfunktion 140
Talisman 41
Tamoxifen 193

211

Tbc 38, 44, 121 f, 151, 157, 174
TCM 37, 101 f, 112, 199, XV
Teeaufguss von Vitalpilzen 101, 199
Telomere der weißen Blutkörperchen 75
Temperatur der Nährlösung 34
Tender Points 190
Teratom, *s. Hodenmalignom*
Terpene 96
Testsatz von Vitalpilzen 196
Tetraterpene 96
Therapie mit Vitalpilzen 11, 12
Therapie von Gesundheitsstörungen 55
Thiamin 68
Thrombophlebitis 138
Thrombose in den Beinen/Beinvenen 147
Thrombozytenaggregation, Hemmung 97
Tiefkühlung, Pilze 84
tierweißfreie Ernährung 62 f,
Tinnitus 154, 175
TNF 94
Tochtergeschwulst, *s. Metastasen*
Toxizität, Abschwächung 82
Traditionelle Chinesische Medizin, *s. TCM*
traditionelle europäische Medizin 43
Trametes suaveolens, *s. Anistramete*
Trametes versicolor, *s. Schmetterlingsporling*
Trance 51
Trichomonadeninfektion 139, 172
Trigeminusneuralgie 163
Tripper 39
Triterpene 96 f, 101
Trockenmasse 60 f, 64
Trocknung, Pilze 84
Trüffeln 9 f, 65
Tuberkulose, *s. Tbc*
Tumor, Kehlkopf 146
Tumoren, bösartig 176
Tumoren, gutartig 176
Tumoren 41
Tumoren, zerfallend 144
Tumorerkrankungen 176 ff
Tumornachbehandlung 179
Tumornekrosefaktor 94
Tumor-OP 177
Tumorrückbildung 180
Tumorwachstum, Hemmung 54, 90, 178

Typhus 162, 171
T-Zell-Aktivität 82

Übelkeit 107, 152
Übelkeit, Schwangerschaft 174
Überdosierung 196
Überernährung 134
Übergewicht, *s. Adipositas*
Übersäuerung 63
Ulcus cruris 147
Umweltgifte, Schutz 178
Umwelttechnik 11
Unfruchtbarkeit 195
Unruhe, nervös 189
unspezifische Abwehr 92 f,
Unterleibskrebs 178
Unterschenkelödeme 157
unverdauliche Pilzbestandteile 101
Unwohlsein 170
Urethritis 139
Ustilago maydis 200
Uterusblutung 40
Uterusentzündung 157
Uteruspolypen 156
Uterusspasmen, Geburt 200

Varizen 147
Veganer 198
Vegetarier 70, 76, 198
vegetative Dystonie 119, 142
vegetative Fehlsteuerung 167
Venenschwäche 188
Verdaulichkeit des Pilzeiweißes 60
Verdauungssäfte 79, 127
Verdauungsstörungen 71, 177
Verfügbarkeit der Wirkstoffe 101
Vergiftung 137, 162
Verletzungen, nicht ausgeheilt 116
Versagensangst 123
Verstopfung, *s. Obstipation*
Verträglichkeit von Speisepilzen 87
Verunreinigungen von Pilzprodukten 200
Verwendung von Extrakten und Pilzpulver 102
Videx 112
Vielfachzucker 88
Virushepatitis 149
Visionen, Schamane 52
Vitalität, Steigerung 38
Vitalpilz 6, 10, 23
Vitamin A 67
Vitamin-A-Mangel 159

Vitamin-B-Komplex 101, 194
Vitamin B_1 68
Vitamin-B_1-Mangel 68
Vitamin-B_1-Mangelkrankheit 39
Vitamin B_2 68 f,
Vitamin-B_2-Mangel 69
Vitamin B_3 71
Vitamin-B_3-Mangel 71
Vitamin B_5 71
Vitamin B_9 72
Vitamin-B_9-Mangel 72
Vitamin-B_{12}-Mangel 159 f
Vitamin C 73, 105, 196
Vitamin-C-Mangel 159
Vitamin D 73 ff
Vitamin D_2 73 f, 77
Vitamin D_3 73 f,
Vitamin-D-Anreicherung in Pilzen 77
Vitamin-D-Mangel 74, 76
Vitamin-D-Quellen 76
Vitamingehalt von Pilzen 67 ff, 87
Vorbeugung, *s.a. Prävention*

Wabenlunge 121
Wachstum 69
wachstumsfördernd 67
Wachstumsphase von Jugendlichen 81
Wachstumsstörungen 69
Waldohr, *s. Judasohr*
Waldpilze 60, 84
Waldpilze, Strahlenbelastung 201
Wasserbedarf von Kulturpilzen 32
Wassereinlagerungen 39, 75, 107, 188
Wasserhaltefähigkeit des Substrats 28
Wasserhaltekapazität der Deckerde 32
Wasserlassen, Erleichterung 39
Wasserlassen, häufig 164
Wasserlassen, problematisch 133
Wasserlöslichkeit von Pilzpolysacchariden 91 f, 101
Wassersucht 42, 44
wasserunlösliche Pilzbestandteile 101
Wechseljahre 148, 165, 189 f
Wechselwirkungen zwischen Medikamenten und Heilpilzen 193
Weichteilrheumatismus 190
Weisheitszähne, Zahndurchbruchprobleme 191

Weißfäule 12, 18
Wildpilze 11
Windpocken 135
Wirbelsäulenverletzungen 143
Wirksamkeit von Vitalpilzen 196
Wirkstoffaufnahme im Verdauungstrakt 196
Wirkstoffaufnahme in die Zelle 91
Wirkstoffkonzentration 101
Wirkstoffmenge, standardisiert 197
Wohlbefinden, Förderung 57
Wohlstandskrankheit 126
Wotans Fleisch 52
Wundauflage 43
Wundheilung 97
Würmer 144
Würzeffekt 83

Xanthinsteine 165
X-Beine 116
Xiang Gu, *s. Shiitake*

Zahnbelag 144
Zahnbetterkrankungen 167
Zähne, Aufbau und Erhaltung 79
Zahnerkrankungen 106
Zahnfäule 144
Zahnfleischentzündung 159, 191
Zahnschmerzen 40
Zelldifferenzierung 94
Zellflüssigkeit, osmotischer Druck 79
Zellfunktion, Aktivierung 90
Zell-Lebensdauer 75
Zellmembran-Schutz 82
Zellneubildung bei Krebs, Hemmung 177
Zellregeneration 94
Zellschädigung, Schutz 178
Zellstoffwechsel, Regulation 73
Zellteilung 74
Zelltod, gesteuert 94
Zellulose 65, 89 f
Zellulosekapseln 197
Zellwachstum 74, 81
Zellwandpolymere 32
zentrales Nervensystem, Schädigung 68
Zervikalsyndrom 141
Zervixkarzinom, *s. Gebärmutterhalskrebs*
Zhi 22

Zimtsäure 100
Zink 81, 87
Zubereitung von Pilzen 86
Zuckeraustauschstoff 64
Zuckerkrankheit 126
Zunderschwamm, *s. Echter Zunderschwamm*
Zuschlagstoffe 28, 30
Zwerchfellbruch 141
Zwischenblutungen während Schwangerschaft 200
Zwischenrippennerven, Entzündung 141
Zwischenrippennerven, Schmerz 163
Zyklusunregelmäßigkeiten 155
Zykluswerte 146
Zystenlunge 121
Zytokinfreisetzung 93
Zytostatika 70, 166
zytostatisch 97
zytotoxische Wirkung auf Krebszellen 95
zytotoxische Wirkung auf Tumorzellen 90

In der Buchreihe ebenfalls erschienen

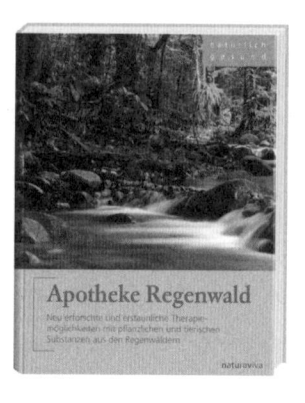

Apotheke Regenwald
Neu erforschte und erstaunliche Therapiemöglichkeiten mit pflanzlichen und tierischen Substanzen aus den Regenwäldern.
von Dr. Andrea Flemmer
176 Seiten + 12 Seiten Bildteil,
s-w-Abbildungen und 45 Farbbilder,
ISBN 978-3-935407-15-1

Der Regenwald ist die größte Naturapotheke der Welt. Bis heute wurde nur ein kleiner Teil der dortigen Pflanzen wissenschaftlich auf ihren möglichen Einsatz als Heilmittel untersucht, u.a. für Herz-Kreislaufmedikamente sowie gegen Krebs. Doch seine unendliche Vielfalt wird in den Hausmitteln der dort lebenden Völker schon seit Generationen genutzt und es ist noch gar nicht absehbar, welche Hilfe wir in Zukunft von dort erfahren können. Bereits heute liefern die Regenwälder Substanzen, die von A wie Abszessbehandlung bis Z wie Zahnpflege helfen. Daher ist ihr Schutz nicht nur zur Stabilisierung unseres Klimas so wichtig. Das Buch liefert einen wertvollen Beitrag für weitere Argumente gegen Brandrodung und unkontrollierte Abholzung.

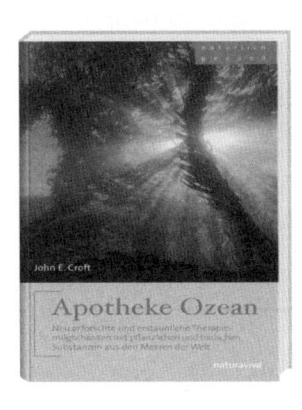

Apotheke Ozean
Neu erforschte und erstaunliche Therapiemöglichkeiten mit pflanzlichen und tierischen Substanzen aus den Meeren der Welt.
von John E. Croft
184 Seiten mit vielen s-w-Abbildungen,
ISBN 978-3-935407-14-4

Für den Autor und Meereswissenschaftler John E. Croft ist die Biologie der Unterwasserwelt eines der komplexesten und erstaunlichsten Phänomene unseres Planeten. In ihr liegt das Potenzial zur Behandlung fast aller bekannten Krankheiten. Die Substanzen, die von Pflanzen und Tieren aus dem Meer gewonnen werden können, erweisen sich als wirksame und sichere Behandlungsinstrumente für eine Vielzahl von Symptomen. Basierend auf wissenschaftlichen Untersuchungsergebnissen zeigt der Autor, wie hilfreich beispielsweise Haifischknorpel, Grünlippmuschel, Seegurke, Tintenfisch, Meeresschwämme, Fischöle, Austern, Korallen und Braunalgen sind und wie sie auf unseren Köper wirken.

NaturaViva im Dialog

Haben Sie nach der Lektüre des Buches noch Fragen an die Autoren oder Anregungen an den Verlag?
Wir freuen uns darauf! Nutzen Sie dazu einfach dieses Formular.

Meine Frage/Anregung: _____

_____

_____

_____

_____

☐ Bitte halten Sie mich über die neuesten Bücher zum Thema „natürliche Gesundheit" auf dem Laufenden.

Name _____

Straße _____

PLZ/Ort/Land _____

Bitte senden Sie das ausgefüllte Formular an den Leserservice der Narura Viva Verlags GmbH, Postfach 1203, D-71256 Weil der Stadt.
Fax +49 (0) 70 33/13 80 817